国家卫生健康委员会"十四五"规划教材

全 国 高 等 学 校 教 材

供基础、临床、预防、口腔医学类专业用

新形态教材

医学人文导论

Introduction to the Medical Humanities

U0292384

顾 问	韩启德 闻玉梅
主 编	郭莉萍 程 瑜
副 主 编	袁重胜 刘 昌 杨晓霖

数 字 主 编	程 瑜 郭莉萍
数字副主编	柳 云 巩守平

人民卫生出版社

·北 京·

图书在版编目（CIP）数据

医学人文导论 / 郭莉萍，程瑜主编. -- 北京：人
民卫生出版社，2025.1. --（全国高等学校五年制本科
临床医学专业第十轮规划教材）. -- ISBN 978-7-117
-37624-2

Ⅰ. R-05

中国国家版本馆 CIP 数据核字第 2025G3V691 号

人卫智网	www.ipmph.com	医学教育、学术、考试、健康，购书智慧智能综合服务平台
人卫官网	www.pmph.com	人卫官方资讯发布平台

医学人文导论
Yixue Renwen Daolun

主　　编：郭莉萍　程　瑜
出版发行：人民卫生出版社（中继线 010-59780011）
地　　址：北京市朝阳区潘家园南里 19 号
邮　　编：100021
E - mail：pmph @ pmph.com
购书热线：010-59787592　010-59787584　010-65264830
印　　刷：河北新华第一印刷有限责任公司
经　　销：新华书店
开　　本：850×1168　1/16　　印张：14
字　　数：414 千字
版　　次：2025 年 1 月第 1 版
印　　次：2025 年 3 月第 1 次印刷
标准书号：ISBN 978-7-117-37624-2
定　　价：66.00 元

打击盗版举报电话：010-59787491　E-mail：WQ @ pmph.com
质量问题联系电话：010-59787234　E-mail：zhiliang @ pmph.com
数字融合服务电话：4001118166　E-mail：zengzhi @ pmph.com

编委名单

编 委 （以姓氏笔画为序）

万　静	武汉大学中南医院
王　岳	北京大学
王向宇	暨南大学附属第一医院
王军明	广州医科大学附属第二医院
王淑珍	中山大学中山医学院
王程韡	中国科学技术大学
邓仁丽	遵义医科大学
冉茂盛	四川大学华西医院
朱利明	浙江省肿瘤医院
刘　昌	西安交通大学第二附属医院
孙薇薇	中央财经大学
苏友新	福建中医药大学
李星明	首都医科大学
杨晓霖	南方医科大学
何　源	南京医科大学
张新庆	北京协和医学院
柳　云	河北医科大学
段忠玉	云南中医药大学
洪　维	复旦大学附属华东医院
袁重胜	哈尔滨医科大学
郭莉萍	北京大学
程　瑜	中山大学

编写秘书 黄　蓉　北京大学

数字编委

新形态教材使用说明

　　新形态教材是充分利用多种形式的数字资源及现代信息技术，通过二维码将纸书内容与数字资源进行深度融合的教材。本套教材全部以新形态教材形式出版，每本教材均配有特色的数字资源和电子教材，读者阅读纸书时可以扫描二维码，获取数字资源、电子教材。

　　电子教材是纸质教材的电子阅读版本，其内容及排版与纸质教材保持一致，支持手机、平板及电脑等多终端浏览，具有目录导航、全文检索功能，方便与纸质教材配合使用，进行随时随地阅读。

获取数字资源与电子教材的步骤

① 扫描封底红标二维码，获取图书"使用说明"。

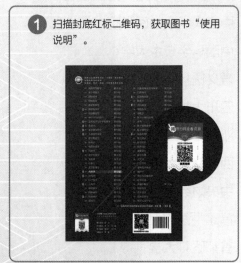

② 揭开红标，扫描绿标激活码，注册／登录人卫账号获取数字资源与电子教材。

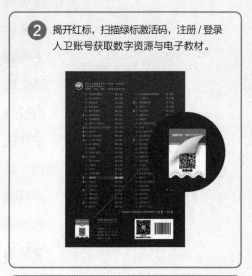

③ 扫描书内二维码或封底绿标激活码，随时查看数字资源和电子教材。

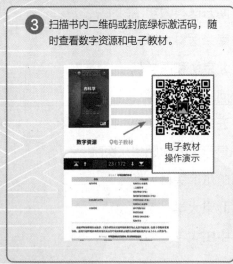

④ 登录 zengzhi.ipmph.com 或下载应用体验更多功能和服务。

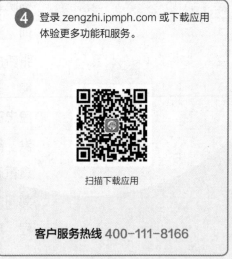

扫描下载应用

客户服务热线 400-111-8166

读者信息反馈方式

人卫e教
medu.pmph.com

　　欢迎登录"人卫e教"平台官网"medu.pmph.com"，在首页注册登录后，即可通过输入书名、书号或主编姓名等关键字，查询我社已出版教材，并可对该教材进行读者反馈、图书纠错、撰写书评以及分享资源等。

序言

百年大计,教育为本。教育立德树人,教材培根铸魂。

过去几年,面对突如其来的新冠疫情,以习近平同志为核心的党中央坚持人民至上、生命至上,团结带领全党全国各族人民同心抗疫,取得疫情防控重大决定性胜利。在这场抗疫战中,我国广大医务工作者为最大限度保护人民生命安全和身体健康发挥了至关重要的作用。事实证明,我国的医学教育培养出了一代代优秀的医务工作者,我国的医学教材体系发挥了重要的支撑作用。

党的二十大报告提出到 2035 年建成教育强国、健康中国的奋斗目标。我们必须深刻领会党的二十大精神,深刻理解新时代、新征程赋予医学教育的重大使命,立足基本国情,尊重医学教育规律,不断改革创新,加快建设更高质量的医学教育体系,全面提高医学人才培养质量。

尺寸教材,国家事权,国之大者。面对新时代对医学教育改革和医学人才培养的新要求,第十轮教材的修订工作落实习近平总书记的重要指示精神,用心打造培根铸魂、启智增慧、适应时代需求的精品教材,主要体现了以下特点。

1. 进一步落实立德树人根本任务。遵循《习近平新时代中国特色社会主义思想进课程教材指南》要求,努力发掘专业课程蕴含的思想政治教育资源,将课程思政贯穿于医学人才培养过程之中。注重加强医学人文精神培养,在医学院校普遍开设医学伦理学、卫生法以及医患沟通课程基础上,新增蕴含医学温度的《医学人文导论》,培养情系人民、服务人民、医德高尚、医术精湛的仁心医者。

2. 落实"大健康"理念。将保障人民全生命周期健康体现在医学教材中,聚焦人民健康服务需求,努力实现"以治病为中心"转向"以健康为中心",推动医学教育创新发展。为弥合临床与预防的裂痕作出积极探索,梳理临床医学教材体系中公共卫生与预防医学相关课程,建立更为系统的预防医学知识结构。进一步优化重组《流行病学》《预防医学》等教材内容,撤销内容重复的《卫生学》,推进医防协同、医防融合。

3. 守正创新。传承我国几代医学教育家探索形成的具有中国特色的高等医学教育教材体系和人才培养模式,准确反映学科新进展,把握跟进医学教育改革新趋势新要求,推进医科与理科、工科、文科等学科交叉融合,有机衔接毕业后教育和继续教育,着力提升医学生实践能力和创新能力。

4. 坚持新形态教材的纸数一体化设计。数字内容建设与教材知识内容契合,有效服务于教学应用,拓展教学内容和学习过程;充分体现"人工智能+"在我国医学教育数字化转型升级、融合发展中的促进和引领作用。打造融合新技术、新形式和优质资源的新形态教材,推动重塑医学教育教学新生态。

5. 积极适应社会发展,增设一批新教材。包括:聚焦老年医疗、健康服务需求,新增《老年医学》,维护老年健康和生命尊严,与原有的《妇产科学》《儿科学》等形成较为完整的重点人群医学教材体系;重视营养的基础与一线治疗作用,新增《临床营养学》,更新营养治疗理念,规范营养治疗路径,提升营养治疗技能和全民营养素养;以满足重大疾病临床需求为导向,新增《重症医学》,强化重症医学人才的规范化培养,推进实现重症管理关口前移,提升应对突发重大公共卫生事件的能力。

我相信,第十轮教材的修订,能够传承老一辈医学教育家、医学科学家胸怀祖国、服务人民的爱国精神,勇攀高峰、敢为人先的创新精神,追求真理、严谨治学的求实精神,淡泊名利、潜心研究的奉献精神,集智攻关、团结协作的协同精神。在人民卫生出版社与全体编者的共同努力下,新修订教材将全面体现教材的思想性、科学性、先进性、启发性和适用性,以全套新形态教材的崭新面貌,以数字赋能医学教育现代化、培养医学领域时代新人的强劲动力,为推动健康中国建设作出积极贡献。

教育部医学教育专家委员会主任委员

教育部原副部长

林蕙青

2024 年 5 月

全国高等学校五年制本科临床医学专业
第十轮　规划教材修订说明

　　全国高等学校五年制本科临床医学专业国家卫生健康委员会规划教材自 1978 年第一轮出版至今已有 46 年的历史。近半个世纪以来，在教育部、国家卫生健康委员会的领导和支持下，以吴阶平、裘法祖、吴孟超、陈灏珠等院士为代表的几代德高望重、有丰富的临床和教学经验、有高度责任感和敬业精神的国内外著名院士、专家、医学家、教育家参与了本套教材的创建和每一轮教材的修订工作，使我国的五年制本科临床医学教材从无到有、从少到多、从多到精，不断丰富、完善与创新，形成了课程门类齐全、学科系统优化、内容衔接合理、结构体系科学的由纸质教材与数字教材、在线课程、专业题库、虚拟仿真和人工智能等深度融合的立体化教材格局。这套教材为我国千百万医学生的培养和成才提供了根本保障，为我国培养了一代又一代高水平、高素质的合格医学人才，为推动我国医疗卫生事业的改革和发展作出了历史性巨大贡献，并通过教材的创新建设和高质量发展，推动了我国高等医学本科教育的改革和发展，促进了我国医药学相关学科或领域的教材建设和教育发展，走出了一条适合中国医药学教育和卫生事业发展实际的具有中国特色医药学教材建设和发展的道路，创建了中国特色医药学教育教材建设模式。老一辈医学教育家和科学家们亲切地称这套教材是中国医学教育的"干细胞"教材。

　　本套第十轮教材修订启动之时，正是全党上下深入学习贯彻党的二十大精神之际。党的二十大报告首次提出要"加强教材建设和管理"，表明了教材建设是国家事权的重要属性，体现了以习近平同志为核心的党中央对教材工作的高度重视和对"尺寸课本、国之大者"的殷切期望。第十轮教材的修订始终坚持将贯彻落实习近平新时代中国特色社会主义思想和党的二十大精神进教材作为首要任务。同时以高度的政治责任感、使命感和紧迫感，与全体教材编者共同把打造精品落实到每一本教材、每一幅插图、每一个知识点，与全国院校共同将教材审核把关贯穿到编、审、出、修、选、用的每一个环节。

　　本轮教材修订全面贯彻党的教育方针，全面贯彻落实全国高校思想政治工作会议精神、全国医学教育改革发展工作会议精神、首届全国教材工作会议精神，以及《国务院办公厅关于深化医教协同进一步推进医学教育改革与发展的意见》（国办发〔2017〕63 号）与《国务院办公厅关于加快医学教育创新发展的指导意见》（国办发〔2020〕34 号）对深化医学教育机制体制改革的要求。认真贯彻执行《普通高等学校教材管理办法》，加强教材建设和管理，推进教育数字化，通过第十轮规划教材的全面修订，打造新一轮高质量新形态教材，不断拓展新领域、建设新赛道、激发新动能、形成新优势。

其修订和编写特点如下：

1. **坚持教材立德树人课程思政**　认真贯彻落实教育部《高等学校课程思政建设指导纲要》，以教材思政明确培养什么人、怎样培养人、为谁培养人的根本问题，落实立德树人的根本任务，积极推进习近平新时代中国特色社会主义思想进教材进课堂进头脑，坚持不懈用习近平新时代中国特色社会主义思想铸魂育人。在医学教材中注重加强医德医风教育，着力培养学生"敬佑生命、救死扶伤、甘于奉献、大爱无疆"的医者精神，注重加强医者仁心教育，在培养精湛医术的同时，教育引导学生始终把人民群众生命安全和身体健康放在首位，提升综合素养和人文修养，做党和人民信赖的好医生。

2. **坚持教材守正创新提质增效**　为了更好地适应新时代卫生健康改革及人才培养需求，进一步优化、完善教材品种。新增《重症医学》《老年医学》《临床营养学》《医学人文导论》，以顺应人民健康迫切需求，提高医学生积极应对突发重大公共卫生事件及人口老龄化的能力，提升医学生营养治疗技能，培养医学生传承中华优秀传统文化、厚植大医精诚医者仁心的人文素养。同时，不再修订第9版《卫生学》，将其内容有机融入《预防医学》《医学统计学》等教材，减轻学生课程负担。教材品种的调整，凸显了教材建设顺应新时代自我革新精神的要求。

3. **坚持教材精品质量铸就经典**　教材编写修订工作是在教育部、国家卫生健康委员会的领导和支持下，由全国高等医药教材建设学组规划，临床医学专业教材评审委员会审定，院士专家把关，全国各医学院校知名专家教授编写，人民卫生出版社高质量出版。在首届全国教材建设奖评选过程中，五年制本科临床医学专业第九轮规划教材共有13种教材获奖，其中一等奖5种、二等奖8种，先进个人7人，并助力人卫社荣获先进集体。在全国医学教材中获奖数量与比例之高，独树一帜，足以证明本套教材的精品质量，再造了本套教材经典传承的又一重要里程碑。

4. **坚持教材"三基""五性"编写原则**　教材编写立足临床医学专业五年制本科教育，牢牢坚持教材"三基"（基础理论、基本知识、基本技能）和"五性"（思想性、科学性、先进性、启发性、适用性）编写原则。严格控制纸质教材编写字数，主动响应广大师生坚决反对教材"越编越厚"的强烈呼声；提升全套教材印刷质量，在双色印制基础上，全彩教材调整纸张类型，便于书写、不反光。努力为院校提供最优质的内容、最准确的知识、最生动的载体、最满意的体验。

5. **坚持教材数字赋能开辟新赛道**　为了进一步满足教育数字化需求，实现教材系统化、立体化建设，同步建设了与纸质教材配套的电子教材、数字资源及在线课程。数字资源在延续第九轮教材的教学课件、案例、视频、动画、英文索引词读音、AR互动等内容基础上，创新提供基于虚拟现实和人工智能等技术打造的数字人案例和三维模型，并在教材中融入思维导图、目标测试、思考题解题思路，拓展数字切片、DICOM等图像内容。力争以教材的数字化开发与使用，全方位服务院校教学，持续推动教育数字化转型。

第十轮教材共有56种，均为国家卫生健康委员会"十四五"规划教材。全套教材将于2024年秋季出版发行，数字内容和电子教材也将同步上线。希望全国广大院校在使用过程中能够多提供宝贵意见，反馈使用信息，以逐步修改和完善教材内容，提高教材质量，为第十一轮教材的修订工作建言献策。

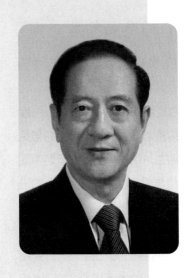

韩启德

1945 年 7 月出生于上海,汉族。中共党员,九三学社社员。中国科学院院士,发展中国家科学院院士,美国医学科学院外籍院士。

1968 年毕业于上海第一医学院(现复旦大学上海医学院)医学系,后在陕西临潼多所基层医院任临床医师。1982 年获西安医学院(现西安交通大学医学部)病理生理学专业硕士学位。此后一直在北京医科大学(现北京大学医学部)从事教学和科研工作。曾在美国埃默里大学学习并任兼职教授。

曾任北京大学常务副校长兼研究生院院长、医学部主任,第十、十一届全国人大常委会副委员长,欧美同学会(中国留学人员联谊会)会长,中国科学技术协会主席,政协第十二届全国委员会副主席等职务。现任中国科学技术协会名誉主席。

长期从事分子药理学与心血管病理生理研究。在 α_1 肾上腺素受体亚型研究领域获重要成果。进入新世纪,开始从事社会医学研究,为推动国家医药卫生体制改革发挥作用。近年来,致力于推动学科交叉、科学史与科学文化建设事业。大力倡导医学人文教育,强调医学兼具科学属性、人文属性和社会属性,主张医学教育应注重科学精神与人文情怀的结合,在北京大学医学部推动医学人文学科建设。著作《医学的温度》深入探讨医学的现代性问题,强调医学的人文价值和医学实践中的人文关怀,对医学人文领域产生了深远影响。

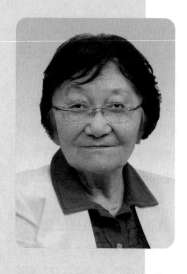

闻玉梅

1934 年 1 月出生于北京,医学微生物与免疫学、病毒学专家,中国工程院院士。

1956 年毕业于上海第一医学院(现为复旦大学上海医学院)医疗系。1956 年在上海第二医学院(现上海交通大学医学院)微生物与免疫学教研室余贺教授名下攻读副博士研究生,1962—1964 年为中国医学科学院(北京协和医学院)微生物免疫学系谢少文教授指导的进修生。在上海第一医学院微生物免疫学教研室林飞卿教授指导下,历任助教、讲师、副教授、教授。1980—1982 年分别在伦敦卫生与热带医学学院(LSHTM)及美国国立卫生研究院国家过敏和传染病研究所(NIAID)进修乙型肝炎病毒学。曾任复旦大学学术委员会主任,治疗性疫苗国家工程实验室主任,教育部/卫健委医学分子病毒学实验室主任。现任复旦大学上海医学院、教育部/卫健委医学分子病毒学实验室资深教授。1999 年当选中国工程院院士,2009 年被德国 Duisburg-Essen 大学授予名誉博士学位。

长期从事医学微生物学教学与研究,特别是在研究乙肝病毒的分子生物学与免疫学领域中作出了系统、有创新性的贡献。是最早提出治疗性疫苗的学者之一、研制复合物型治疗性乙肝疫苗的开拓者,曾获得国家自然科学奖及科学技术进步奖。近期又提出了抗病毒-被动免疫-主动免疫的三明治治疗法(APA)功能性治愈慢乙肝患者的新思路。根据国家需求,组织院士及专家提供老年医学发展战略,受到领导的重视及采纳。

2010 年主编治疗性疫苗专著,在国内外发表论文 300 余篇,出版中英文专著 8 部。2012 年起共同主编国际学术期刊《新发微生物与感染》(*Emerging Microbes & Infections*)。

坚持教书育人为本,重视人才的培养和传承,把科学研究和普及有机结合,把医学研究与应用实践相结合,勇于教育改革。2013 年起跨学科开设"人文与医学"课程,利用网络直播、线上线下互动等形式授课,全国至今已有 590 余所高校的 30 多万名学生选修此课程。2017 年与复旦大学彭裕文教授共同主编出版了《医学与人文交响曲》一书。

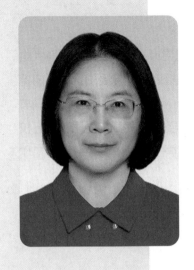

郭莉萍

女,1969年2月出生于内蒙古锡林浩特市,北京大学科学技术史专业毕业,获理学博士学位。现任北京大学医学人文学院院长、北京大学医学部叙事医学研究中心主任。担任中华预防医学会叙事医学分会副主任委员,中国健康促进与教育协会健康与人文分会副主任委员,北京整合医学学会叙事医学分会副主任委员,北京医师协会安宁疗护专业专家委员会常委等学术兼职;担任《叙事医学》杂志副主编,《中国医学伦理学》编委会副主任,以及《医学与哲学》、*Asian Journal of Medical Humanities* 等杂志编委。曾任美国国立卫生研究院客座研究员,先后赴美国得克萨斯大学、英国剑桥大学等国外大学访问。

从教30余年,研究方向为叙事医学和医学人文教育,把叙事医学系统地引入国内。主译叙事医学研究领域奠基之作《叙事医学:尊重疾病的故事》;主编国家卫生健康委员会住院医师规范化培训规划教材《叙事医学》;作为副主编参编国家卫生健康委员会"十四五"规划教材《临床医学导论》(第2版),编写"叙事医学"和"职业与素养"两章,将叙事医学首次写入临床医学类教材;担任"北京大学叙事医学丛书"主编,相关文章被《新华文摘》《光明日报》《文摘报》等转载。

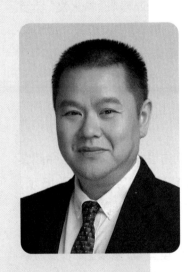

程 瑜

男,1973年6月生,湖北红安人。现任中山大学医学院医学人文学系系主任,教授、博士生导师,中山大学社会学与人类学学院、中山大学附属第七医院双聘教授,中山大学医学人文联合研究院副院长,国家社科基金重大项目首席专家。曾经担任美国哈佛大学亚洲中心研究员、美国耶鲁大学博士后研究员、哈佛燕京学社合作研究学者。担任中国人类学民族学研究会医学人类学专业委员会副主任委员、中国生命关怀协会人文护理专业委员会副主任委员、广东省社会工作教育与实务协会会长、广东省医学会医学人文分会副主委、广州市社会学人类学学会副会长等社会兼职。

从事高等教育工作25年,主持包括国家社科基金重大项目、重点项目在内的国际国内科研课题50余项,发表论文100余篇,专(编)著12部。研究方向包括医学人文、老龄化和医学社会学、护理人类学等。是中山大学医学人文教育事业发展的重要推手,先后创办了中山大学中山医学院医学人文教研室、中山大学附属第七医院医学人文教研室、中山大学医学院医学人文教研室和医学人文学系,获广东省第六届教学成果奖一等奖,中山大学教学成果奖一等奖等奖项。

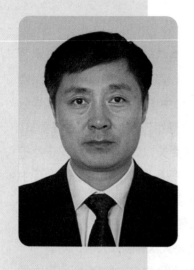

袁重胜

男,1964 年 10 月出生于黑龙江省鹤岗市。现任哈尔滨医科大学党委常委、中国疾病预防控制中心地方病控制中心党委书记。目前担任黑龙江省学位与研究生教育学会秘书长、《中华医院管理杂志》副总编辑、全国医学专业学位研究生教育指导委员会委员和全国普通高校毕业生就业创业指导委员会委员。从事学位与研究生教育管理工作 36 年。

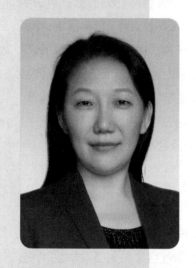

刘　昌

女,1967 年 12 月生于陕西西安,教授,一级主任医师,博士生导师,西安交通大学第二附属医院党委书记。享受国务院政府特殊津贴;国家卫生健康突出贡献中青年专家;陕西省器官移植关键技术创新团队带头人。从医从教 30 余年,深耕临床医学教育教学,担任教育部医学人文素养与全科医学教学指导委员会委员,教育部课程思政教学团队、示范课程负责人,国家级一流本科线上课程"医学人文"负责人,获陕西省教学名师、陕西省教书育人楷模;获国家级教学成果奖二等奖(第 2 名),主持 3 项陕西省教学成果奖一等奖。

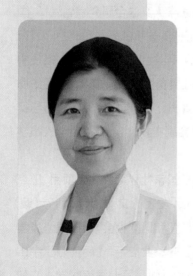

杨晓霖

女,1977 年 6 月出生于湖南衡山,南方医科大学教授,生命健康叙事分享中心创始人。主持国家社科和省哲社科等科研项目 16 项,被评为国家社科基金认真负责的鉴定专家,广东省医院协会叙事医学与健康人文专委会及广东省中医药学会叙事医学与健康人文专委会顾问,英国剑桥大学与伯明翰大学访问学者,全国 40 多家生命健康叙事分享中心首席顾问。现任《医学与哲学》《中国医学伦理学》《中医药文化》等杂志编委,出版《叙事医学人文读本》《叙事医院管理》《中国叙事医学与医者职业素养》《医者叙事能力与职业发展》等 11 部著作。

前言

医学是科学的，也是人文的。医学是人对于自身形态、功能、代谢现象及生命规律的认识，包括生理、病理、药理等知识体系的建构，也包括现代诊疗、护理、康复等先进医学技术；同时，它也关乎着生命中的痛苦和关怀、苦难和拯救、悲悯和希望。面对着"人"这一对象，医学的从业者不仅要掌握医学科学知识，也要了解人本身及其所处的社会文化。作为患者和医者的人，与医学、社会各因素在医学人文的框架内相互交织，互为因果，也互为解决之道，这就是医学人文所关注的内容，丰富而广阔。

以"人"为研究对象的医学，其人文性就是按照人性的要求来认识人、理解人、关爱人。生命科学操控生命的能力愈来愈强大，反而忽视了作为目的的"人"本身。医学人文则要秉承"以人为本"的哲学观念，使医务工作者了解医学与人文缠绕发展的过程，以及医学人文各学科如何从自身视角出发，研究、理解、解释这些关系，这是医学人文的根本。

以"人"为研究对象的医学，要真正理解人本身，包括人在不同生命周期中，时间、空间、家庭、经济如何影响他/她的心理、情绪、健康，以及他/她对健康和疾病的认知。医务人员作为社会的一分子，也不能免除这些因素对自身的影响。心理学的研究发现和文学作品对人的精细描述相互印证，深化了我们对人的理解，这是医学人文实践的基础。

医学也是以"人"为实践对象的科学，我国古代将医学称为"仁术"，其人文意蕴不言而喻，其中充满着对患者的理解、关爱、照顾的人文理念。在现今的医疗实践活动中，医务工作者一方面应以敬畏生命、关爱生命的心态去面对患者，救死扶伤、照护抚慰，另一方面要正确理解医学实践中的法律伦理要求。

以"人"为实践对象的医学，要求实践者理解"人"所处其中的文化和社会因素。人的价值观和行为方式深受文化环境的影响，而文化具有地域性、历史性、民族性。理解我们的文化基因对于理解患者行为和我们自己的职业，对于我们主动以我国优秀传统文化塑造自己的德行具有重要意义。医学中的社会因素包括人类的一切活动，既意指人们的卫生习惯和条件，也包含医疗卫生状况、医疗资源，以及治疗疾病、保证健康的其他社会资源。此外，在我国现阶段的社会中，人口老龄化为医疗服务带来了新的挑战，老年人群的健康照护和人文关怀是医学领域要面对的新问题。对医务工作者来说，除了了解广泛的社会文化，还要了解认识自己身处其中的医疗文化，包括医院文化，以及临床工作的重要组成部分——护理的文化和护理的人文实践。

中国传统文化中"修身齐家治国平天下"和"天下大同"的理想，促使我们从个体、家庭、国家、世界的角度去思考人类的健康问题。人类卫生健康共同体理念就是植根于源远流长的中华传统"和"文化与马克思主义的共同体思想，体现了我国医务工作者对全人类健康福祉的关切。

上述对"医学人文"的理解也是本书编写的指导原则,本书的五个部分分别对应上述相应的主题。第一部分是医学人文学科的介绍,包括它的发展历史、分支学科和研究方法。第二部分是对医学中人的认识,包括人在生命周期中不同阶段的生命体验、不同阶段的医疗照护需求,文学中的人和病,病人角色,家庭在人的健康和疾病中的功能和责任,以及医务人员本身的心理健康。第三部分是医疗实践中的人文,包括医患沟通中的人文实践,叙事医学对医学实践的促进,医疗实践和临床研究中的伦理,医学人文与患者权利保护,以及护理实践中如何践行人文关怀。第四部分是医学实践中的文化,既包括医院本身的文化,也包括医疗实践与我国社会文化资源的互动,如中华优秀传统文化和中医文化对人文的影响。第五部分是医学实践中的社会资源,包括医务社会工作、医疗资源的选择、健康的社会决定因素、老龄化社会的医疗卫生及其人文要素,以及我国倡导构建的人类卫生健康共同体。

　　本书在编写中坚持"三基"(基础理论、基本知识、基本技能)、"五性"(思想性、科学性、先进性、启发性、适用性)原则,内容深浅适宜,编排从道到术,道术结合,殊途同归,既注重理论的阐述,也注重人文关怀实践示范,二者结合,做到理论与实践相统一。

　　本书适用于五年制临床医学专业学生的医学人文课程教学,同时也可供其他层级医学相关专业学生的医学人文课程教学使用,对于从事医学人文研究的学者也有一定的参考意义。

　　与"干细胞"系列其他教材不同,本书是第一版,如何在符合本教材对象读者需求的基础上,既反映医学人文领域的最新发展又做出特色,是本书的指导原则。编写期间各位编者反复修改,主编副主编反复交叉互审,在此对所有编者表示由衷的感谢!

　　国内已有不同类型的"医学人文导论"问世,本教材的内容、编排与这些"导论"既有相似之点,又有不同之处。全体编者虽已殚精竭虑,但限于水平和认知,不足之处在所难免,欢迎全国同行批评指正。

　　本教材付梓之际,正值国家卫生健康委、教育部等部门《医学人文关怀提升行动方案(2024—2027年)》启动之时,希望本书对医学人文教育、医学人文学科建设,以及医学人文关怀能力提升有所裨益。

郭莉萍　程瑜

2024年10月

目录

第一章 │ 医学人文的兴起与发展

医学是一门特殊的科学，它以科学和技术为手段，诊断、治疗人的生理心理疾病，致力于缓解人类的痛苦、维护人类的健康、提升人类的福祉。人类对同伴的关爱促成了医学的起源与发展，医学自产生之日起，就具有强烈的人文属性，蕴含着丰富的人文精神。与其他学科不同的是，除具有科学技术的一般属性以外，医学还有其特殊性，即以"人"为研究客体和作用的对象，直接服务于人的需求，不能忽视人性、情感、价值观对身心健康的影响。因此，医学比其他任何科学都更应强调对"人"的关怀，"人"应当是医学事业的终极目标，医学人文则应是医学一个重要的有机组成部分，医学需要人文作为基础支撑，人文也构成了医学的手段和医学的最终旨归，医学事业要求医学工作者具有完善的人性修养，既掌握科学技术，又富有人文精神。

国内外对医学人文（medical humanities）的定义多种多样，一般认为医学人文可以包含四个层次的内容。首先是"医学人文精神"，这是医学追求的最高理想，是对人类的终极关怀，承认医学的有限性，敬畏生命、洞察苦难、尊重人；其次是"医学人文学科"，是运用人文社会科学的理论与方法，对医疗卫生领域的问题、现象、价值和本质进行审视、理解和诠释的学问，这也是进行医学人文教育的主要途径；第三层次是"医学人文素质"，即通过人文社会科学课程的学习，以及临床实际工作中的观察、反思、模仿而习得和内化的关爱人及生命的信念；第四层次的"医学人文关怀"是行动，是在医学实践中体现出来的对人的关爱和善行，通过躬身实践，最终能够真正理解医学人文精神，达成医学人文的闭环。从本质上讲，医学人文旨在运用人文社会科学的理论和方法，推动医学从本质与价值、目的与意义，以及医疗公平与公正等多个层面，实现对生命和健康的终极关怀，是一个追求"良医"的过程。

第一节 │ 医学人文的兴起

医学的人文性是医学的本质属性，人文的回归也是当代医学的重要责任，这是研究医学人文的价值所在。医学人文的研究应当从"人文"出发，探索医学发展、实践、应用过程中医学目的和价值实现的方法规律，医学人文也被理解为人文主义或者人文精神在医学中的运用，是用以对抗医学发展中因功利主义价值选择偏差带来的技术主义等非人文性的弊端。之所以倡导并研究医学人文，是因为医学的非人性化发展已经对人的存在产生了不良影响，这种趋势所带来的后果是现代社会所不愿见到的。医学虽然属于科学范畴，但它并非纯粹的自然科学，而是人学。

一、中西方医学中的人文思想

（一）中国传统医学中的人文思想

中国传统医学在奠基时期，逐渐摆脱了巫术的束缚和神秘主义的色彩，将关注的焦点从"鬼神"转向了"人"本身。这一点在《黄帝内经》中得到了明确的体现，其中"天覆地载，万物悉备，莫贵于人"的表述，深刻反映了中国传统医学的人文精神和以人为本的核心思想。其人文特性主要体现在以下三个方面。首先，它强调人的身心和谐。《素问·上古天真论》中提到，"恬淡虚无，真气从之。精神内守，病安从来？"这句话强调了精神的平和与宁静对健康至关重要，并倡导通过语言交流，如解释、安慰和鼓励等方式，来改善患者的精神状态。《灵枢·师传》中也提到，医生应告知患者病情的利弊，引导他们采取合适的治疗方式，并开解他们的痛苦，这体现了传统医学不仅关注疾病本身，更关注患者作为人的整体。其次,它强调人与自然的和谐统一。中医理论追求"天人合一",在辨证论治过程中,十分注意把握人体外在环境与内在环境的有机整体联系,从而进行有效的治疗。《素问·五常政大论》强调"必先岁气,无伐天和";《素问·异法方宜论》说:"医之治病也,一病而治各不同,皆愈,何也……地势使然也。"最后,它强调人与社会的紧密联系。《灵枢·逆顺肥瘦》提出了"圣人之为道者,上合于天,下合于地,中合于人事"的原则。《素问·上古天真论》要求人们在社会上生活要做到"志闲而少欲,心安而不惧,形劳而不倦。气从以顺,各从其欲,皆得所愿"。要求人们能够法于阴阳、和于术数、饮食有节有常、不妄作劳、恬淡虚无、精神内守,以此达到长寿的理想境界,这也是中国传统医学对于珍视生命、完善道德人格的追求。

在中国传统医学的发展时期,医学与古代人文哲学思想息息相关,受儒家思想的影响,"仁"成为了传统医学不可或缺的一部分。北宋以后,随着理学对仁爱思想的传播,医学因其博爱济众的特性而被称为"仁术"。这一理念在中国传统文化中表现为真诚、同情的态度以及尊重和帮助病痛之人的行为,这也是中医人文精神的实质所在。在"仁"的要求下,历代中医典籍中更对医家提出了一些可操作性的规范。其一是一视同仁,视患者如亲人。孙思邈在《大医精诚》中提出,"若有疾厄来求救者,不得问其贵贱贫富,长幼妍媸,怨亲善友,华夷愚智,普同一等,皆如至亲之想"。其二是省病诊疾,至意深心。要求医家在诊察疾病时,要审慎细致,不可有丝毫马虎,临证诊断施治过程要求至精至微,从省察到辨证再到处方、用药,无不需要对患者高度负责。古代医家对临证的粗疏轻率行为进行了严厉谴责,明代龚信在其所著《庸医箴》中,把"病家不审,模糊处治,不察病原,不分虚实,不畏生死,孟浪一试……误人性命,希图微利"的不负责任的医者称为庸医,斥其"可耻、可忌"。对于胡乱用药给予强烈批判,明代肖京所撰《轩岐救正论》斥其"粗工庸手,不习经书脉理,不管病症重轻,轻易投剂,陷人垂死,反谤正道,负恶不悛"。其三是谦和谨慎,举止安和。这是中国传统医学对医者自身人文素养的要求,也是对于医患之间、医者之间关系处理的伦理规范,体现了浓厚的人文底蕴。中国传统医学很早就注重医家的言谈举止修养,《黄帝内经》就提出"是以诊有大方,坐起有常,出入有行,以转神明,必清必静";"持针之道,欲端以正,安以静",要求医者仪表举止端庄大方,平静安详地诊治疾病。

我国古代虽没有"医学人文"一词,但传统医学思想中处处闪耀着医学人文的光芒。而"医乃仁术"的思想则深刻体现了同情、关心和爱护的医学人文精神。

(二)西方医学中的人文思想

原始社会时期的人类为了生存与发展,在生产活动中本能地采取了预防和治疗疾病及外伤的措施。这些本能的医疗行为建立在同情与互助的基础之上,体现了医学人文精神的最原始形式。这种互助不仅涉及肉体上的帮助,还包括精神上的关怀与安慰。例如,希腊神话中的"医神"阿斯克勒庇俄斯在全球数百座庙宇中被供奉,蛇杖成为医学的象征,这源于患者通过在神庙中接受暗示睡眠、沐浴和按摩等方式治疗疾病。医学的初衷即是为了解除和减轻人类的痛苦,其中包括通过精神层面的信仰和抚慰来达成这一目的。

在古希腊,医学深受自然哲学思想的影响。医学之父希波克拉底强调医学与哲学的紧密联系,他认为医学需要哲学的普遍真理,而哲学也需要医学的事实支持。希波克拉底的医学理念体现了理性与哲学的融合,从他开始,医家们转向寻找疾病的自然原因,而非依赖巫术或神灵,这是对人的自我认识能力的充分肯定。能够理性地认识和治疗疾病,体现了对人的尊重和崇尚,这是人文主义的核心价值。对医学的信任,本质上是对人的能力的信任和肯定。

古罗马时代的医学家盖伦被认为是仅次于希波克拉底的第二位医学权威。盖伦是古罗马医学的代表,而他的医学思想也是整个古罗马医学思想的体现。盖伦的医学传世巨著《论身体各部分的功能》是西方医学的经典之作和医师的必读书籍,同时也是蕴含深刻人文思想的一部著作。他认为:医学既是一门博深的科学,也是一门伟大的艺术,最好的医师也应该是一个哲学家。古代医生对身体的认识与心灵的教化密不可分,医生作为身体的治疗者,同时参与到心灵教化的工作中,成为和哲学家、诗人一样的城邦教育者。

随着 18 世纪牛顿力学的发展，各自然科学领域也取得了显著进步，特别是物理学的实验方法取得了重大突破。这一趋势促使各学科纷纷引入实验方法，推动了实验医学的兴起。力学观念和实验方法的引入进一步促进了生物医学模式的诞生和发展，该模式至今仍在医学领域占据主导地位，并对现代医学诊疗模式产生了深远影响。然而，在这一阶段，人文精神在一定程度上被忽视。尽管如此，现代医院和医学教育的发展本身就是人文精神的产物。

到了 20 世纪中叶，生物医学模式达到了顶峰，研究对象日益细化。然而，医学的过度专业化和分层化加速了医学的"去人文化"过程，割裂了医学与人文之间的联系。与此同时，医学科学技术发展所引发的问题逐渐超出了医学领域，如器官移植、生殖干预、医患关系等，这些问题逐渐渗透到整个人类社会中。对这些问题的解读需要对医学进行人文方面的反思和批判，因此，"生物医学模式"逐渐向"生物-心理-社会医学模式"转变。美国医学人文的先驱佩里格里诺（Edmund Pelligrino）深刻阐述了医学中科学与人文的关系："医学是最人文的科学，最经验的艺术，最科学的人文。"20 世纪初期加拿大著名医学家、医学教育家威廉·奥斯勒（William Osler）提出行医是一种以科学为基础的艺术，而非交易或生意，这是一种需要用热心与理智来完成的神圣使命。到 20 世纪 70 年代，医学教育中开始出现了人文学科的身影，文学与医学、医学哲学等课程成为欧美大多数医学院的常规课程。目前医学人文已经发展为一个"成熟的学科"。

二、现代医学人文的兴起

（一）"医学人文"的提出

人文观念历史虽久，但"医学人文"概念的提出却是在 20 世纪。奥斯勒在其长期的医学教育和实践中，深刻认识到人文对科学和医学的价值。1919 年他发表了题为《旧人文与新科学》的演讲，把弗朗索瓦·拉伯雷（François Rabelais）和托马斯·林纳克（Thomas Linacre）这样的医生兼古典学家称为"医学人文家"（medical humanists），这也是"医学"和"人文"两个词首次被并置。美国科学史家乔治·萨顿（George Sarton）很关注科学与人文的结合，于 1924 年在科学史杂志《伊西斯》（*Isis*）的一篇论文中提出了"新人文主义"（new humanism）的概念，以区别于文艺复兴时期的人文主义。萨顿认为新人文主义不是古典知识和智慧的复兴，而是让科学具有人性化。1948 年，萨顿发表在《伊西斯》的一篇书评里，首次使用了"医学人文"（medical humanities）这一词汇，他评价《科学英语史》（*A History of Scientific English*）作者安德鲁斯（Edmund Andrews）的早殇是医学人文的损失。虽然萨顿在此没有解释医学人文是什么，但他评价的对象安德鲁斯医生精通多种语言、对历史和哲学有很大的兴趣和一定的造诣，其本身就是一个医学与人文结合的典范，为后世定义什么是"医学人文家"提供了参照。

（二）医学人文兴起的背景

事物的发展，总是波浪式前进、螺旋式上升的，任何一个新兴学科都要经历一个从萌发、成长到成熟的艰辛历程，医学人文也不例外。

1. 科学的发展导致人文的式微　自 20 世纪以来，科学与人文之间的平衡被打破，科学的统治地位日益凸显，导致了科学与人文的二元分化。这种失衡的根源在于人们对知识确定性及普遍性的强烈追求。在近现代，随着科学逐渐从宗教和政治的束缚中解脱出来，其发展迅速且前所未有。科学世界以职业规范、程序和标准为基石，而人文世界则蕴含着敬畏、希望、评价与价值观念。然而，随着理性主义的全球扩张，科学与人文的分离趋势愈发明显，二者好像形成了两种截然不同的文化，且渐行渐远。

科学试图成为一个价值中立的认知体系，追求普世真理，而人文则逐渐失去了科学的支撑，显得力不从心。在现代医学领域，这种科学与人文的分裂表现得尤为显著。医学科学领域的知识积累从根本上影响着人类对自身状态以及对与生物圈的关系的认识。现代医学史中充满了伟大的创新和显著的成就。例如，化学疗法的开创、磺胺类药物和青霉素的发现等，都为无数病患带来了希望。同时，医疗技术的不断进步,如 X 射线、心电图、超声波等诊断技术的应用,都极大地提升了医疗水平。现代生物医学的辉煌成就使科学性成了医学唯一的特征。医学知识的迅速增长和技术的发展,一方面促进了医疗技术的巨大进步,但是另一方面也进一步固化了人们的唯科学论。医生们过于信赖科学,认为只有科学才能解释疾病,却忽视了非科学因素对医患关系和治疗效果的影响。这导致医患之间的交流变得机械和冷漠,医生更依赖于化验数据和仪器结果,而忽视了患者的主观感受和诉说。

在医学技术主义日益突出、医患关系更加物质化的同时,随着社会的进步和权利观念的增强,人们开始反思医学的本质,呼唤医学人文精神的回归。人们逐渐认识到,医疗工作的对象不是无生命的机器,而是具有各种心理和社会需求的活生生的人。患者在接受治疗时,渴望得到应有的尊重、同情和理解,以及权利的充分保障。这种对医学人文精神的需求体现了人的社会属性。与此同时,疾病谱和死因谱的变化也凸显了心理和社会因素在健康中的重要性。随着人们对健康和疾病认知的深化,保护健康和防治疾病已经从个人行为转变为社会行为。人们不仅追求身体健康,还追求良好的心理状态和社会活动能力。

2. 新医学模式的提出　在这样的背景下,传统的生物医学模式显得力不从心。环境健康医学模式和综合健康医学模式的提出为卫生政策和保健工作提供了新的理论基础。特别是恩格尔提出的生物-心理-社会医学模式,对生物医学模式提出了挑战。生物-心理-社会医学模式强调把人视为生物、心理和社会属性的统一体,认为人的健康和疾病是生物、心理和社会因素共同作用的结果。这一模式主张在生物医学的基础上加强对心理和社会因素的研究和调控,从而在更高层次上实现对人的尊重和对生命的全面理解。这种医学模式的转变不仅反映了医学技术的进步,更体现了医学道德的进步和对医学人文精神的追求。生物-心理-社会医学模式体现了医学的自然属性与人文属性的融合。这一现代医学模式强调了医学与人文的紧密结合,从而使得医学生的人文素质培育显得尤为重要。在医学教育中,我们必须确保每一位医务工作者和医学生都能深刻理解医学的宗旨、本质及其要求,明确医学的终极目标是敬畏并关爱每一个生命。

3. 医学教育理念的转变　20 世纪 70 年代末期,美国的医学教育理念开始转变,众多医学院校逐步增加了各类人文课程,积极推动医学人文教育。1982 年,美国成为首个将人文教育引入医学领域的国家。美国医学会医学教育委员会在一份名为《医学教育的未来方向》的报告中,明确提出了加强学生人文社科教育的必要性。随后的十年里,美国的医学人文教育迅速发展,开设相关课程的医学院校数量大幅增长。这一趋势也迅速被其他国家效仿,包括英国、法国、日本等主要资本主义国家也开始发展自己的医学人文教育。时至今日,医学人文教育已经在全球范围内深入人心。在被忽视了相当长的一段时间后,医学人文精神的光芒再次闪耀,受到了应有的重视和推崇。

4. 医学人文兴起的社会环境　提到医学人文的兴起,不得不提第二次世界大战后的社会环境,彼时除美国外,世界各国百废待兴,而美国却正在经历发展的黄金时期,经济、科技和文化遥遥领先。与此同时,美国社会民权运动风起云涌,黑人运动、女权运动、少数族裔权利运动、新左派运动此起彼伏。受此影响,患者也开始关注自身的权利。导火索则是不断被揭露的人体试验丑闻和患者权利保护的案例,其中以塔斯基吉梅毒试验和卡伦·安·昆兰案为最。医学研究伦理的缺乏,特别是对受试者的权利和知情同意的忽视,让本应秉承"以人为本"的医学站到了人性的对立面。这一场场悲剧推动了人们对医学本质和目的的深刻反省,生命伦理学运动随之兴起,成为医学人文发展的一个里程碑。

第二节 ｜ 医学人文的发展

医学人文在现代医学发展进程中备受关注,在现代医学知识和技术为人类提供越来越多保障的同时,人们对其可能带来的不确定后果也日益担忧,同时,医疗卫生领域日益凸显的重病不重人的"去人化"(depersonalization)问题引发了医患间的矛盾,似乎医学可以做得更多,但人们的感受更差了。人们直观地感觉到医学教育和实践的方式出现了偏差,因此,开始反思医学技术的发展对人类价值和尊严的影响,反思医学的目的究竟是什么,反思人类到底需要什么样的医学,如何才能更好地实现人类的健康。医学人文作为一个文化、思想和实践领域,正是在这样的历史背景下逐渐发展起来的。

一、国外医学人文的发展

20世纪中后期医学技术的发展带来新的挑战,促使全社会包括医学界、医学教育界重新思考医学的本质、目的、价值,并认识到医学本身很难回答这些问题,需要借助更广阔的人文社会科学的视野和洞见。历史、哲学(及其二级学科伦理学)、心理学、社会学、法学、文学、艺术等学科都从各自的视角研究医学和医学实践,关注生命、死亡、道义、医学实践中人类的价值和患者的权利,认为患者应该被当作完整的人而非患病的器官来对待,应该慎重使用医学技术的能力和控制权,有限的医疗资源应进行公平的分配。

上述这些学科因为都以医学和医学实践作为研究对象,所以它们有了共同的名字"医学人文"。但在当时,"医学人文"还是一个松散的学科群,随着新的学科加入,直到2005年,《美国医学会杂志》一篇文章的题目还是《医学人文:因为没有一个更好的词汇》。文中认为诗人、医生、电影人、护士、社会学家、文学理论家、艺术治疗师、伦理学家、摄影家、医学生、临终关怀工作人员、历史学家、哲学家、患者等群体,都为医疗照护中日益严重的去人化趋势感到担忧,但又不知团结在哪个旗帜之下,因此选择集结在"医学人文"这一令人鼓舞的旗帜下,希望以此有效应对医学中的去人化。这些学科虽然有各自不同的研究方法,但它们的研究对象相似且关联,如社会文化中的健康与疾病、生老病死的经历,医学实践中各方的互动等,实际上已经形成了"医学人文学"这一学科,虽然学者们还在争论"医学人文学"是交叉学科(inter-disciplinary)、多学科(multi-disciplinary),还是跨学科(trans-disciplinary),但医学人文已经具有明确的研究领域和相应的研究方法,并且在学科的建制化方面取得了一些成就,专业学会、专业期刊、大学教职是学科建制化的主要标志,因此可以说医学人文学科已经形成。

(一) 专业学会的建立

美国最早建立了现代意义上的医学人文,也是医学人文建制化发展最早的国家。1969年美国学者建立了健康与人类价值学会(Society for Health and Human Values),其主要目标是鼓励和推动在健康相关领域的专业教育中关注人类价值,并将其作为一个必要的、明确的环节。为了实现这一目标,该学会通过多种努力,促成来自各种专业背景但一致认同这一目标的专业人士之间进行沟通和合作,支持健康相关领域专业中与人类价值教育有关的学术活动,以发展新知识、新概念和教育项目。1971年,学会下属机构"医学人类价值研究所"(Institute on Human Values in Medicine)成立,其主要目的就是支持医学与其他学科(如历史、文学、视觉艺术、社会科学等)通过会议的方式进行对话,资助医学人文领域的博士后研究,从而培育医学人文师资。

在这一时期,生命伦理学开始一枝独秀,在1969年,社会、伦理和生命科学研究所成立,这就是后来著名的海斯汀中心(The Hastings Center)的前身;1971年肯尼迪伦理学研究所成立。这两个研究所的成立为新兴的医学人文吸引了更多的注意。

1998年,健康与人类价值学会、生命伦理咨询会、美国生命伦理学会合并为美国生命伦理与人文学会(American Society for Bioethics and Humanities),成为该国医学人文学科最重要的学会。20世纪70年代以后,美国许多大学的医学院相继成立了医学人文教学和研究机构。

20世纪80年代以后,欧洲、大洋洲、亚洲一些国家也相继成立了医学人文学会,一些著名大学也陆续建立了医学人文的教育和研究机构,例如,1999年杜伦大学成立了英国第一个医学人文研究所,在此基础上,2001—2002年间,英国成立了学术性的医学人文协会(Association for Medical Humanities),其主要职责是促进英国和爱尔兰的医学人文教学和研究,定期召开学术会议以促进研究的发展,并为医学人文的战略发展争取资金。2004年大洋洲医学人文协会(Australasian Association for the Medical Humanities）成立，澳大利亚和新西兰 16 家医学院加入（机构设在悉尼大学），"以便能够把历史、哲学、文学、艺术、音乐等学科的视角代入医学，克服临床关怀与'关于人的科学'之间的分离，实现医学教育的多学科教学和研究，使患者关怀最大化"。1980 年日本成立了医学哲学·伦理学会，2007 年鉴于该国"还没有从人文社会科学角度研究医学问题的研究者的横向组织"，大阪大学成立了"医疗人文学研究会"。

（二）专业期刊的创立

建制化发展的第二个要素是专业期刊的创立。1979 年，美国的《医学人文杂志》（Journal of Medical Humanities）创刊；2000 年，著名的《英国医学杂志》（British Medical Journal，BMJ）创立了《医学人文》杂志（Medical Humanities）。生命伦理学的建立是对第二次世界大战及其后不人道的医学研究的反制，也是对战后医学技术高度、快速发展的回应。在不同的语境下，国外的生命伦理学有时被置于医学人文之中，作为医学人文的一个组成部分；有时又被单列出来，作为一个独立的学科。早在 1971 年，《海斯汀中心报告》（Hastings Center Report）创刊，主要刊登生命伦理学研究文章，也刊登其他方面的医学人文文章；1975 年《英国医学杂志》创立了《医学伦理学杂志》（Journal of Medical Ethics），1999 年《美国生命伦理学杂志》（American Journal of Bioethics）创刊。此外，还有一些相关的学术期刊创立，如始创于 1977 年的《医学人类学》（Medical Anthropology），始创于 1982 年的《文学与医学》（Literature and Medicine）等。在南美洲，阿根廷创立了《医学人文及科技社会研究杂志》（Eä: Journal of Medical Humanities & Social Studies of Science and Technology）。除了这些专门的期刊外，《柳叶刀》《新英格兰医学杂志》等著名医学期刊也逐渐开设了医学人文专栏，使医学人文的内容直接面对医务人员。

二、国外医学人文教育的发展

人文教育在国外的医学教育中有着悠久的历史。在医学的启蒙阶段古希腊医学时期，古希腊人以"七艺"（文法、修辞、逻辑、算术、几何、天文、音乐）为基础，同时学习医学知识，向哲学家请教哲学也是每一个医生必修的课程。《希波克拉底誓言》便是这一时期医德规范的杰出代表。在罗马时代，哲学家们依然是医学生启蒙教育的重要引导者，同时也开始职业道德的训练，强调医学生应具备全面的身心素养。这两个时期，人文知识与医学知识之间相互融合，没有明显的界限，通过"师徒讲授"及现今意义上的"隐匿课程"形式进行医学人文教育。公元前 300 年，随着坐落在亚历山大城的缪斯学院的建立，开始出现了"实验室教学"的端倪。

进入中世纪，尽管欧洲医学教育受到神学的深刻影响，但在东罗马帝国，古希腊和古罗马的医学遗产得到了传承。在巴格达建立的医学院和阿杜迪医院，为后世的欧洲医学教育提供了实践教学的范例。在此时期，神学和哲学成为人文教育的主要内容，而逻辑学的教学方法也颇受欢迎。

14 世纪的文艺复兴推动了欧洲医学教育的革新，人文教育得以解放和回归。这一时期的改革不仅重视经典著作的学习，还引入了人体解剖学和临床实践，同时逻辑学、修辞学和数学也成为医学生的核心课程。

19 世纪至 20 世纪初，随着实验医学的崛起，科学主义逐渐成为主流思想，导致医学教育中人文课程的缩减。不过这种现象很快就引起了国外医学界的注意，医学教育中人文教育出现回潮。例如，美国开始强调人文社会科学在医学教育中的重要性，而英国也有声音呼吁重新评估医学教育中过于科技化的倾向。

20 世纪 60 年代，医学人文教育开始在西方兴起。20 世纪 70 年代以后从生物-心理-社会医学模式的提出到医学目的的讨论，从生命伦理学的诞生到医学跨文化研究的兴起，在医学界和相关领域涌动起一股医学人文研究的潮流，一些新兴的医学人文学科也开始建立。然而，除了传统的医学史、医学伦理学和医学心理学等学科外，不少新兴的医学人文学科在学科建设上仍然处于发展阶段或称作正在走向成熟的阶段。

进入 80 年代以后,加强人文教育已成为医学教育改革的强劲趋势。1982 年美国医学会医学教育委员会在《医学教育的未来方向》的报告中,明确提出要加强医学生的人文社会科学教育;1984 年美国医学院协会在《为 21 世纪培养医生》的报告中指出:"缺乏人文、社会科学基础的医生,在医学生涯中往往会丧失智力挑战的能力和应答这种挑战的能力。"1993 年英国医学总会在《明日医生》报告中提出医学教育和实践中要加入更多的"人文学科特殊学习模块",以达到医学人文与医学自然科学的相互渗透以至包容;法国也提出把人文教育与医学各学科专业结合起来,培养"不受任何学科界线限制的人"。此阶段,美国的一些医学院已经把人文社会科学作为医学课程的一部分列入必修课程。开设课程大体上包括医学人文学、医学伦理学/生命伦理学、医学与哲学、医学与社会、医学与法学、医学与艺术、文学与医学、医学职业或职业素养入门、医患关系等。开课形式除了大课讲授外,主要采取小组互动式的教学方式。医学院设立了教授医学人文课程的教职,而大学教职的设立是学科建制化的第三个重要标志;但也有一部分医学院将人文科学当作一种摆设,仅仅作为选修课的一部分,医学人文科学的地位尚不稳定。

马存根在《北美高等医学院校人文社会医学教学的现状与启示》中总结了国外医学人文教育给我们的五点启示。第一,其人文素质教育在不同阶段各有侧重。以哈佛大学为例,医学预科教育阶段的人文素质教育的特点是关注广博知识的积累,关注学生心智的全面发展,带有明显的"通识教育"的意味;第二阶段的人文素质教育则注重同医生职业相互融合,重视伦理学,强调医患关系,关注与社会有关的人文素质的养成。第二,在教学过程中注重以人为本,这包含两层含义:一是尊重和发展医学生的个性,即以医学生为中心;二是尊重患者的意愿和权利,即以患者为中心。第三,在教学内容上重视医德修养。统计数据显示,1972 年全美只有 4% 的医学院以必修课形式讲授医学伦理学课程,而1994 年几乎所有医学院都以必修课形式开设医学伦理学课程。课程的普及率充分体现了北美医科院校对医德修养的重视。第四,人文素质教育课程的设置与时俱进。北美高等医学院校在提高人文社会科学课程比重的同时,重视开发以问题为中心的新课程,不断推陈出新,将人文素质教育内容同社会发展密切结合起来。比如"9·11"事件后,部分高等医学院校相继增设了与反恐有关的科目。第五,政府、社会支持力度大。2000 年 6 月,设立了"大师学者"(Master Scholar)项目,其目的就是逐步改革高等医学院校的课程设置。这些因素共同促进了国外医学人文教育的发展,并为我国提供了宝贵的借鉴经验。

三、医学人文概念的嬗变

医学人文缘起于生物医学的快速发展时期,一方面,"科学家医生"对疾病的病因、病理、治疗更感兴趣,认为与其花时间从患者处了解不甚准确的信息,还不如实验室结果更直接、准确,温暖的人性医疗被冰冷的医学科学知识所代替,让医学回归对人的照护成为一种时代的呼唤;另一方面,随着生物医学研究的增加,与之相关的伦理问题激增,加强对人类受试者的保护成为迫切需求。因此,医学人文的兴起,本意为规范医务工作者和医学研究者的行为,使其重新认识到"人"是医学实践和研究的核心,医学的本质是为减轻人的痛苦、恢复人的健康,以及帮助痛苦中的人。

随着越来越多的人文社会科学学科关于医学、医学教育、医疗实践和生物医学研究的研究进一步深入,对人文和医学关系的探索也日渐深入,对二者关系的定位主要有四种。其一为"添加模型",认为医学是一个整体,为了实现更有"温度"的医学,将人文和社会科学作为外部因素添加进去;其二是"矫正模型",认为医学实践出了问题,需要人文和社会科学纠正这些问题;其三是"整体模型",认为医学本身就自带人文属性,就像一种布满小孔的奶酪,若去掉小孔(人文),奶酪(医学)也就不存在了;其四是"指导模型",主要针对生物医学研究,认为人文社会科学对生物医学研究具有把握方向的作用,使之不会偏离人类的价值,不会对人类产生潜在的危害。

同时,医学人文学者认识到,加强医学生、医生的人文教育固然重要,但医学人文不能只关注医学实践中的医方,还需要关注患方,包括他们的疾病体验、患病的身体、失能、衰老、死亡等议题。这些体验与对它们的研究同样重要,不仅因为其可以让医务人员了解患者,更是赋予了患者表达自己的权利。此时,除了传统的"医学人文"学者视角外,随着患者、艺术家、诗人等更多的群体加入来,医学人文的队伍真正扩大了。

1. 批评性医学人文 最早的医学人文缘起于医学院,其目的是培养更具人文精神的医生,有学者称其为"第一波医学人文"。在这样的认识当中蕴含着医学人文概念嬗变的种子,首先出现的一个新概念就是"批评性医学人文"(critical medical humanities)。批评性医学人文流派以英国学者为主,其主要研究者来自综合性大学的各人文学科,他们熟知各种现代、后现代批评性的社会理论和文化理论,将这些理论运用于批判性地研究医学与社会和人的互动、人的身体,以及医学和医学实践当中那些习以为常的仪式、价值、观念等。

2. 健康人文 随着非医学院校人文社科教师的加入,及其研究内容和方法的"扩容",另一个新的概念出现了,这就是"健康人文"(health humanities)。2007 年,美国宾夕法尼亚州立大学的苏珊·斯奎尔(Susan Squier)在研究关于癌症患者的连环画小说(graphic novel)时,指出"医学人文"无法很好地回应患者的疾痛经历,也许"健康人文"是一个更好的替代。2009 年,保罗·克劳福德(Paul Crawford)成为英国诺丁汉大学的首位"健康人文"教授,他也是世界上首位"健康人文"教授,这标志着健康人文学科的正式确立。随后,克劳福德等人在 2010 年提出,健康人文学是医学人文学科未来的发展方向。他们认为,随着医学人文学科的显著进步,它已逐渐发展成为一个更具包容性、开放性和实践性的学科。因此,有必要将医学人文的概念扩展到健康人文,以新的视角推动健康人文学科的发展。同年,诺丁汉大学召开了首届国际健康人文大会(International Health Humanities Conference),之后每一年或两年召开一次,为健康人文领域的交流提供了重要平台。为了进一步推动这一领域的发展,克劳福德及其同事在 2011 年创建了国际健康人文网站,成为国际交流健康人文信息的重要窗口。随着时间的推移,健康人文的概念逐渐在全球范围内得到认可和推广。2015 年,伦敦大学学院成立了健康人文中心(Health Humanities Centre),并招收硕士研究生。自从出现健康人文概念以后,已经逐渐涵盖医学人文的内容。与此同时,北美的医学人文也逐步向更具包容性的"健康人文"方向转型。同年,美国在认识到健康人文的重要性后,成立了健康人文联盟(Health Humanities Consortium),并定期召开会议,以促进该领域的交流与合作。2017 年 4 月,加拿大第一个健康人文本科辅修专业也在多伦多大学士嘉堡分校开设。随着健康人文教育项目的开展,相应的教材也开始出版。2014 年,特雷丝·琼斯(Therese Jones)等编撰了《健康人文学读本》(Health Humanities Reader)。2015 年,克劳福德等人合编的《健康人文学》(Health Humanities)出版。这两本书是目前健康人文领域的经典读本。健康人文学的崛起不仅丰富了医学人文的内涵,还拓展了其实践范围。它鼓励医生、护士、公共卫生预防人员以及医务社工等医疗健康从业人员更加关注健康人文问题,从而提升医疗服务的质量和人文关怀。

四、我国医学人文的发展

自 20 世纪 80 年代以来,"医学人文"在我国逐渐成为一个新兴的探索领域,医学人文的教学和研究在各医学院校陆续开展起来。我国医学人文的发展是由自然辩证法引领的。1979 年 12 月 20 日—1980 年 1 月 4 日在广州召开了全国自然辩证法讲习会,制定了医学辩证法研究的方向,决定创办《医学与哲学》杂志。这次会议除了讨论我国医学发展道路等问题,还论证了哲学对于医学的意义。1980 年 8 月在吉林召开了全国部分高等学校医学辩证法讨论会,指出医学辩证法就是"研究医学理论中的哲学问题"。1981 年 12 月在南京召开了第一届医学辩证法学术研讨会,主题是"健康、医学与社会"。这次会议主要介绍了恩格尔的"生物-心理-社会"医学模式,1982 年彭瑞聪等在《自然辩证法通讯》上介绍了这一新的医学模式,并讨论从生物医学模式转变为生物-心理-社会医学模式,对于医疗卫生事业的规划、医学教育的改进、医院职能的扩展、医学科学研究的组织等具有何种影响。

(一) 医学人文学科的发展

医学人文作为一个专业的学科,其教学与研究在我国虽然起步较西方晚,但呈现出了蓬勃发展的态势,具有强烈的中国特色。

1. 我国医学人文发展的特点 自 20 世纪七八十年代以来,我国的医学人文学教学与研究取得了显著进步,主要有以下几个方面的特点。

第一,在课程建设上,众多医学院校引入了包括医学史、医学哲学、医学伦理学等在内的多样化人文课程。近年来,更有艺术与医学、叙事医学等新兴课程的出现,多部教材入选国家级规划教材。这些课程采用了包括传统课堂讲授、案例分析、角色扮演等多种教学方法。

第二,在机构设置方面,多所院校建立了医学人文相关机构,如北京大学医学人文学院、大连国际人文社会医学研究中心、中山大学医学人文联合研究院、东南大学医学人文学系等。在教育部还专门设有医学人文素养与全科医学教学指导委员会。

第三,在理论研究领域,在"让医学回归人文""医学的目的和价值""医学人文"还是"人文医学"等问题上,国内医学人文学界都曾经有过深入的探讨,并对中国传统医德对当代医学人文的启示、中外医学伦理对比等议题提出了独特见解。

第四,在临床实践中,如何通过医学人文改善临床服务,一直是我国学者关注的焦点。2013 年,全国多所医学院校的学者和医生就"医学人文如何走进临床"进行了深入探讨,并提出了多项倡议和建议。中国医师协会也特设了人文医学专业委员会,通过推出《中国医师宣言》等一系列举措,提升医务人员的医学人文素养。此外,人文内容已被纳入医师资格考试,医院和医学院校也纷纷组建伦理委员会,这体现了医学人文理念在体制上的落实。

2. 学科的建制化发展 在学科建制化和学科建设的过程中,学术共同体起着核心的作用。它不仅是学术研究和知识生产的主体,也是学术规范和标准的制定者和维护者。学术共同体的形成和发展,对于推动学科进步、提高学术水平、促进学术交流与传承具有重要意义。而专业学会和学术期刊则是学术共同体的重要体现。1935 年,中华医学会设立了医史委员会,1936 年更名为中华医史学会;1981 年中国自然辩证法研究会建立,1982 年在此之下成立了医学辩证法小组,2000 年在这个小组的基础上,成立了中国自然辩证法研究会医学哲学专业委员会;1979 年成立了中国心理学会医学心理学专业委员会;1988 年成立了中华医学会医学伦理学分会,1993 年成立了中国卫生法学会。此后医学史、医学心理学、生命伦理学、卫生法学等学科也陆续成立了一些其他专业学会。

进入 21 世纪后,我国医学人文学科学术共同体建设的必要性进一步凸显。在中国自然辩证法研究会医学哲学专业委员会的主导下,在大连、南京、北京分别召开过医学人文学术研讨会,其中2003 年会议发表了《南京宣言》,探讨了如何加强校际医学人文教学研究合作。

各医学人文学会成立后,纷纷创立了各自的学术期刊,1980 年《医学与哲学》创刊,1987 年《中国心理卫生杂志》创刊,1988 年《中国医学伦理学》创刊,同年创刊的《同济医科大学学报(社会科学版)》于 1994 年更名为《医学与社会》,1992 年《中国卫生法制》创刊(现更名为《卫生法学》)。这些学术期刊通过设立专栏,为医学人文的各学科提供学术发表的平台。国内学者对医学人文学科学术共同体的建设已有了共识,学科的建制化稳步发展。

(二) 国内医学人文教育

1. 国家对医学人文的重视 20 世纪 80 年代后,为加强大学生的文化素质教育,国家出台了多个文件。1981 年卫生部颁发的《高等医学院五年制医学专业教学计划》,把人文素质的培养作为医学教育的内容之一。进入 21 世纪后,对医学人文教育的要求进一步加强。2001 年,教育部与卫生部共同发布《中国医学教育改革和发展纲要》,提出医学研究与服务的对象是人,在医学教育过程中必须加强文、理、医渗透和多学科交叉融合,把医德与医术的培养结合起来,加强综合素质培养。

2009 年,教育部与卫生部共同发布《关于加强医学教育工作提高医学教育质量的若干意见》,要求各医学院校积极进行课程体系改革,构建人文社会科学知识、自然科学知识与医学知识相结合,基础医学与临床医学相结合的知识、能力、素质协调发展的新型课程体系。2018年,教育部发布我国高等教育领域首个教学质量国家标准——《普通高等学校本科专业类教学质量国家标准》。在临床医学类教学质量标准中,对行为科学、人文社会科学以及医学伦理学课程提出要求:课程计划中必须安排行为科学、社会科学和医学伦理学课程;课程计划中应该安排人文素质教育课程。这些课程通常包括医学心理学、社会医学、医学社会学、医学伦理学、卫生经济学、卫生法学、卫生事业管理等学科的内容;人文素质教育课程通常包括文学艺术类、医学史等知识内容。各医学院校陆续开设了各种医学人文类的必修课和选修课,如自然辩证法、医学史、医学心理学、医学伦理学、生命伦理学、医学社会学、医学与文学、叙事医学等。

2. 医学人文师资　医学人文教师是我国医学院校师资的重要组成部分。随着国家对医学人文教育要求的提高,师资的培养势在必行。各医学院校的相关学科也开始了医学人文硕士、博士研究生培养,这些研究生项目多是在各自母学科之下设立,如医学史、医学伦理学等,但也有少数医学院校设立了"医学人文"或"人文医学"的硕博士项目。医学人文学科研究的相关机构也有了可喜的发展,传统的医学人文学科研究机构突破原来单一学科的研究局限,开展了跨学科工作,部分院校成立了专门的医学人文教学与研究机构,这都进一步促进了医学人文师资的成长。

(三) 医学人文概念的内涵

我国医学人文的发展并未完全遵循国外从"医学人文"到"健康人文"的发展轨迹。相比于国外,我国医学人文概念涵盖的范围更广。不同于国外医学院大多只包含临床医学专业,我国的医学院既包含临床医学,也包含其他医学相关专业,因此医学人文所涉及的人员和研究范围更广。此外,我国医学人文研究者大都集中在医学院校,与医学的关系密切,除了把医学和医学教育作为其主要研究对象,与健康相关的各种议题如疾痛经历、身体、衰老、死亡等,以及用人文和艺术手段表达健康相关主题也逐渐成为医学人文教育的内容和研究内容。因此,我国的"医学人文"在某种程度上包含了国外"批评性医学人文"和"健康人文"所研究的内容。同时,我国学者们几乎完全忽略了"批评性医学人文"这一词汇,却提出了"人文医学"的概念。"人文医学"把自身视为医学中的一个学科,其落脚点是医学,特别是医学实践,认为"人文医学"和"医学人文"在内涵、思想渊源、研究方法、基础理论、理论范畴、实践范畴和实践路径方面都不尽相同,这仍与国内医学人文学者对"医学"的强关注有关。林巧稚、裘法祖、吴阶平等老一辈医学家被当作人文医学实践的典范,2014年中国医师协会人文医学专业委员会的成立进一步佐证了人文医学的行业实践性。随着2022年教育部《急需学科专业引导发展清单》中"医学人文"作为学科专业名称的出现,"医学人文"与"人文医学"之辩暂时告一段落。

推荐阅读

1. 张大庆. 医学人文学导论. 北京:科学出版社,2013.
2. 汤其群,孙向晨. 医学人文导论. 上海:复旦大学出版社,2020.

?

思考题
1. 医学人文发展的最初动力是什么?
2. 你认为"健康人文"可以涵盖"医学人文"吗?

(郭莉萍　程瑜　王军明)

思考题解题思路

第二章 | 医学人文的分支学科

医学与人文学科的结合有着悠久的历史,但作为一个独立的学科领域,医学人文学科的构建和发展主要是在 20 世纪后半叶开始的。20 世纪 60 年代后,医学人文逐步进入欧美大学教育体系,进行了人才培养、成立专业学会、创办专业期刊等学科建制,逐渐成为一个独立的学科。我国当代的医学人文始于 20 世纪 80 年代初,目前已经确立了比较明确的分支学科。

第一节 | 医学人文学科属性

医学人文是连接医学科学与人文关怀的桥梁,对于培养具有全面素质的医学人才、提升医疗服务质量、促进医学科学与社会文化的和谐发展具有重要意义。医学人文学科涉及医学与人文社会学科的交叉,包括哲学、伦理学、社会学、心理学、法学、历史学、文学等多个领域。这种跨学科的特性使得医学人文能够从多角度审视和理解医学现象和问题,是当代发展最为迅猛的学科方向之一。医学人文包括如下学科属性。

1. **人文关怀属性** 医学人文强调对患者的全面关怀,不仅关注疾病的治疗,还关注患者的心理健康、社会适应、生活质量和精神需求。它倡导以人为本的医疗服务,强调医患之间的沟通和理解。

2. **伦理导向** 医学人文学科在医学实践中强调伦理原则,如尊重患者的自主权、保护患者隐私、公平分配医疗资源等。它关注医学伦理问题,如生命伦理、研究伦理和临床伦理。

3. **历史与文化视角** 医学人文学科研究医学的历史发展和文化背景,探讨医学知识、实践和技术如何受到历史和文化的影响,以及如何塑造社会对健康和疾病的认知。

4. **批判性思维** 医学人文鼓励批判性思维,对现有的医学实践、政策和理论进行反思和质疑,以促进医学领域的创新和改进。

5. **实践性** 医学人文学科不仅关注理论探讨,还强调将人文理念应用于医学教育和临床实践中,如通过叙事医学、医学人文教育等方式,提升医疗服务的人文关怀水平。

6. **社会责任感** 医学人文学科强调医学工作者应具备社会责任感,关注公共卫生、全球健康问题以及医学在社会变革中的作用。

7. **终身学习** 医学人文学科倡导终身学习的理念,鼓励医学工作者不断更新知识,提升人文素养,以适应不断变化的医疗环境和社会需求。

第二节 | 医学人文分支学科介绍

医学人文多元化的学科属性导致其分支学科众多,且我国医学人文事业方兴未艾,对于医学人文学科分支尚处在探讨阶段。根据现有的专家共识和国内外医学人文学科发展情况,目前的医学人文包括如下主要的分支学科:医学史、医学哲学、医学伦理学、医学社会学、卫生法学、叙事医学、医患沟通等。

一、医学史

医学史是研究人类各历史时期的医学观念、医疗技术、医学实践与研究等发展演化历程的学科。

通过以上研究,了解医学历史发展规律及与各历史时期社会的关系,从而把握医学未来的发展方向。医学史既包含了人类对生命、死亡、疾病、健康等认识的思想史,也包括了人类卫生医药技术发展的科技史。一般可分为综合史和专门史:综合史包括医学通史、医学断代史、医学国别史和区域史等;专门史包含医学各分支的学科史、医疗技术史、疾病史等。

(一)学科发展史

医学史是医学人文学科中相对悠久且成熟的分支。在古代就有名医传记,如中国汉代司马迁的《史记》中就有《扁鹊仓公列传》,西方医学史的编撰可以追溯到古希腊《希波克拉底文集》中的《论古代医学》,但直到19世纪末医学史才作为一门独立学科逐步开始其建制。18世纪末,巴黎医学院设立了医学史的教席,到19世纪欧美著名的医学院都开设了医学史的课程。目前,世界各国的不少院校都设有医学史系、部、科等教学研究机构,医学史作为医学生必要的学习科目成为广泛的共识。1825年德国医史学家黑克尔(Justus Hecker)创办的《医学文献编年史》是最早的医学史刊物。1901年法国在鲁昂(Rouen)建立法国医史博物馆,此后,各国纷纷设立医史博物馆,这些博物馆成为医学史教学、科研和科普的重要场所。其中,1913年建立的英国维尔康(Wellcome)医史博物馆,以丰富的医文馆藏成为世界著名的医学史研究中心之一。1890年由奥斯勒和威廉·韦尔奇(William Welch)等人在美国发起成立约翰·霍普金斯医学史学会。1901年卡尔·祖德霍夫(Karl Sudhoff)创办德国医学史学会,1904年他在莱比锡大学创立了医学史研究所,成为最早研究医学史的机构。在洛克菲勒基金会资助下,1929年在约翰·霍普金斯大学设立了医学史研究所,是国际著名的国际史研究机构。为促进国际学术交流,1920年由比利时医史学家特里科特·罗杰(Tricot Roger)发起成立了国际医学史学会,学会每两年召开一次大会。20世纪50年代很多医学院校都建立了医学史的研究机构。

最早的医学史研究和研究者都局限在医学领域,亨利·欧内斯特·西格里斯特(Henry Ernest Sigerist)是把社会史的方法和路径引入医学史研究的开拓者。早在1932年他接任约翰·霍普金斯医学史研究所主任时,就提倡医学史应该转入社会与政治的历史研究模式中。直到20世纪70年代社会史和人类学学者介入医学史研究后,医学史的研究方向由人物、技术、文献等研究向群体、社会、文化延伸才逐渐成为主流。而近年史学界掀起的如全球史、生活史、微观史、新文化史等史观和领域的研究浪潮,也影响着医学史的研究。

(二)我国医学史发展情况

作为历史悠久的文明古国,中华民族一直就有重视历史、研究历史、借鉴历史的传统。我国的医学史资料散见于历代的经、史、子、集,甚至民间笔记小说等各类文献中。其中历代王朝修史,也比较详细地记载了当时的医事制度、疾病流行、医药交流、医家传记及医书目录等。民间则以名医传记体著作居多,如唐代甘伯宗的《名医传》是我国最早的医学史专书,还有宋代周守忠的《历代名医蒙求》、明代李濂的《医史》、清代王宏翰的《古今医史》及徐灵胎的《医学源流论》等。1919年,陈邦贤编撰的《中国医学史》是首部以编年史为体例系统论述中国医学通史的著作。其后,又有王吉民、伍连德编撰的《中国医史》(1932年)、李涛编撰的《医学史纲》(1940年)等。我国医学史研究工作者编撰出版的各种中国医学史著作,为医学史发展奠定了基础。

20世纪30年代我国的医学史开始了学科建制。1935年中华医学会成立了医史委员会,后改名为中华医史学会,1940年加入了国际医史学会,1950年定名为中华医学会医史学会;1936年《中华医学杂志》的《医史专号》开始刊登医学史相关学术论文,1947年《医史杂志》正式创刊,1953年改名为《中华医史杂志》。医史学会和杂志为医学史研究提供了学术研究和交流的平台,推动着我国医学史研究的深入发展。

20世纪30年代,我国一些高校就开设了医学史相关课程,医学史也是我国最早形成的一门与医学相关的人文学科。早在1929年,王吉民就受聘于国立中央大学医学院,讲授医学史课程;1934年,李涛受聘于北京协和医学院,开设医学史课程,同年,江苏省立医政学院聘请陈邦贤讲授医学史和疾病史;1946年,北京大学医学院设立医学史研究室,由李涛主持,这是我国第一个医学史教研室。

中华人民共和国成立后,各高校纷纷设立医学史教研室,开展教学及研究工作。1951 年,在中央卫生研究院中国医药研究所下建立了医史研究室,这是我国最早的医史研究专门机构。医史研究室在全国范围内开展了广泛的科研、调查及教材编撰等工作,尤其在 1956 年,该研究室受卫生部委托,开办了全国第一届医史师资训练班,为中国医学史的教学、科研培养了一批师资力量。1978 年中国中医研究院医史文献研究室首次招收医史学专业硕士研究生。1982 年在中国中医研究院医史文献研究室的基础上,正式成立了中国医史文献研究所。随着医学史的研究机构和人才队伍不断壮大,医学史相关的博物馆、文献馆也纷纷成立。我国医学史研究在不断加强医学史理论研究的同时,在中国少数民族医学史调查研究、医学考古研究等方面也非常活跃。

二、医学哲学

医学哲学是医学理论最高层次的研究,旨在透过医学现象探究其一般本质与规律。医学哲学思想自古就有。从古代的超自然观、朴素的唯物论到近代活力论、目的论、机械论、系统论、功利主义等,在历史上的任何时期,医学都是在哲学的指导下开展实践与研究的,反过来也从实践中提炼出对人体、疾病、诊疗、健康等认识和原则进一步形成医学哲学,如古代中国的"五行学说"、古代西方的"四液体学说"等,都是某一特定时期、特定文化下人们的医学哲学思想。因此,医学与哲学客观上存在着密切联系,亚里士多德认为"哲学应当从医学开始,而医学最终应该归隐于哲学"。

(一) 学科发展史

直到 20 世纪,医学哲学才作为一门独立的学科出现。1974 年至 1977 年美国组织了五次跨学科的医学与哲学讨论会;1975 年英国的《医学假说》和《医学伦理学杂志》创刊;1976 年美国芝加哥大学出版社出版的《医学与哲学杂志》提出对医学概念基础"进行批判的、辩证的和思辨的考察从来没有比今天更加迫切"。1980 年荷兰的《元医学——哲学医学和医学方法论国际杂志》创刊(1984 年更名为《理论医学》),它为医学研究、医学实践哲学等跨学科研究提供了一个讨论平台。1981 年世界卫生组织(WHO)召开了第一届世界医学哲学大会,讨论了医学哲学的可能性和意义、医学研究的哲学等问题。2017 年出版的《布鲁姆斯伯里当代医学哲学指南》(*The Bloomsbury Companion to Contemporary Philosophy of Medicine*)概述了医学哲学的前沿问题、研究方法及学科的未来发展方向,广泛影响了医学哲学研究及教育领域。

(二) 我国医学哲学发展情况

我国早在 1924 年商务印书馆就翻译出版了日本人永井潜的《医学与哲学》著作,该书系统地阐述了西方重要哲学家对医学的影响。1929 年张锡纯发表了《论哲学与医学之关系》一文,提出"实欲医者兼研究哲学,自能于医学登峰造极也"。1934 年,孟河医派传人余鸿仁发表了《医学与哲学之关系》一文。1949 年后,我国医学哲学界以辩证唯物主义指导研究医学领域中的理论或哲学问题,开启了"医学辩证法"学术研究。1964 年,邱仁宗在《1963 年国内医学哲学问题论文述评》中提出了"医学哲学"一词。20 世纪 70 年代我国医学哲学蓬勃发展起来,1979 年在广州召开了首届医学辩证法讲习会,这是我国医学哲学发展史上一次重要会议。会议上提出中医、西医、中西医结合"三驾马车"齐头并进,并确定了医学辩证法学科框架、研究范畴。讲习会上还决定创办《医学与哲学》杂志,于 1980 年创刊,标志着我国医学哲学的研究进入一个崭新的阶段。1981 年在南京召开了全国第一届医学辩证法学术研讨会。20 世纪 90 年代以后,医学哲学领域大量的学术研究成果产生,以"医学哲学"为名的著作和教材逐渐多于"医学辩证法",并在我国逐渐建立起医学哲学高等教育的学科体系。

目前,医学一方面向微观的深度发展,另一方面又进行着横向的学科交叉,这要求新的医学模式和研究方法出现,为实践提供理论支撑,尤其是医学与社会、文化、伦理、心理、法制、经济、教育、美学、人类学等融合深度地推进,势必进一步丰富医学哲学学科的内容,扩大学科的张力,体现学科的活力,反过来也将重塑医学实践。

三、医学伦理学

医学伦理学是在系统反思医疗卫生领域的道德现象的基础上，逐渐形成一套关于善恶、义务、价值的概念体系，并对医学道德观进行理论化和系统化的一门应用伦理学分支。它为分析、评判医学道德生活中的该不该、正当与否、善恶、是非等方面的现象、行为和活动提供伦理决策思路、专业价值引领和职业操守。

（一）学科发展史

医学伦理学历史悠久，在《希波克拉底誓言》《大医精诚》等古代论著中就有了医德思想。1803年英国医学家帕西瓦尔（Thomas Percival）出版了《医学伦理学》一书，标志着医学伦理学进入专业化阶段。20世纪50年代以来，医学伦理学逐渐成为欧美国家医学院校的必修课程，成立了伦理学研究中心，研究型医疗机构设有伦理审查委员会。《生命伦理学》（Bioethics）、《发展中国家生命伦理学》（Developing World Bioethics）、《BMC医学伦理学》（BMC Medical Ethics）、《剑桥医疗伦理季刊》（Cambridge Quarterly of Healthcare Ethics）等学术期刊大量涌现。20世纪80年代以来，国内医学院校也开设了医学伦理学课程，设立了医学伦理学教研室，创刊了《中国医学伦理学》杂志，中华医学会成立了医学伦理学分会，医学伦理教育培训日益规范化。

（二）学科基本内容和研究范式

医学伦理学的主要内容包括：医学伦理学基本理论、基本原则与规范，医德修养与评价，医学专业精神，卫生健康领域引发的具体伦理问题，等等。医学伦理学基本理论主要有效用论、道义论、德性伦理学、关怀伦理学、责任伦理学等。医学伦理学的基本观念有生命神圣论、生命质量论、生命价值论、生命关怀论等。基本的医学伦理原则主要有尊重、有利、不伤害和公正。医学道德规范有诚实、同理心、关爱、讲真话、保护隐私、减少痛苦、提高生命质量、维护生命尊严，等等。对具体的医学伦理问题或难题，人们要借助基本的伦理学理论、基本原则和道德规范，开展分析论证，做出道德判断，提供道德建议。

医学伦理学方法是理解和考察道德生活的各种方法的总称。规范伦理学研究方法是对医德本质、道德规范进行哲学思辨，对医德思想的起源和演变进行史学考证，对基本概念、伦理判断、道德推理和伦理论证进行逻辑分析。元伦理学方法主要分析医学道德语言、道德体系的根源或伦理观点的逻辑论证。描述伦理学方法是借助问卷调查法、田野调查法、结构性访谈等方法去研究人们如何理解医疗实践中具体的道德行为的表现、诱因和根源。此外，判例法是一种基于特定医学案例，对特定伦理问题进行道德推理的方法。

医学伦理学的分支研究有：公共卫生伦理、科研伦理、护理伦理、临床伦理、临床伦理咨询、医师职业精神，等等。21世纪初，人类基因编辑、辅助生殖技术、异种移植、脑机接口、医学人工智能、干细胞治疗等新兴科技领域的伦理问题受到极大的关注，医学科研伦理治理体系不断完善。

学习医学伦理学有助于提高伦理意识、培养伦理分析能力，积极应对医学伦理问题，增进职业伦理素养，实现医学道德理想，改善医患关系，积极投身于祖国的医疗卫生事业之中。为了学好医学伦理学，需要掌握基本的医学伦理知识和技能，培养伦理决策意识和能力，把握医学专业知识与技能，践行"以患者为中心"的医疗理念，掌握医学伦理原则和准则，自律和他律相结合。

四、医学社会学

（一）学科发展史

医学社会学起源于19世纪末的美国，美国医学家麦克因泰尔（Charles McIntire）发表了《医学社会学研究的重要意义》一文，首次提出了"医学社会学"的概念，并将其定义为"把医师本身作为特定群类的社会现象来加以研究的科学，是从总体上研究医疗职业和人类社会的关系的科学"。这一概念的提出标志着医学社会学的正式诞生，可见，最早的医学社会学工作是由医生们开启的。第二次世界大战结束后，美国医学社会学逐步发展壮大。20世纪40年代，美国医学社会学发展为社会学的一个研究领域,1949年美国医学院校正式聘用社会学家授课,1951年帕森斯(Talcott Parsons)在《社会系统论》中提出"病人角色"概念,标志着医学社会学走向理论化,1959年在美国社会学协会下正式成立了医学社会学分会,20世纪60年代后医学社会学影响力日益扩大。今天,美国医学社会学分会已成为美国社会学会中人数最多、地位最高和影响最大的学术团体。欧洲国家的情况大同小异,医学社会学理论政策研究兴旺发达,特别引人注目。综观国际医学研究和健康照顾服务的发展现状,健康与医学社会学已成为不可缺乏的重要组成部分,社会学在医疗服务提供和国民健康状况改善过程中发挥举足轻重的作用,社会学家已成为医疗服务队伍中的重要成员,在社会学视野、理论视角和研究方法方面贡献巨大。

(二)我国医学社会学发展情况

19世纪末医学社会学随着社会学一起进入中国,当时中国第一批社会学家关注了各类与医学健康相关的研究议题,如城乡疾病预防与治疗、健康与贫困、公共卫生与健康教育、儿童健康与福利、卫生试验区与医务社会工作等。经历了一段停滞时期后,中国医学社会学在1979年后逐步复建发展。其中,1981年阮芳赋在首届全国医学辩证法学术研讨会上发表了《医学社会学的对象、内容和意义》,同时成立"医学社会学研究组",标志医学社会学研究恢复、重建起步。改革开放以来,全社会民众健康意识提升,公共卫生和医疗保障制度建设议题成为公共政策和社会政策议程的优先领域,特别是大型公共卫生事件的出现,使政府与公众对疾病预防与健康促进有了更深的认识和更高的需求。宏观环境的发展为医学社会学的活跃与进步提供了重要基础,中国医学社会学已进入快速发展时期。

随着医学社会学在中国的发展,越来越多的高校和科研机构开始重视医学社会学学科建设,设立相关专业和课程。清华大学、北京大学等多所综合类院校开设"医学社会学"课程,面向多学科本科生与研究生;医学类院校普遍开设必修课程"社会医学"。医学社会学的学科建设也在逐步完善,表现为以下几个方面。

1. **研究领域不断扩展** 我国医学社会学的研究领域不断扩展,涵盖了医疗制度、医疗行为、健康与疾病的社会影响因素等方面。研究主题涉及医患关系、医疗资源分配、医学伦理、医疗政策等众多领域,研究方法也日益多样化和科学化。

2. **实践应用不断加强** 我国医学社会学家们在实践中发挥了重要作用,参与公共卫生调查、医疗政策研究、医疗改革等工作,为政府和医疗机构提供专业建议和指导。同时,他们还开展健康教育、行为干预和社会医学等方面的研究,为改善公众健康状况和医疗服务质量提供了重要支持。

3. **学术交流与国际合作日益增多** 2023年"健康与医学社会学专业委员会"在中国社会学会下正式成立,学术组织的成立为学术共同体的形成与发展提供了重要支持。中国医学社会学与国际医学社会学界建立了广泛的联系和合作机制。通过国际学术交流与合作,中国医学社会学家们可以更好地了解国际前沿动态,引介不同的理念和方法,推动中国医学社会学的发展。

总的来说,中国医学社会学的发展现状呈现出良好的态势,但仍然存在一些挑战和问题。例如,学科定位和学科体系建设需要进一步加强和完善,研究方法和研究质量需要进一步提高,实践应用领域需要进一步拓展和深化等。未来,中国医学社会学界需要进一步加强学科建设、研究创新和实践应用,推动中国医学社会学的持续发展。

五、卫生法学

卫生法学亦称卫生健康法学、健康法学,是研究卫生法及其发展规律的一门法学的分支学科。卫生法学就是自然科学和社会科学相互交融和渗透,并随着新的生物-心理-社会医学模式日渐兴起,而产生和发展起来的一门新兴的边缘交叉学科。"卫生法"是调整在卫生活动过程中所发生的社会关系的法律规范总称。卫生法学不仅要研究卫生法、卫生法律现象本身,而且还要对卫生法律现象进行综合分析,研究它们的发展规律。卫生法学研究的对象不仅有静态的卫生法,还包括动态的卫生法。同时,卫生法学围绕法律现象这一中心问题,也要研究卫生法律与经济、政治、道德、文化等其他社会现象的关系。在卫生法学下根据研究对象的侧重与共性进行归类,一般可以分为四个研究方向,分别是公共卫生法学、健康相关产品法学(药事法学)、医事法学与社会保障法学。与临床医务人员关系最为密切的首推医事法学。

(一)学科发展史

卫生法学作为一门独立的学科,大致形成于 20 世纪 60 年代后期。当时,在世界范围内卫生立法得到迅猛发展,其主要原因是:卫生事业在整个国家社会经济中占有独特的地位,而在其发展过程中又产生了许多新的社会关系,需要制定相应法律规范予以调整;医学新技术的广泛应用,在为人类造福的同时也带来了一些副作用,需要通过立法在加强管理、防止滥用的同时,保护新技术的研究与转化;随着社会的进步、科技的普及、卫生事业的发展,人们对健康与疾病的理解更为全面和深刻,医患双方的冲突和纠纷日渐增多,需要有专门的实体法和程序法来调节。因此,世界上许多国家都非常重视卫生立法,并将其作为实施国家卫生方针政策和实现卫生事业重大战略目标的手段。这些卫生立法涉及临床医学、公共卫生、疾病防治、职业卫生、人类生殖、人口政策、药品管理、食品卫生、传统医学、精神卫生和健康教育等许多方面的问题,从而推动了卫生法学这一新兴学科的诞生和发展。

(二)我国卫生法学发展情况

回顾我国卫生法学学科发展历程,大概可以分为三个阶段。

第一阶段:卫生法学课程开设。卫生法学最早出现于 20 世纪 80 年代中期。当时,上海医科大学、同济医科大学、浙江医科大学等医学院校先后开设了卫生法学课程。此后,其他医学院校也相继开设了卫生法学课程,一批卫生法学教材也相继出版。为了更好地开展卫生法学教育,推动卫生法学师资培训、教材编审以及教学经验交流,1989 年 5 月,中华医学会医学教育分会成立了医学法学专业学组。1993 年 9 月 4 日,中国卫生法学会在北京成立,这是我国第一个专业法学社团,这标志着卫生法学这门学科在我国正式建立。

第二阶段:卫生法学专业发展。1996 年,南京铁道医学院在国内率先开设了 4 年制法学(卫生法律方向)的本科专业。此后,天津医科大学、哈尔滨医科大学、西南医科大学等医学院校相继开设了法学(卫生法方向)、法学(医事法方向)的本科专业。近些年,医学院校在本科招生的基础上,着手开设卫生法学的硕士专业。北京中医药大学于 2011 年开始招收中医药法律与政策方向的硕士研究生,2012 年自主设置目录外的二级学科医药卫生法学硕士点,2017 年正式获批法律硕士授权点。西南医科大学于 2014 年获批法律硕士授权点,2015 年开始招收以医事法学为特色的硕士研究生。

第三阶段:卫生健康法学成为新型交叉"显学"。近年来,国内法学院校普遍从卫生法学专业硕士研究生的培养方面开始试水,例如中国政法大学、西南政法大学、华东政法大学等。伴随法学院校规模化的加入,未来将有更加多元、更加充裕的人才补充到卫生健康法治领域。2022 年 5 月 28 日全国高等院校医事(卫生)法学教育联盟成立。

2024 年 2 月国务院学位委员会第八届学科评议组、全国专业学位研究生教育指导委员会编修发布了《研究生教育学科专业简介及其学位基本要求(试行版)》,在"法学"一级学科之下,首次纳入"卫生健康法学"二级学科。根据文件规定,卫生健康法学是以卫生健康法及其规律为研究对象的法学学科;其研究范围包括公共卫生服务法律规范,医疗服务主体及医疗行为法律规范,药品与医疗用品生产、运输、使用等法律规范,医疗社会保险、健康保险、社会救助、互助保险法律规范以及其他卫生健康法律事务;其研究方向涵盖公共卫生法学、医事法学、药事法学等。相信未来将有越来越多热爱卫生健康法学的年轻人加入这一领域,在公共卫生、临床医事、健康产品、医疗健康保障等领域找到属于自己的一片天空,开拓更广阔的发展前景。

六、叙事医学

叙事医学是基于医学的叙事性特征从而推动医学实践的智识学科。医学的叙事性特征主要包括医学知识构建的叙事性特征、临床实践的叙事性特征和医疗服务对象的叙事性特征等。具体而言,医学学科的建构与医学话语不断专业化、精细化、体系化密切相关;临床实践中各环节如问诊、检查、诊断、治疗、医嘱、护理、病历记录等涉及了多种层面的叙事内容;作为医疗服务对象的人也常常通过讲述自身经历与个体故事来理解疾病、医疗与健康。因此,叙事医学从医学的叙事性特征出发,有助于提升医务工作者的综合素养,改善患者整体的就医体验,促进构建和谐的医患关系,实现高质量的医疗服务。

(一) 学科发展史

叙事医学的系统性概念于 2001 年由哥伦比亚大学内科医生、文学博士丽塔·卡伦 (Rita Charon) 正式提出。但事实上,叙事医学的理念在医学史上并非鲜见。我国传统中医四诊望、闻、问、切中便纳入了叙事的元素;西方医学历史上则从希波克拉底到奥斯勒都强调了叙事对于医学的益处。此外,叙事医学还可以被视为一门新兴的交叉学科,借鉴了多种人文社会科学学科的概念理论与研究手段,而叙事医学的理念也在这些学科中得到了呼应,譬如文学中关于疾病隐喻的研究、医学人类学对于疾病叙事的研究、后现代心理学中的叙事疗法等。叙事医学从叙事入手认识、理解并反思医学,从而达到助力、推动并实现医学发展的目的。

(二) 我国叙事医学发展情况

我国叙事医学的学科化发展从 2011 年开始,并一直保持着稳步上升的趋势。在教材出版方面,2020 年人民卫生出版社组织北京大学医学部联合多家医学院和医院编写出版了全国住院医师规范化培训规划教材《叙事医学》;2021 年全国高等学校器官 - 系统整合教材《临床医学导论》(第 2 版) 中加入了 "叙事医学" 专章,表明了叙事医学对于医学教育的重要性。在专业组织方面,近年来我国陆续成立了国家级、省级、市级叙事医学专业学术组织,包括中华预防医学会叙事医学分会、北京整合医学学会叙事医学分会、上海市医学伦理学会叙事医学分会、广东省医院协会叙事医学与健康人文专业委员会等,表明了叙事医学对于临床医学的重要性。在学术刊物方面,由国家卫生健康委员会主管、人民卫生出版社和北京大学第三医院共同主办的《叙事医学》杂志是首个以叙事医学命名的专业学术期刊,表明了叙事医学对于医学研究的重要性。2023 年,《中国叙事医学专家共识 (2023)》发布,凝聚了十余年来叙事医学践行者对于该领域的理解和认识。从上述几个特征来看,叙事医学在我国医学界接受度较高,基本具备了作为学科的雏形。

(三) 叙事医学研究内容

叙事医学围绕叙事展开。简言之,叙事即故事。叙事既是叙事医学的研究对象,也是叙事医学进入临床医疗的实践方式。从研究对象来看,叙事医学关注医学中所涉及的故事,譬如患者所讲述的自身疾病经历、医患沟通过程中所形成的交流话语、社会舆论中对于医疗卫生事业的阐释表述等;从实践方式来看,叙事医学通过倾听、再现和反思医学故事而进入临床环境、融入临床实践并优化临床思维。故事决定了叙事医学在研究对象上的丰富性和实践方式上的灵活性。

叙事医学是当前备受关注的医学人文研究方向之一。对于医学人文而言,叙事医学的意义主要集中于三个方面。首先,叙事医学致力于解决医学人文长期以来强理论而弱实践的痛点,力图通过讲述医学故事、分析医学故事、改写医学故事三部曲,将医学人文理念落地到临床医疗实践之中。其次,叙事医学进一步推动了医学科学与人文社科的结合,既在认知层面上强调科学知识与人文知识的两相并重,也在实践层面推动标准化医疗操作与有温度医疗服务的深度结合。最后,叙事医学作为医学人文在临床实践的重要落地工具,有利于帮助树立 "大健康、大卫生" 理念,并加速实现医疗卫生服务从 "以治病为中心" 向 "以人民健康为中心" 转变,从而服务于健康中国行动。

七、医患沟通

(一) 医患沟通研究内容

医患沟通的研究对象是医者、患者及相关因素。它以医学专业和多门人文社会学科及相关边缘学科的基本理论为指导,研究现代医学与现代医患关系的客观实际和变化规律。大量文献研究发掘出该学科研究热点如下:第一是医患群体与行为活动,即医患群体身心特点与沟通技能、医患关系现状与影响因素、患者对医疗卫生服务的满意度、医患沟通方式以及服务质控、患者遵医行为影响因素等;第二是医患沟通课程改革、实习医生沟通技能教育、医患沟通相关量表模型等;第三是医患信息情感沟通,即医患沟通模式与路径、基于调查的医患沟通障碍分析、医患沟通本质等;此外,研究内容还涉及信息技术对医患关系的影响及医疗服务应用,医院医患沟通平台、文化、制度、管理建设的实践等。学科内容的特征,明显体现出行业应用和临床实践。

(二)我国医患沟通发展情况

20世纪90年代,我国步入社会主义市场经济,经济快速发展。当医疗机构生存于市场经济环境中,医疗行业“救死扶伤”的人道主义精神与市场经济并不完全兼容。医患纠纷更多出现,医患关系有失和谐。我国党和政府及全社会高度重视改善医患关系,2002年12月,卫生部在重庆召开“全国医患沟通经验交流现场会”,由此拉开了我国医患沟通工作及学科建设的帷幕。

2003年,南京医科大学联合多所医学院校编写我国首部《医患沟通学》教材,由人民卫生出版社发行并再版。2012年,人民卫生出版社本科临床医学专业教材修订,《医患沟通》作为新增品种首次纳入教材体系,成为国家级规划教材。2005年,教育部将“医学沟通”增列为中国医学教育正式课程,之后国内众多医学教育工作者和医务人员积极参与了学科发展进程。多家院校编写的医患沟通类教材、课程、论文、著作及网上资源等不断涌现,如国家医学数字教材《医患沟通》、研究生规划教材《医患沟通》、英文教材 Doctor-Patient Communication;教育部精品视频公开课“医患沟通的共知共享”、国家级在线开放课程“医患沟通”、国家医学题库“医患沟通”、译作《医学沟通技能教与学》、译作《医患沟通技巧》、医患沟通专业网站等。

作为医学人文学科下的新型交叉学科,医患沟通学科面临学术积累不足、专业师资单薄及学科发展机制缺乏的困境,尚不能满足卫生健康行业高质量发展对学术支撑和人才培养的迫切需求,不能有效应对大量课程教学、临床培训及学科建设。在健康中国建设和新医改背景下,学科地位已经得到教育部、国家卫生健康委员会、医疗卫生健康学界及全行业高度重视。据不完全统计,国内目前开设医患沟通类课程的院校有百余所。医患沟通知识和技能已经进入国家执业医师资格考核中,学科的师资力量和专业水平在逐步提升中。

近几年来,医患沟通的学术创新主要集中在立德树人任务下课程思政及教材建设、沟通技能教学、学科与师资建设等方面。如南京医科大学联合哈尔滨医科大学和北京协和医学院,完成了教育部高等学校医学人文素养与全科医学教学指导委员会重点课题“医患沟通学课程思政教学指南编写”;将共情理论与人工智能结合,开发出全球首款《医患沟通共情语言虚拟仿真教学与评价系统》,教学成效显著;三方共同成立了首家医患沟通虚拟教研室,旨在凝聚高校医患沟通优质教育资源,加强师资建设,服务卫生健康行业,构建学科建设新平台新途径。

推荐阅读

1. 张大庆.医学史.3版.北京:北京大学医学出版社,2019.
2. 马建辉,闻德亮.医学导论.5版.北京:人民卫生出版社,2018.

?

思考题
1. 简述医学人文学科的基本属性。
2. 简述医学人文主要的分支学科。

(王淑珍　程　瑜)

思考题解题思路

第三章 | 医学人文研究方法

在日常生活中,经常会有人犯一种被称为过度概化(over generalization)的错误。所谓过度概化,是指仅从个人经验出发,就对事物做出了简单化的概括。为了避免类似的情况,进而得到描述性、解释性乃至探索性的知识,就需要科学的研究方法。也只有依靠科学的研究方法,才可能准确地把握有关自然或是社会的事实,并进行可靠推广。

医学人文强调医学的人文属性,通过系统地选取研究方法和研究对象,服务于利益相关者的决策能力,维护和促进社会公平正义。

尽管目前人文、社会科学与自然科学分属不同的学科门类,但它们的研究实际上有着共通的本源。这种共通性的基础在于:①承认自然或社会现象是真实的;②这些真实也必须是可被发现的。只有事物是真实且可被发现的,研究者才能够使用多种手段来加以检验,甚至发现其中的规律。

第一节 | 医学人文研究概述

一、医学人文与医学、人文研究的异同

正如大多数人所直觉性地感受到的那样,自然科学与人文、社会科学的研究风格迥异。通常,自然科学研究会要求控制(或起码在一定程度上消除)额外变量可能产生的影响,以保证对原因或结果的清晰判断。比如为了测试人工智能平台在先天性白内障诊断中的表现,就需要将将入组的患者随机分成两组,分别进入人工智能平台和由人类资深眼科医生接诊的专科门诊接受诊断。但在大多数情况下,人文、社会科学研究中的控制却难以达成。比如想探究高等教育对一个人成才的影响,伦理上就不允许采用随机对照试验的方式让一组人接受高等教育,同时让另一组不接受。作为妥协,研究者只能采取一种自然实验的方式,选取分数线附近恰好考取和不幸落榜的两组人作为对照。

人文、社会科学研究另外一个显著的差异是它们通常不具备可重复性。比如人类学家米德(Margaret Mead)出版于20世纪20年代的成名作《萨摩亚人的成年》曾被誉为经典。十余年后,另一位人类学家开始在同一田野点进行调查,却得出了有关萨摩亚人"青春期"的截然不同的结论。学界并不会以此质疑米德此前的研究,相反却提醒研究者进一步关注持续变化的社会文化。

医学人文研究方法本质上更接近于人文、社会科学的研究方法,因此在大多数情况下是无法控制,且不能重复的。但与传统的人文、社会科学研究方法不同,医学人文研究更加以问题为导向,因此也经常表现出明显的跨学科性。比如一些研究会从文学、历史、人类学、社会学和宗教学等相关领域中汲取营养,将疾病叙事放置到文化、政治、经济的大背景中进行解读。

二、从议题到研究问题

尽管不是每个人都会从事医疗工作,但几乎可以肯定的是:每个人都将是未来的患者、患者家属及非专业的照护者。从这个意义上讲,每个人都已经有意无意地接触了大量与医学人文相关的议题了。

比如电影《送你一朵小红花》有这样一句曾感动过无数观众的台词:

每个人，都不是一座孤岛。虽然病痛，让我们彼此距离更加遥远，但分享和互助，就是联系我们每个人的链条，我们要和癌症，化干戈为玉帛！

这段话其实就揭示了一个非常值得关注的医学人文的议题——疾病互助。就像电影中所描画的癌症互助组一样，所有的疾病互助组都由正在经历或经历过类似疾病的患者构成。在互助组织中，成员们可以分享个人的患病经历和感受、相互加油打气，也可以单纯地交换疾病或治疗的有关信息。

需要指出的是，议题在大多数情况下都比较宽泛，以至于无法被直接研究。这就需要理论视角的加入，帮助凝练出研究问题。比如人类学家拉比诺（Paul Rabinow）曾提出生物社群性（biosociality）的概念，提醒大家关注围绕着生物医学知识的"新真理"（如某染色体上的某位点）所产生的"新型自我生产"。从这个概念出发，研究者就可以进一步追问为什么中国的癌症互助组一般不区分癌种? 或者为什么针对某些疾病，患者会自发组织起活跃程度相当高的互助群体，另外一些疾病却不行? 这些都构成了"好"的研究问题。

从上面的例子也不难看出，"好"的研究问题要同时具有社会重要性和科学相关性。所谓社会重要性是指回答这个研究问题并非只是个人关切，还会对社会产生影响；科学相关性则意味着，研究有助于澄清学界关于某一问题的争议。

社会重要性就是通常所说的"行万里路"。很多研究问题事实上就来自于研究者的日常观察乃至个人经历。甚至倘若研究者的家人或是朋友就恰好在某个疾病互助组织中，这已经为后续工作的开展创造了良好的"进入"条件。政府、科研机构和企业也会面临大量需要解决的实际问题。比如政府可能会关心如何充分利用初级卫生保健资源来扩大安宁疗护的受惠人群，或者如何利用新兴科技解决基层资深医务人员短缺的问题。这些关切不但具有学术价值，而且研究的成果也很可能对相关政策的出台产生直接影响。

科学相关性则对应着"读万卷书"。过去的研究是产生研究新思路的极佳来源。每一个研究都旨在实现所谓的知识增量，即相对于既有研究所作出的独特贡献，但任何研究都无法一蹴而就地解决所有争论。因此，既有研究中尚未解决的争论也可以引导研究者找到研究的突破口。

"好"的研究问题是成功的一半。但提出一个"好"的研究问题却并不容易。大多数情况下，研究者需要在社会重要性、科学相关性和研究可行性的综合考量之下不断凝练和（重新）评估。在实践中，有限的时间和资源始终制约着数据收集工作。所有的研究者都要在更"好"（但也通常需要大量额外的调查）的推论确定性和研究的可行性之间，作出必要的权衡。

三、医学人文的研究设计

连接经验和理论的一个重要步骤是概念化。所谓概念化，是指将术语与其明确的定义与意在表达的事物相匹配的过程。

需要指出的是，人们在日常交流中所使用的词汇，其含义往往是模糊的和意会的，因此无法直接使用。此外，文献中很多看似可以互换的概念，其实有着内涵和外延上细微的差别。一旦忽略这些差别，就可能会让研究陷入混乱。比如针对上述疾病互助现象，有两个相关的概念：一个是互助组（support group，也译作互助会），另一个是自助组织（self-help organization）。一般认为，互助组由专业人员发起（或共同参与发起），规模通常也比自助组织要小。

概念化有时还涉及创造概念，但为了避免混淆和"重新发明轮子"，一个必要步骤是文献回顾。文献回顾中最理想的状况是已经知道某一概念的提出者及其原始文献，比如生物社群性的概念就出自拉比诺 1992 年发表的题为《人造与启蒙：从社会生物学到生物社群性》（*Artifciality and enlightenment：from sociobiology to biosociality*）的文章。理论上，研究者只需要检索并阅读这篇文章的引文，就能够了解生物社群性概念的文献脉络和最新进展。

在更多情况下，研究者并不全然知晓概念的起源，甚至接触到概念的机会也是非系统性的。比如：

一次讲座中,小李同学了解到了躯体化(somatization)这个概念,也想用它来研究"缺乏确定的有机病理情况下的生理不适表现"。报告人明确地提到了凯博文的《文化语境下的患者与医生》(*Patients and Healers in the Context of Culture*)这本书。但通过检索发现,这本书被引用了 10 000 多次,远超过了自己的阅读能力。

这时,向更资深的研究者(包括图书馆员)求助通常会更有效率。阅读综述性文章,或是从手册、百科全书中的相关章节、条目中寻找线索,也经常会有所收获。针对小李同学遇到的状况,通过检索《文化语境下的患者与医生》的引文就不难发现,美国学者凯博文(Arthur Kleinman)自己就参与撰写过一篇题为《抑郁与躯体化》(*Depression and somatization:a review*)的综述性文章(分两部分出版)。尽管发表的时间较早,"顺藤摸瓜"还是要比在万余篇引文中"盲筛"要经济得多。

再退一步,在学界尚未做好系统性的梳理工作时,研究者就需要自行去回顾学术史。回顾的工作需要大量的阅读积累。对此,撰写读书笔记依然是最推荐的办法。建议读书笔记记录包括研究的核心概念、方法论、重要发现、优势和不足。核心的参考文献列表也建议记录进来。实际上,有参考文献是科学写作相较于其他类型(如文学作品)写作的最本质差别。一项研究在讨论到某个概念时,无一例外地会(在其文献综述、讨论或是结论部分)引用相关文献作为其对话对象。于是通过追踪引文,研究者就可以通过一种"滚雪球"的方式自己串起文献脉络。

从经验出发进行文献检索也是可行的,但在开始前,要尽量清晰地界定研究的具体领域。比如研究者若是笼统地借助各类学术搜索引擎搜索"注意缺陷多动障碍"(attention deficit hyperactivity disorder,ADHD),结果只会得到多到无法驾驭的文献——包括了大量从致病原因到治疗方法的医学文献,而非医学人文的研究文献。相反,若能将检索范围收缩到"ADHD"(概念一)的"医学化"(medicalization,概念二),两个维度下析出的文献量就会大大减少,文献也更精准。

以 Endnote、NoteExpress 等为代表的参考文献管理软件的问世,极大程度地简化了文献管理的过程。有的研究者甚至选择把读书笔记直接写在文献对应的条目里。但阅读的工作始终不可取代。考虑到可能会在输出结果中"引用"到不存在的文献,学术界仍极不推荐使用大语言模型(large language models,LLM)来"自动生成"文献综述。

第二节 │ 医学人文研究的量化方法

现实生活中,研究者经常需要了解一群人的自我偏好和行为。比如有哪些学校开设了医学人文相关的课程? 同学们最喜欢的是哪一门课? 得到答案最好的方式就是直接询问。但在实际操作中,更多的是采取了一种量化的方式,比如可以用一种被称作利克特量表(Likert scale)的方式将喜欢的程度量化成不同等级,如:"您对学校开设的医学人文课程的态度是:A. 非常认可;B. 认可;C. 中立;D. 不认可;E. 非常不认可。"

一、变量与测量

所有的人文、社会理论都是以变量(variable)的语言写成的。所谓变量就是指具有不同取值或不同类型的条件或特征。比如同学可能都认为有一门医学人文课程很"好";相比之下,另外一门课就有很大的需要改进的空间。"好"与"不好",或者说上述五种不同的认可程度就构成了课程教学效果的不同取值。

但研究者通常并不会止步于此。他们更关心变量体系,或者说变量和变量之间的关系,因为他们希望以此来解释某一态度为什么在某种情况下比较强烈,在另一些状况下又比较微弱。如就课程教学效果而言,教师授课风格(活泼还是呆板)、课堂互动程度(高还是低)、课后作业的时间(长还是短)等诸多因素都可能影响同学们对教学效果的感知。那么,教师授课风格和课程作业难度等就构成了自变量（independent variable），而教学效果感知就是因变量（dependent variable）。

自变量和因变量隐含着某种决定关系或因果关系模型。相反，与变量相对应的是常量（constant）。比如有的老师可能为自己教学效果不佳所找的借口是"学生就是那样"，就无法构成有效的解释。又比如：

小张同学发现，她所研究的疾病互助组中，女性成员占据了主导。因此，她就希望从"女性气质"的角度去对疾病互助行为作出解释。指导老师却认为这样的做法不"科学"。

指导老师的担心不无道理。解释变量的只可能是变量，除非小张同学能够对应性地找到男性主导的疾病互助组织，研究设计才可能成立。

很多情况下，对于同一个因变量，存在很多可能的自变量的解释。通常，并不建议研究者穷举自变量——可以预见的结果几乎就只有收集到大量无用的数据，或是将有用的数据埋没在无用的数据当中，从而降低了研究的可行性。理想的做法是回到理论，通过文献综述的方式评估既有研究中所采用的变量是否可行。

有时，光有变量还不够。变量还需要被进一步测量。所谓测量是指按照一组特定的指标或数值来表征某个变量。回到课程教学效果的问题，究竟什么是"好"，有很多种定义方式：比如可以是教学评估的分值，可以是选课同学的出勤率，也可以是任课教师对效果的主观感受，甚至可以是毕业生提名"在学期间印象最深的一门课"的次数……无论如何，研究选择的变量和测量操作应该与研究问题的目的一致。

在选择变量和设计测量操作时，也必须考虑时间和资源的限制。比如尽管"已经毕业了 10 年以上的学生依然对某门课印象深刻"是这门课教学效果良好的一个重要表征，但考虑到联系这些同学的难度相当大，也不建议考虑。

二、现有及二手数据

现有或二手数据是量化研究的一个重要来源。这类数据可以是官方收集的统计资料、年鉴，也可以是研究者收集或获得的那些先前留下的或原本用于其他目的的数据。

国家统计局所提供的国家数据是最权威的国家级现有数据来源。只需要简单的注册，就能查看月度、季度、年度、普查、地区、部门和国际等诸多数据。其中，在"卫生"指标下包含"医疗卫生机构""卫生人员""卫生总费用"等 20 项分指标。

针对某一个特定领域，比如卫生，行业/部门级的数据通常比国家级数据更加丰富。比如《中国卫生健康统计年鉴》（曾用名：《中国卫生统计年鉴》《中国卫生年鉴》）就是一部反映中国卫生健康事业发展情况和居民健康状况的资料性刊物。某年卷收编的内容截至上一年年底。以 2022 年卷为例，全书包含医疗卫生机构、卫生人员、卫生设施、卫生经费、医疗服务、基层医疗卫生服务、中医药服务、妇幼保健、人民健康水平、疾病控制与公共卫生、居民病伤死亡原因、食品安全与卫生健康监督、医疗保障、人口指标，另附主要社会经济指标、世界各国卫生状况等 16 个部分。每一章前都有简要说明及主要指标解释，介绍本章的主要内容、资料来源、统计范围、统计方法以及历史变动情况。

社会调查类数据也是重要的现有数据。在中国，最重要的社会调查有两个：中国综合社会调查（Chinese General Social Survey，CGSS）和中国家庭追踪调查（China Family Panel Studies，CFPS）。其中，CGSS 始于 2003 年，是我国最早的全国性、综合性、连续性学术调查项目。项目全面地收集社会、社区、家庭、个人多个层次的数据，总结社会变迁的趋势。在 CGSS 的"找数据-高级搜索"栏目中，提供了生理健康、心理健康、老年和营养等医学人文相关的分类。研究者可以通过搜索结果中析出的网址链接，进入到相应的调查平台中，申请加入用户组下载数据。相比之下，CFPS 则旨在通过追踪收集个体、家庭、社区三个层次的数据，反映中国社会、经济、人口、教育和健康的变迁，为学术和政策研究提供数据基础。同样,CFPS 也需要通过邮箱注册,审核通过后才可以下载数据。

按照学术规范,研究中所用到的非研究者本人收集到的数据均需析出数据来源。这就为研究者获得现有及二手数据提供了良好的指引。在某些情况下,研究者也愿意公开自己收集到的数据——直接上传到研究发表的平台上,有的则需要致信作者请求获得。

现有及二手数据或者得到了国家权威机构的认可,或者经过了同行评议,因此可以被认为是可靠的、高质量的,更是容易获得的,但这些数据或许不能直接回答研究问题,不覆盖研究所关心的群体,或者数据中所隐藏的绝大多数重要发现早已被挖掘出来了。

三、问卷的设计与分发

在现有及二手数据无法满足研究需求的情况下,研究者也可以自行收集数据。其中最常用的一种方法就是问卷。问卷是一个自我报告的数据收集工具,由受访人自行填答问卷上的内容。马克思就曾经邮寄了约 2.5 万份问卷给工人,用以测量他们遭受雇主剥削的程度。

问卷可用于描述性、解释性和探索性的研究,通常以个体为研究单位。问卷可测量受访者的观点和感知,并提供自我报告的人口统计学信息。有时,还能通过开放性问题得到受访者通过自己的语言描述的详细信息,甚至引导其表达出研究设计本身没有预想到的新内容。

但设计一份 "好" 的问卷却并不容易。问卷中的问题必须清楚、明确,但多重问题的情况在操作中却十分常见。比如一份问卷可能会问受访者是否同意以下陈述:

大学医学院应精简医学专业必修课程,将更多的学分用在医学人文教育上。

尽管很多人会毫不犹豫地选择完全同意或是完全不同意,但还是会有一部分人无法回答。因为他们对问题的前后两部分可能持有截然相反的态度:比如同意精简医学专业必修课课程,但并不认可增加医学人文的学分。

此外,问卷中的问题也必须能让受访人作出有效填答。比如一份问卷可能会问:

您第一次接触医学人文的概念是在什么时候?＿＿＿＿＿＿＿

A. 初中及以下;

B. 高中;

C. 大学;

D. 研究生及以上。

倘若受访人对医学人文的概念没有一个清晰的了解,就根本不可能给出有意义的回答。即便了解,也可能由于根本记不住确切的时间段而随意填写。

同时,为了避免受访人对某些问题不作答的情况,还应尽量注意确保受访人的匿名性。比如问卷不能一边收集了受访人包括姓名、联系方式在内的详细人口统计学信息,一边提问 "您是否有过违背医学伦理的行为?"

总之,好的问卷总是看起来容易完成的。问题的设计最好能够让受访者迅速阅读、理解内容,并可以毫不困难地选择或者提供一个答案。问卷通常也不能太长,多余或不重要的问题通常会让受访人感到沮丧。

很多既有研究都会以附录的形式提供他们设计好并经过测试的问卷。这类问卷诚然可以作为设计问卷时的参考,但由于问卷的受访人不可能天然地相同,最好的方式还是将设计好的问卷与老师、同学讨论,或者在更理想的情况下找到少部分潜在受访人来作尝试性填答(也称 "预测")。注意用于尝试性填答的问卷一定要有充分的 "留白",容许潜在受访人在问题上添加评论,或做出标记(最好通过事后沟通的方式明确符号的含义）。

问卷设计好后，原则上就可以分发了。但在分发之前，通常需要确定分发策略——是概率抽样，还是非概率抽样。

尽管概率抽样包括了复杂的统计应用，但其基本逻辑却相当简单。如果所有成员在所有方面（人口特征、态度、经历、行为等）都相同，那么在这个同质性极高的群体中，任何一个个案足以反映总体（即理论上研究要素的特定集合体）。但可惜，这样的理想状况根本就不存在，因此就需要一种概率抽样，来保证被抽取到的样本能够最大程度地反映总体。其中逻辑上最简单的策略是简单随机抽样。

所谓简单随机抽样，就是让每一个样本被抽到的概率都相等。比如若想在 1 500 名选修医学人文课程的同学中抽取一个 100 人的样本，就可以先拿到完整、准确的选课名单，再通过电脑（或随机数表）生成 1～1 500 中的 100 个随机数。抽样的工作就完成了。从逻辑上讲，简单随机抽样是最基本的概率抽样，但在实践中，几乎不会用到这种抽样技术。比如若希望考察某社区的老年健康状况，户籍信息和社区居委会备案通常就不是准确、完整的——社区中通常存在着大量的未登记在册的人口，他们的确在社区居委会的范围内生活、工作，原则上也属于应被调查的潜在群体，但其花名册几乎没有办法得到。

若能获得总体的邮件列表，且不考虑没有电子邮件的人对研究结果所造成的影响，向被抽取的受访者发送邮件请求其自行填答也是一个常见的做法。只是邮件的回复率通常不会太高（也许只有不到 30%）。由于只有决定回复邮件并参与调查的人进入到了样本之中，收集到的数据质量也是堪忧的。

不过为了获得高质量的数据，以 CGSS 和 CFPS 为代表的大规模社会调查都需要严格地遵守概率抽样的原则，只是在具体抽取方法上要综合各种抽样方法（包括在受访人无应答的情况下如何抽取下一位受访人），并不断进行调整。研究者也可以通过阅读这些大型调查的相关说明，学习到抽样的方法论原则。无论如何，越能保证样本从总体中随机抽取的条件，抽样结果就越能做到相对准确。

网络问卷平台与各类社交媒体（如微信朋友圈）的结合，让问卷的发放变得极其简单方便。但需要注意的是，此类抽样的本质是非概率抽样，或者更准确地说是便利抽样（又称随意抽样）。电视台的记者曾热衷于这类调查方式，他们在街头"随机"采访路人，征集他们对某些社会议题的看法，但这种方法无法对样本的代表性进行任何控制，因而收集到的数据很少有实际性的研究价值，从这类数据作出推论时，也必须非常小心。

设计完数据收集工具，选择好样本，也收集完调查数据之后，研究者就可以准备将数据输入到统计软件程序中了，比如常用的 SPSS、Stata、R，甚至是更为常见的 Excel 中，进一步完成描述统计、相关分析等工作。

第三节 ｜ 医学人文研究的质性方法

相较于量化，医学人文研究更通常采用的是质性方法。质性研究者通常从探索性的研究问题开始，研究某种社会环境下人们的想法和行为，以及人们为什么有这种想法和行为。不同于量化研究，质性研究主要依靠研究者作为资料收集的首要工具。

一、民族志

民族志（ethnography）是一种为了寻找和探究社区、团体及其他社会组织的社会文化模式与意义的方法。通过"同吃同住同劳动"，来了解"自然"而非受控环境下人们的视角和生活经验。

民族志最大的优势（同时也是挑战）就是其分析过程依赖于研究者自身的洞察力，对生命、死亡、健康、疾病、治愈、苦痛等人类永恒的但也总是充满复杂性的话题给出身临其境般的描摹。民族志方法是归纳性的，可以利用不断累积的描述性细节，来建立概括性类型或是解释性理论。因此，该方法特别适合于研究尚未被明确了解的社会议题或行为,比如想要研究"居家老人非专业照护者的职业认同",用民族志方法就比以问卷调查为代表的量化方法更合适。

"进入"田野是所有民族志研究者所面临的第一个难题。研究对象会天然地对研究者的"侵扰"产生抵触情绪。因此,不能假设地理或是文化上的邻近,或是把人们对学生身份的同情视为研究的便利;相反,要真诚、耐心地向研究对象解释自己的研究目的、研究内容,以得到在"进入"田野上的支持。"进入"的身份可以有不同的"参与程度",比如刚才提到的居家老人非专业照护者的研究,可以借助政府部门或者非营利机构所提供的免费的护工培训机会,以培训组织者/义工的身份(接近完全观察者),或者以培训学员的身份(接近完全参与者)"进入"。

一旦完成了"进入",研究者就可以开始收集经验材料。

民族志方法里收集经验材料最常用的手段是参与观察法。参与观察法鼓励研究者从具体情境和场景中以及人类生活的当下经验开始,抛开先入之见,以客观的描述方式尽可能地记录下所有细节;很少,甚至不需要同研究对象进行互动。其参与可以是公开的(让研究对象知道),也可以是隐蔽的(不让研究对象知道),或者最有可能的情况——有选择性地让研究对象了解研究者的兴趣和目的。在这类情况下,能够用非常简短且非专业人士也能听懂的话来解释自己的研究目的就非常重要。比如,你可以说"我想研究为什么人们要来当居家护工",因为没有人愿意去听研究者的长篇大论。

另一个常用的手段是深度访谈。深度访谈绝不是电视里的"访谈"节目,通过剧本化的方式披露受访者某一方面的信息;相反,深度访谈是开放性的,允许受访人"跑题"到研究者从未考虑过的层面。这就要求研究者必须在访谈中感知所有细微的差别,并迅速捕捉粗浅询问时可能忽视的灰色地带。比如一位非专业照护者坦陈,"儿子研(究生)没考上,我就不想做(护工)了"。研究者就应该马上追问其中的原因。

深度访谈非常考验研究者的技巧。初学者通常会由于恪守访谈提纲,而忽略受访者所提到的对其相当重要的新主题。提出引导性问题,或是用(身体)语言暗示受访者自己认为"正确"的答案,也是常犯的错误。

同研究对象保持和谐融洽、亲密的关系是田野工作成功的关键之一。小吴同学通过熟人介绍,以参与观察者的身份进入到养老机构当中。但她并没有涉足在"特护区"帮老人洗澡、换尿布等工作,主要是怕"越帮越忙":

> 在告知研究意图后,我被安排跟随一个班组参与他们的日常照顾工作……当我换上与护理员一样的白大褂之后,就很自然地获得了局内人的身份……在普通护理区,我通常协助扫地、分发饭菜、洗碗、陪老人聊天。

尽管人类学家一再提醒,研究者要时刻注意研究对象在同自己合作的过程中能得到什么,研究者还是必须像小吴同学一样,始终意识到自己在(医学相关)专业能力上的局限,仅提供力所能及的帮助。在加强信任与合作的关系上,赞赏、承认、聆听、陪伴也都比金钱有效得多。一个合适的尺度是:尽量让研究对象感觉到自己的诚与真,但永远不要成为被关注的中心;而且不要对任何人撒谎,因为一旦被抓到,辛辛苦苦建立起来的信任就会瞬间消失殆尽。

由于在田野工作过程中,大部分情况都不具备录音、录像的条件,因此要将参与观察的发现记录下来,研究者必须依靠田野笔记来记录现场的活动、独特的经历和其他有趣的事情;但是在田野工作的过程中,随时掏出纸笔记录总会惹人生疑(厌)。通常建议研究者一回到自己的住处就马上撰写田野笔记(至少是 24 小时内),并且在完成完整的田野笔记之前不应该和熟人谈论发生的事情。得益于移动通信设备的发展,也有不少研究者借口给亲友回复消息,将观察备忘录通过通信工具发给自己,这样的方式一般也会得到研究对象的谅解。

田野笔记是对社会生活和社会话语的深度录写,撰写田野笔记通常是一个"痛苦"的过程,所花费的时间通常要比观察所用时间长2倍以上。田野笔记必须尽可能完整、详细、真实地记录所观察到的和所听到的内容——甚至也包括对物理环境的味觉、嗅觉和听觉，以及对所关注的场所和生活在其中的人们所做的观察和得到的感受；但明智的田野工作者仍会留心并避免记下那些研究对象认为是私密的、尴尬的、过于透露内情的以及会给他们带来麻烦的内容。

民族志方法通常要求研究者的长期投入，但若是遇到公共卫生危机，研究者也会采用快速民族志评估（rapid ethnographic assessment，REA）的方式尽快得到研究结论，以及时地转化为公共政策。

二、历史研究

历史研究法在医学人文研究中也非常常见。不论是个人还是机构，都倾向于搜集相关历史，特别是与历史成就相关的资料；但遗憾的是，相当多的历史资料保存情况并不良好，即便保存良好，其最初收集的目的也可能和研究者的初衷大相径庭。因此研究者必须在海量的信息中筛选、整理出自己想要的部分。由于大多数研究者所关心的历史事件在今天都已经有了定论，在筛选、整理的过程中也要尽量避免可能的目的论倾向。

历史资料的第一个来源是档案。需要强调的是，历史研究者所理解的"档案"相当宽泛，可以是公共的、机构的，也可以个人的；可以是实物的，也可以是数字的。总之，任何具有历史意义的记录集合都可以被称为档案。

档案查阅的准备工作通常包含两个部分。一部分准备工作是知识性的。如前所述，在开始档案研究之前，研究者需要对研究议题进行初步研究，最好能够明确研究问题，阅读既有研究过程中的关键，就是看作者在参考文献或是脚注中析出了哪些档案。如果大多数研究类似问题的学者都查阅过某一档案，那么研究者就应该把这些档案放在查阅清单的首位。比如若想研究新中国成立初期抗生素工业的发展情况，并发现大量的既有研究都引用了上海市档案馆的档案，也许第一站就应该去上海看一看。

另外一部分准备工作是信息性的。正式造访档案馆之前，研究者需要登录网站或通过电话沟通的方式明确档案查阅和利用规则，包括档案馆对外开放时间，每次、每天可以查阅档案的数量，档案保存的载体是纸质卷宗还是胶片，多大程度地实现了数字化，是否允许复制——以及如果允许，是否收费，每人每天最多可以复制多少页，等等。我国大多数档案馆都规定学术研究目的的档案只能通过抄录的方式，甚至连抄录的纸张都需要档案馆提供，但有的档案馆就允许携带笔记本电脑等电子设备打字录入，这些都需要提前确认好。抄录速度甚至是档案馆员调取档案的耗时，也会影响研究者的行程安排以及预算花费。

中央级国家档案馆有三个。位于北京的中国第一历史档案馆主要收藏明清两朝档案，而位于南京的中国第二历史档案馆以收藏民国时期档案史料为主，中央档案馆则负责管理中央和国家机关的档案。通常，每一个省、自治区、直辖市都有自己的档案馆。大多数档案馆都出版过自己的档案指南，对其所收藏的档案、资料（包括其对应的全卷号）有详细的介绍。部分档案馆还开通了数字档案公共查阅平台，提供目录检索（提供包括题名、档号、责任者、保管机构等指引性信息）以及全文查阅等功能。

造访档案馆绝不仅仅意味着单纯地去复制和摘抄档案，务必要记得留出时间向档案馆员介绍自己的研究。由于工作的关系，他们偶尔能够给出一些有用的帮助和指引，这也就不难理解为什么在历史作品中总能看到对档案馆员的致谢。如果时间充裕，抱着开放的心态去翻阅自己感兴趣的卷宗，也可能有意想不到的收获。

史料集和史料汇编可以极大程度地为研究者提供便利。同时，历史的图书、期刊和报纸材料，日记和回忆录，乃至手稿、个人通信等也应被看作是档案材料，可充分地被研究者挖掘、利用。

相比之下，口述历史是以访谈的方式搜集口传记忆以及具有历史意义的个人观点的一种历史研究方法。尽管有人认为"所有历史都始于口述"，但对于医学人文而言，口述的方法尤为重要。这是因为访谈可以深入探究疾病给患者带来的感受，或是医疗服务提供者对照护患者的理解。换言之，这种方法可以让研究者通过受访人的眼睛来观察世界。

"中国脊髓灰质炎疫苗之父"顾方舟自苏联留学归来后，原本研究的是流行性乙型脑炎，除了服从组织安排，和患者家长的接触也促成了他研究方向上的调整：

> 有一天一个家长找到我……说："顾大夫，你把我的孩子治好吧，他以后还得走路，参加国家建设呢。"我说："同志，抱歉，我们对这个病还没有治愈的办法。唯一可行的方法是到医院去整形、矫正，恢复部分的功能，要让他完全恢复到正常是不可能的。"那个家长的眼神马上黯淡了下来，瘫坐在走廊的长椅上。后来打扫卫生的工作人员告诉我，那个家长直到很晚才走。

显然，只有口述史料才能还原如此丰富的历史细节。

口述历史访谈一般是由准备充分的访谈者向受访人提问并通过录音或者录像的形式把两者问答过程记录下来的活动。访谈的录音或者录像被转成文字，再加以概括，或者编出索引，然后存放在图书馆或档案馆。相较于新闻记者的采访，口述历史所独具的特性是能够供一般研究使用，能够重新阐释，能够被核实。

梁启超在《中国历史研究法》中强调，"怀疑之结果，而新理解出焉。"口述和档案材料一样都是支离破碎的，两者中任何一个都不会完全可靠。在日记和自传中，当事人经常会有意无意地塑造自己的良好形象。从这个意义上讲，口述史家反倒能够通过巧妙提问并挑剔含糊答案的方式，更大程度地接近"真实"。

更多的历史学家认同口述资料的价值"不在于它们保存过去的能力，而在于记忆所能引起的变化。这些变化揭示出叙述者如何企图理解过去，并为他们的生活赋予一种形式"。

和民族志方法里的深度访谈类似，口述历史的关键是聆听。一个规划清晰、能提出有见地的问题且满怀敬意的、有聆听技巧的研究者，可以让紧张的叙述者敞开心扉。为了能够真正提出让叙述者产生共鸣的问题，研究者应对人物、话题和大环境做广泛的背景调查。在征得叙述者接受访谈的同意之后，研究者也应当安排一次非正式会面（或者起码是电话沟通），把可能的问题/话题、进行访谈的原因、将要涉及的程序沟通清楚，确保对方知情同意，并提前约定访谈的大致时间（以免叙述者过于疲劳）。

访谈中，研究者不但应该避免使用任何专业概念，以免引发叙述者的误解或引导其得到先入为主的结论，还应鼓励叙述者以自己的风格和语言来回应问题，关注叙述者可能随时在访谈中出现的新议题，尊重其在某些情况下选择匿名（或不被记录）的权利。如有余力，研究者还应在录音、录像设备以外，记录叙述者语调或语速上的细微差别。

访谈后，访谈内容也应及时转录、索引，并附上时间标记、详细说明或其他书面指南，以便于后续利用。

三、扎根理论

作为一种实用的研究方法，扎根理论聚焦于"真实情境中的社会行动者对意义建构和对概念运用"的诠释过程。所谓"扎根"，是指研究者的理论建构"扎根"于数据：从归纳性数据开始，通过数据和分析之间往复比较（constant comparison），来发展出新的理论。

扎根理论最适用于理解社会行动者在主体间性的经验中建构意义的过程。比如若想去探究患者如何应对慢性病对其人生进程的破坏，扎根理论就很妥当。

但需要强调的是，扎根不仅关注语言，更关注行动和过程，特别是谁做了什么，什么时候发生的，为什么会发生（如能够分辨出原因），以及是怎样发生的。在这个意义上，尽管扎根理论也通过深度访谈的方式获取经验材料，但这些访谈所关注的重心却不在于故事本身，而是把故事作为一种手段，以引发研究者对社会情境,甚至是对具体的行动、意图和过程所出现或消失条件的理解。出于同样的考虑,扎根理论研究者很少关注单个行动者自身的主观经验。

编码是搜集数据和形成解释这些数据的生成理论之间的关键。通常而言,扎根理论研究者需要先进行初始编码(initial coding,源自对数据的初始读取),然后是更加抽象的聚焦编码(focused coding),最终实现基于类属化(categorizing)——即选择某些最具代表性意义的编码,或将多个编码中的共同主题和模式抽象为一个分析概念的理论抽样(theoretical sampling)(如图 3-1 所示)。

初始编码的核心是尽量用能够反映行动的词语来编码。包括但不限于:这个过程是什么? 是如何发展的? 在进入这一过程时,研

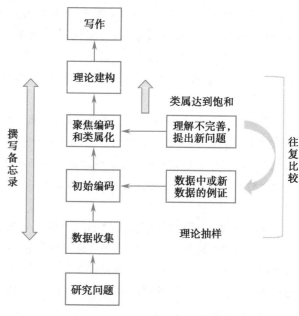

图 3-1 扎根理论的基本步骤示意图

究对象是如何行动以及如何解释自己的行动? 过程的最终结果如何? 初始编码都是临时的。也正因如此,才要给后续分析留下可能的空间(如表 3-1 第二列所示)。

表 3-1 编码示例

原始文本	初始编码	聚焦编码
我必须把它(她的中风)看作是一个警告。我不能让自己如此焦虑。我必须过一天算一天。	只能过一天算一天	只能过一天算一天
我一直很担心约翰(她的丈夫,曾有过危及生命的心脏病发作,并在退休 3 年前失去了工作),也一直在准备找工作(她 38 年来的第一份工作)……面对这些压力,我很难……集中精力做我今天能做的事情。以前我总会展望未来。现在不行了,这让我太难过了。我现在必须过一天算一天,否则我可能就不存在了。	有令人担忧的过去 早年的失去 难以过好每一天 专注今天 放弃未来导向 通过过一天算一天来管理情绪 降低威胁生命的风险	 专注今天 放弃未来导向 管理情绪 降低威胁生命的风险

相比之下,聚焦编码则意味着使用最重要的和/或出现最频繁的初始代码,用大量的数据来筛选代码,使编码更具解释力,也更贴近数据。

可能有人会认为,"活一天是一天"的想法是慢性病患者司空见惯的一种言论,但通过扎根理论的分析就不难发现,这位心脏病患者实际上在通过"活一天是一天"实现了对自我和环境——特别是"情绪"的控制感。控制的方式就是"专注今天""放弃未来导向"。而且有趣的是,这种看似消极的表述带来了"降低威胁生命的风险"的积极结果。随着过去的消退和对未来的淡漠,长时间地"活一天是一天"(类属化后得到的关键概念)甚至能改变患者的时间观念,最后使患者把自己放在了可控的当下。

类属化本质上是从初始编码到聚焦编码类似过程的迭代。迭代的唯一目的是让编码帮助研究者

发现既有数据中的不足,促使其搜集新数据,或提出新的研究问题。当搜集新鲜数据不再能产生新的理论见解时,就达到了所谓的类属饱和。比如针对上面的案例,研究者预期得到某种有关"时间观念"的理论。

饱和是研究者评估一个涌现性理论模型质量和严谨性的实际结果。对饱和的判断也依赖于经验情境和研究者的阅历与智慧。无论如何,扎根理论的数据分析和收集的过程都由对数据持续不断的解释和涌现的概念类属所决定,而非由预先的假设所引导。研究者在此过程中的特殊位置也决定了研究者必须持续地进行自我反思,以保证在搜集、解释和分析数据的过程中不会受到个人偏见、世界观和假定等因素的影响。

扎根理论的开创者们倡导"在形成了独立的分析之后再进行文献综述"。但这并不是脑袋空空(不看文献,也不需要经验),或是两手空空(不需要研究计划,也不需要明确界定的问题)的借口。事实上,研究者对于研究对象的认知、对资料的了解,相当程度上依赖于既有的知识与经验。若真的脑袋空空、两手空空,得到的就只能是随机选取、漫无重点的描述性资料。相反,扎根理论只是反对简单地"套用"理论,以至于先入为主的理解掩盖了对经验材料的洞察力和敏感度。对此,操作性的建议就是谨记"一切皆为数据(all is data)",这里的"一切",当然也包括既有理论。

最后还需要注意的是,尽管以 Nvivo 为代表的质性数据分析软件声称有"自动编码"的功能,但迄今为止,手动编码的苦功夫依然不可替代。

囿于篇幅,本章仅能介绍代表性的方法。但实际上,全世界的医学人文工作者们始终在致力于研究方法的推陈出新,为更好地解决复杂的、与社会相关的现实问题提供原创性的、有洞察力或理解力的知识。

在很多质性研究中,研究者也会采用问卷、描述统计等量化方法。比如人类学家林耀华在反映凉山彝家的巨变时就果断地使用了量化数据,来凸显现代医疗进入凉山前后的变化:

即便在当时(新中国成立前)的西昌,也只有两所医院,60 张病床,42 名卫生人员……至 1980 年,全州已有乡级以上医疗机构 601 个,病床 6 264 张;少数民族卫生技术人员 1 570 人,占全州卫生技术人员总数的 22.7%。

因此,量化和质性只是人文社会科学研究方法的两种传承。采用何种方法,还是要交由具体的研究问题来决定。

推荐阅读

1. KLUGMAN C M,LAMB E G. Research methods in health humanities. New York,NY:Oxford University Press,2019.

2. CHAMBLISS D F,SCHUTT R K. Making sense of the social world:methods of investigation. 6th ed. Thousand Oaks,California:SAGE Publications,Inc.,2019.

思考题

1. 医学人文的量化和质性方法各有什么所长?
2. 运用科学的研究方法所得到的结论为什么有时会和直觉/权威的判断不同?

（王程韡）

思考题解题思路

第四章 | 不同生命周期下的生命体验与医疗照护

健康和疾病是非常复杂的状态。除生理因素外,社会、心理、环境、情绪、经济、文化等诸多因素都可能影响人的状态。上述因素通过不同方式在不同个体身上引发了差异性的生存状态。这些状态构成了不同的生命体验。医学人文可以通过解读生命体验来认识、理解并强化医学即人学的理念。

简言之,生命体验(life experience)就是关于人类生命历程的感受与体悟。生命体验既拥有本体论意义,可以讨论人生的意义与价值等关于生命的本质性问题;也具备认识论价值,可以回应人与外界的交互和影响等关于人类存在的情境式思考;还存在方法论潜质,可以用作切入点和参照系来指导具体的实践活动。举例而言,我们可以通过分析生命体验来讨论什么是人生;也可以通过认识生命体验来理解不同个体的生存选择;还可以通过将生命体验作为核心来指导医疗照护的具体实操。

生命体验在不同生命周期各有侧重。医疗照护是生命体验的重要组成,孕产、衰老、疾病、死亡是医疗照护集中介入的几类代表性生命体验。理解生命体验的复杂性、多样性和变化性有助于提升医学人文精神、强化医学人文关怀并培养医学人文素养,从而推动实现覆盖全生命周期并能够针对性服务于不同生命阶段的医疗体系。

第一节 | 孕产体验

孕产体验指在繁衍后代过程中所产生的经验与感受。从狭义时间维度来看,孕产体验可以特指妊娠期、分娩期及产褥期所产生的经验与感受;从广义时间维度来看,孕产体验能够包含备孕、分娩、产后、早期育儿等一系列经验与感受。在现代社会中,医疗照护深度参与了孕产体验的全部阶段。妇产科学也与内科学、外科学和儿科学并称为"内外妇儿",成为医学生四大临床必修课与主干课。

从医学人文角度而言,孕产体验主要具有以下基本特点。

一、孕产体验蕴含丰富的主体经验

主体是最基本的哲学概念之一,研究者对主体的定义并不统一。此处,我们将主体界定为认识和感受世界经验的人。在孕产过程中,孕产体验的主体可能涉及孕妇、胎儿、医务工作者、家属等。其中,孕妇和胎儿两大主体的体验最为核心。由于胎儿无法直接表达自身主体经验,我们往往通过现代仪器监控胎儿状态,也常常需要询问孕妇感受来了解胎儿情况。

二、孕产体验涉及复杂的关系性

关系性医学指出,医疗实践归根结底就是构建关系,尤其是医患关系,并认为医疗过程中和谐的人际关系、良好的医患沟通和适当的情感支持将会提高医疗效果并改善患者状况。在孕产体验中,相较于普通的医患关系,母亲和孩子这一对关系居于核心,其他关系都围绕这一关系而展开。对于医务工作者而言,把握孕产过程中的关系性常是理解孕产体验的切入口。

【案例4-1】一名患有妊娠期肝内胆汁淤积症孕妇的经历。

医生面色凝重地嘱咐我定期检查。

每隔几天,我就要挺着硕大的肚子跋涉到医院,就是为了确认孩子是否还活着。

医生会例行公事地在我的肚子上涂耦合剂,再拿着探棒四处探索。有时候,宝宝睡得正香,医生会拍肚子把孩子唤醒。我能感受到宝宝在肚子里活动:宝宝的手会划过我的腹部,宝宝的脚会踢我,宝宝甚至还会转圈……

医生叮嘱我说,一旦感觉不到宝宝的活动,就马上来医院。

每一天,我都带着焦虑生活,哪怕在梦中也难以心安。

上述文字展示了一段复杂的孕产体验,其中涉及的主体包括孕妇、胎儿和医生。具体而言,医生是医疗服务的提供者,胎儿和孕妇是医疗服务的感受者,而孕妇还是医患关系和母子关系这一双重关系的联系者。不同主体功能决定了过程中的不同体验。对于医生而言,孕检只是日常工作的一部分,需要按照临床规范进行。对于孕妇而言,疾病的状态更为复杂,鉴于她不仅需要接受健康孕妇所不需要的额外医疗服务,还要承担非正常妊娠状态下繁重的心理压力。从临床角度来说,妊娠期肝内胆汁淤积症对于孕妇是一种良性疾病,通常不会造成太大威胁,也不会影响身体的正常功能。但对于胎儿而言,同一疾病却可能造成严重后果,增加早产、死胎乃至新生儿窒息的风险。因此,医生会尤其关注胎儿的活动,密切监测可能出现的严重不良影响。

然而,单纯从临床角度出发可能忽视了孕妇的主体感受。医生使用现代超声设备检测胎儿的活动状态,强调了检测的必要性、规律性和结果性。医生关注的是疾病是否影响了胎儿,并将胎儿活动作为了重要指标。在整个过程中,医生并未特别关注孕妇本人,因为孕妇在临床上没有出现任何值得注意的症状。此外,医生和孕妇同样关注胎儿活动,但二者存在差异。医生关注的是胎儿活动是否存在,并将其作为判断疾病发展的标志;孕妇则能感受到胎儿活动的复杂性、丰富性和多样性,并展示出和胎儿更为亲密的联系。因此,虽然妊娠期肝内胆汁淤积症并不会威胁孕妇本人的生命,但她依旧带着强烈的焦虑生活。

从孕产体验的主体性和关系性出发,医疗照护实践可以有以下两个改善。首先,医务工作者可以关注孕产体验的不同主体,从“人”出发而非从“病”出发,适当调整照护原则与实践,合理照顾各主体的多种需求。譬如在上述例子中,虽然妊娠期肝内胆汁淤积症对孕妇而言是一种良性疾病,但胎儿有可能遭受的不良后果也会给孕妇带来较大的精神负担。如果从孕产体验所涉及的主体出发,医务工作者便更有可能看到孕妇的处境,并考虑提供相应的帮助。其次,医务工作者可以从关系的角度更深入地理解孕产体验,从而有助于建立和谐的医患关系,找到帮助孕产主体的切入点。同样是上述案例,如果医生能够回应孕妇对于胎儿活动的感受,认同母子之间的紧密联系,便有可能缓解母亲的焦虑情绪,避免孕妇将医生仅仅视为“例行公事”的工具性存在。

三、孕产体验具备明显的性别特征

这一特征在妇产科学的命名上就能窥见一二。随着现代医学的不断发展,医学分科愈发精细,产科学和妇科学是集中处理孕产体验的两个现代医学分科。虽然产科学和妇科学无论在理论还是在实践上都具备较为明显的学科差别,但在实际过程中人们仍然常常使用妇产科学这一统称。从医学语言学角度来看,约定俗成的语言背后通常包含着不断积累的认知经验。妇产科学这一术语在临床语言和日常交流中的广泛使用不断提示着孕产体验中强烈的性别指向。

四、社会文化因素对于孕产体验的影响不容忽视

从生物学角度而言,人类的性别通常为男性或女性,其决定因素是物种的基因特质。从人文角度而言,社会性别是一种比生物性别更为复杂的建构,代表着多种社会、文化、符号价值,潜移默化地影响着主体的认知、心理、情绪、行为等。身体反映了社会结构和社会秩序。换言之,社会结构和社会秩序在一定程度上也决定着身体状态。身体是个体与外部世界建立联系的桥梁,外部世界的条件将会对身体的存在产生影响。从社会性别角度出发,孕产体验中的性别差异使得不同社会因素可能会

对不同性别主体产生差异性影响。理解社会文化因素在孕产体验中的作用有助于提供更加人文的照护服务。

【案例4-2】一名普通孕妇的经历。

两百六十八天。这是我记忆中的怀孕周期。

三十九周。这是医学界的计数。

十月怀胎。这是人们的说法。

大家按照各自的想法为孕期计数。医学界按周数观察胎儿的生长；大众则选择了月份，因为别人怀孕并不会影响他们的生活。

怀孕期间，我经历了浮肿、呕吐、便秘、眩晕、肌肉酸痛、膝盖肿胀、静脉曲张、心动过速……

我渴望孕期赶快结束。

从生理角度解读，孕妇出现上述身体反应并非异常。妊娠期胎盘产生的激素和神经内分泌的影响是引发这些反应的原因。但从体验角度而言，孕期存在的种种身体反应会对母亲产生较大影响，使得她们不得不转换生活方式来适应身体的变化。孕期身体的变化往往不受孕妇意志所控制，身体的失控感有可能会引发精神压力和心态波动，进而影响日常生活。孕产体验也因此从临床领域进入了社会领域。

从社会影响因素的角度分析，孕妇本人和非孕妇他者之间的孕产体验并不一致。在上述段落中，这位母亲选择了"天"作为孕期的基本计数单位，和医学界的"周"与大众的"月"形成了对比。文段中的母亲每一天都体验着怀孕给自己带来的切身变化，因此孕期对于她来说是具体而难忘的两百六十八天；对于其他人来说，多数情况下他们可能只是孕期的见证人而非参与者或亲历者，身边出现一个孕妇并不会直接影响他们原有的生活轨迹。无论是在持续时间还是在影响程度上，更笼统的"十月"都比较准确地描述了人们对于他人孕期经历的感受。认知的时间差异因而揭示了孕产体验的社会影响因素。孕妇本人可能会察觉到不同体验的冲击，感受到自己作为特殊人群的异样感，进而希望"孕期赶快结束"。对于孕期结束的期待，一方面涉及孕妇希望身体恢复到怀孕之前的状态，另一方面也暗示着她希望尽快回归正常的社会生活。

医务工作者若能关注到影响孕产体验的性别特质和社会因素，则有可能更好地进入孕妇世界，减轻孕妇本人所体验的"异类感"。当前，我国越来越多的医务工作者呼吁"关注生命早期1 000天"，希望打通胎儿期、婴儿期和幼儿期，进一步提供全方位全周期的健康服务。此外，医务工作者也可以通过医学科普等多种方式，向社会传播孕产知识，创造一个更加良性的社会环境，助力更好的孕产体验。

需强调的是，孕产体验并非女性独有。男性在孕产阶段的参与也会带来相应体验。

【案例4-3】一名因胚胎染色体异常而被迫终止妊娠的孕妇经历。

医生告诉我孩子保不住了。

我在第一百六十二天永远失去了他。

从引产室里出来，我看见丈夫靠着墙默默哭泣。

这是我第一次见他落泪，也是我第一次知道原来一米九的北方大汉也那么能哭。

终止妊娠影响的不仅是孕妇本人，还有孕产所涉及的相关利益攸关方，譬如家庭、医院乃至社会等。在这一案例中，母亲的孕产体验呼应了前文讨论到的性别特质，这位母亲也将天数作为记忆孩子的时间单位。父亲的孕产体验通过母亲的视角进行了强烈的展示，"一米九的北方大汉"暗示了丈夫所拥有的内敛、刚强、坚毅等传统男性气质。这一次孕产体验却让丈夫首次展示出了柔软、脆弱、崩溃等剧烈情绪。虽然父亲并未亲身进行妊娠,但父亲本人的孕产体验也不容忽视,并可能同多种社会因素互动。该案例充分展示了孕产体验中主体的多样性、关系的重要性、性别的指向性和社会的塑造性。理解孕产体验的这些特征能够帮助医务工作者提供更有针对性的医疗服务。

第二节 ｜ 衰老体验

衰老是生命过程的必经环节。普遍接受的衰老定义为"随着年龄增长而发生的组织结构、生理功能和心理行为的退行性变化"。衰老体验就是个体经历上述退行性变化时所产生的经验与感受。衰老体验具备普适性与特质性。衰老是每个人都在一直经历的过程,但不同个体对于衰老的经验和感受存在着较大差异。衰老体验的普适性提示医疗照护需要关注对象全方位和全过程的需求;衰老体验的特质性则提示医疗照护需要处理多种情况,且可能取得差异化结果。因此,近年来发展迅速的老年医学才会特别将"全人医疗、全程照护、多学科协作诊疗和注重生活质量"作为学科的四大特色。

从医学人文角度出发,衰老体验提出的问题和挑战远超过目前所能获得的解答和应对方式。以下三方面内容涉及了医疗照护的核心关切。

一、健康的界定

在健康的概念谱系中,居于两端的界定分别源于自然主义和规范主义。自然主义认为健康归根结底是生物体符合自然法则而所处的完满状态;相对而言,疾病是生物体发生了结构性变化从而影响自然功能的状态。规范主义则认为健康的本质是人与所处的社会文化环境达成了和谐共存状态;相对而言,疾病则是一种社会建构,泛指处于社会规范或社会价值之外的生存状态。简言之,自然主义强调生物结构,规范主义则关注价值判断。

在医疗照护中,上述区别并非泾渭分明。事实上,现有关于健康的界定大多融合了二者。WHO 对于健康最初的经典界定就是如此,即"健康不仅为疾病或羸弱之消除,而系体格、精神与社会之完全健康状态"。该定义既包括了自然主义所认定的结构性健康,也强调了规范主义所关注的社会性健康。

衰老体验为健康的界定提出了复杂的挑战。

【案例 4-4】一名普通老人的经历。

衰老就是不断失去。

我经常闻不到味道,以前爱吃的东西现在索然无味。别人得凑到面前和我说话。看东西也是模模糊糊的。

我的皮肤糙糙的。

我的反应变慢了,经常记不起事情。

我的力气也大不如前,走路都要打起一万分精神。

我还常常发脾气。

这种状态让我很不舒服。

上述案例描述了人们在老年会遭遇的身体变化,包括嗅觉、味觉、听觉、视觉的退化,身体结构性的改变,反应力、理解力、自主性的衰退,以及情绪波动等。从生理角度而言,这些变化是生物体发生从细胞到器官层面结构性衰退所引发的必然功能性改变。诚如该案例所言,衰老经验在很大程度上就是一种"失去"的过程。

那么,处于这种状态的老年人是否健康? 如果借助自然主义和规范主义的定义,我们会发现二者的答案出现了分歧。从自然主义出发,生理性衰退原本就符合自然规律,因此上述状态应该属于正常范畴。然而,自然主义似乎无法回答这一"正常状态"为什么会令主体产生强烈的不适。从规范主义出发似乎可以回答这个问题。老年人的不适源于身体功能无法适应社会需求的现状。然而,规范主义似乎也无法回应衰老状态下不适感在不同社会中普遍存在的原因。

衰老体验的必然性和特殊性使得人们对于健康的认识不断发展和深化。单纯的自然主义或规范主义建构无法完全说明健康的复杂性。衰老过程或许在生理上是自然的退行性变化,但衰老体验也涉及个体自我感受和社会群体意识。对于衰老体验的认识能够帮助我们更加全面地界定健康。

二、医疗照护的目标

该问题的核心在于理解医疗照护的本质,这涉及了医学的界定。普遍而言,对于医学的理解有三个基本面向。首先,医学是科学,其基础是对于人体本身的系统性认识与理解;其次,医学是实践,其目的在于保护健康;最后,医学是人学,其对象是具体的人。因此,医疗照护的本质在于实现医学的科学价值、实践价值和社会价值。

在处理不同医疗照护对象时,医疗照护的目标也会发生相应改变。人们通常用"治病救人"的朴素说法来形容医疗照护的目标。但在实际医务工作中,存在许多既无法"治病"也不能"救人"的情况。衰老便是如此。如前所述,我们无法将衰老单纯地界定为"疾病",因此"治病"的说法并不准确。此外,哪怕是确诊了疾病,很多时候我们也难以"救人"。

【案例4-5】 一名阿尔茨海默病患者家属的讲述。

我和太太一起在这里生活了三十多年。

但现在的她已经不认识我们的家了。

她甚至都不认识我了。

她会突然歇斯底里地尖叫,对我拳打脚踢,把我扫地出门。

她在做这些事情的时候也会伤到自己。

可是受伤并不会让她安静下来。

随着全球老龄化加剧,阿尔茨海默病发病人数逐年上升。这是一种危害性极强的神经系统退行性疾病。当前医学对于其病理机制的研究尚处于初期,临床诊疗仍然拥有很大的提升空间,预后方面依旧存在较大的不确定性。上述案例中的患者已经处于阿尔茨海默病的中后期。虽然可以通过系统性照护达到在一定程度上控制和延缓病情发展的效果,但现有医疗手段始终无法让她"恢复如常"。

因此,衰老体验对于医疗照护目标的需求有时候并非直接的"治病救人",而是要探索如何借助医疗照护来提升人们的生命质量。生命质量强调整体的幸福感,既承认客观因素影响,也强调主观因素评估。生命质量结合了影响健康的主客观因素,成为现代医疗照护所追求的目标。WHO在《2020—2030年健康老龄化行动十年》中特别指出身体功能、个体内在能力与社会环境之间的密切联系,呼吁采取多种措施来满足老年人的需求,提升生命质量。

当前的医疗照护虽然无法总是"妙手回春",让案例中的老年人恢复完全无病的状态。然而,从提升和保证生命质量的角度而言,医务工作者可以做的事情还有很多,包括密切关注病情发展、及时调整照护方向、充分回应患者需求、积极推进多方协作照护等。某些决定健康的客观因素可能难以在短时间内发生质变,但医疗照护可以从主观评估和客观因素两方面同时入手,取得提升患者生命质量的综合效果。

三、医疗照护的模式

医学模式是医学科学和医学实践在长期发展过程中形成的理解和处置医学相关问题的经验和方法。医学模式具有知识性、思想性、实践性和指导性等特点。在医学发展的漫长历史上出现过多种医学模式,如"神灵主义"医学模式、自然哲学医学模式、机械论医学模式、生物医学模式以及生物-心理-社会医学模式等。我国传统中医也曾提出天-地-人三才一体的整体医学模式。医学模式的不断变化充分体现了医学是始终都在进行自我反思、自我更新和自我探索的学科。

医学模式除了是医学知识在认知层面的总结之外，更是医疗照护在实践层面的具体实施。当前，医学界普遍认同医疗照护应当遵循更为整体的模式，呼吁从生物医学模式向生物-心理-社会医学模式转变。虽然如此，认知转换和行为改变之间仍然存在着割裂。生物-心理-社会医学模式早在1977年便已正式提出，但目前医疗照护中生物医学模式的主导地位依旧存在。如何从实践层面推动医学模式的真正更新仍然是当代医学所面临的挑战之一。

针对衰老体验的医疗照护提供了医学模式转换的一种可能实践方式。首先，衰老体验的基本特点决定了医疗照护需要采取更为整体的医学模式。前文已经提到，对于衰老的定义包含了三个维度，即结构、生理和心理，提示了衰老可能涉及数量繁多且非常复杂的生物、心理、社会等因素。其次，针对衰老体验的医疗照护目标提供了整体医学模式下具体实践措施所努力的方向。当医疗照护的目标调整为提升医疗照护对象的生命质量时，医务工作者所采取的行动也会相应变化，在实践中更可能有意识地纳入生理因素之外的心理、社会等多重因素。

第三节 ｜ 疾病体验

疾病状态是机体在致病因素的作用下，因自稳态调节紊乱而发生的生命活动异常，并影响机体的正常功能和生存状态。疾病可能由多种原因引发，包括生物因素、物理因素、化学因素、遗传因素、免疫因素、种族因素、先天性因素、年龄性别因素、神经内分泌因素、自然环境因素、社会心理因素、营养性因素、医源性因素等。大多数人在生命中都会遭遇疾病。因此，疾病体验其实也是生命过程的一种常态。

一、医学中的二元论

虽然疾病是生命的常态之一，但很少有人能完全接受疾病的状态。美国作家苏珊·桑塔格（Susan Sontag）曾经指出，疾病就是一种强大的隐喻。我们每个人生来便具有双重身份，一面是健康人，一面是患者。虽然人人都期待只展示出其中的一面，但大多数人或迟或早都会和另外一面产生关系。隐喻泛指用一种事物指代另一种事物。隐喻是一种修辞手法，也是一种认知方式。桑塔格的疾病隐喻概念揭示了人们对于疾病认知中的二元对立倾向。虽然健康和疾病都是生命的常态，但尊崇健康和规避疾病却是人的本能。

类似疾病与健康这样的二元对立概念在医学中并非鲜见。身体与心灵、患者与医生、死亡与痊愈、传统与科学……这个清单可以继续延伸。在哲学上，二元论其实是认识论发展的阶段性成果，是不同于一元论的认知方式。然而，二元论在提供辩证认知基础的同时也在客观上促进了非此即彼的价值选择。譬如，心灵的重要性有时候被认为高于身体的存在性，医生的权威性有时候被认为强于患者的自主性，死亡的后果相较于痊愈的可能则显得不可接受，而传统的做法则远远不及科学的处置……当价值判断渐渐演化为社会主流认知，因为各种原因而离开主流的人们往往会背负额外的负担。

【案例4-6】一名因乳腺癌而接受了乳房切除术的患者经历。

患上癌症之后仿佛觉得自己犯了重罪。

交通堵塞，人们说这是马路的毒瘤；成绩不好，人们说这是教育的毒瘤；经济困难，人们说这是发展的毒瘤……

于是，身体里真正有毒瘤的人们，只能默默地隐藏好自己的秘密，避免成为千夫所指的对象。

上述案例展示了二元论疾病认知的社会影响。一方面，疾病确实是生命的常态，以至于疾病的相关话语已经可以用于描述日常生活的多重面向，包括但不限于交通、教育、经济等；另一方面，疾病的常态并不意味着疾病的接受,人们下意识地还是对疾病避之不及,而对健康趋之若鹜。趋利避害本是生物的自然本能,无可厚非,但当健康难以达成,疾病不可避免之时,二元对立的思想有可能造成附加的伤害。如同案例中所言,患者在生活中常常携带着病耻感,拒绝向外界展示患者的身份,更不愿分享疾病的体验。虽然健康和疾病同为生命的常态,但社会对于二者的接受度却并不完全相同。人们还是更习惯把消极的判断和疾病的话语进行关联。

虽然二元论帮助推动了医学的认知发展和实践进步,但人们也探索了二元论之外对于疾病的认知方式。其中,由胡塞尔(E. Edmund Husserl)所创立的现象学影响深远。简言之,胡塞尔认为现象是意识经验的本质,现象学就是对经验结构与意识结构的哲学研究。现象学派强调通过直接体验来进行哲学认知。伽达默尔(Hans-Georg Gadamer)便提出,体验的特点在于"一方面是直接性,这种直接性先于所有的解释、处理或传达而存在……另一方面是由直接性中获得的收获,即直接性留存下来的结果"。现象学家认为,相对于人为建构的知识、概念、价值,体验更能展示生命的存在方式,因而经由体验更能接近生命的本质并理解生命的意义与价值。

【案例 4-7】哲学的概念相对抽象,以下是一位医生的经历。

我来到了自己的科室。这一次,我不是一名医生,而是一名患者。

我熟知所有流程。这些流程也按照我熟悉的样子一一展开。

接待的医护自然都是我的熟人。他们轮番拍胸脯打包票——一个小手术而已。

这样的手术我自己都主刀了几百台,自然知道他们所言不假。

然而,我还是真切地感受到了恐惧、焦虑、无助、彷徨、脆弱。

我是一名经验丰富的医生。这一次我终于理解了患者。

该经历并非个例。在遭遇疾病并体验患者身份后,不少医务工作者都表示他们更好地理解了患者立场。这个现象的普遍性提示疾病并不只是关于疾病的生理知识,主体对于疾病的体验也是认识疾病的重要途径。齐美尔(Georg Simmel)指出,"现代性的本质……是根据我们内在生活的反应……来体验和解释世界"。个体的体验也能影响其对世界的解释。在上述案例中,即便医生熟悉医疗流程中的每一个环节乃至每一个相关责任人,他仍然需要亲身体验疾病,感受疾病带给自己的具体结果。作为医生,他只是见证患者反应的旁观者。对于医生而言,疾病的生理知识、处置方式和预后效果几乎都可以确定,因此他未能完全理解患者的负性情绪。但作为患者,他接触到了知识和体验之间的断层,了解到疾病的知识并不能完全概括疾病的体验,尤其是内心世界对于疾病的反应。他终于借助自身的疾病体验而理解了自己的患者。

二、疾病的解释模型

我们并非希望所有医务工作者都需要通过自身的疾病体验才能更好地理解疾病本身。事实上,医学人文研究者一直在探索更具有操作性的疾病解释模型,以方便人们更全面地理解疾病体验。凯博文曾经提出疾病的三分法,建议区分病态(sickness)、病感(illness)和病征(disease),也有翻译将三者分别译为患病、病痛和疾病。其中,病征可被视为疾病体验的客观生理基础,病感则是疾病体验的患者主体感受,病态则是疾病体验所处的社会文化状态。理解疾病体验就是要在疾病本身的病征之外,考虑到病态和病感的部分,尤其是后两者对于疾病体验的影响。

如果说上述三分法在具体操作中仍然不够简洁明了,那么可以考虑从另外两个基本概念入手来讨论疾病体验——时间和空间。

【案例 4-8】一名抑郁障碍患者的经历。

整整四个月。我把自己关在家里,哪里都不去。

我害怕见人。谁都不想见。亲人就住在附近。我不想见。

侄女出生了,我拒绝去看她。

我害怕所有声音。敲门声、电话声、说话声、脚步声……我全都害怕。

我蜷缩在角落,无法动弹。我的四肢和意志分离。我控制不了自己的身体。

世界对我来说已经无足轻重。

抑郁障碍的核心临床表现为情感低落。由于个体的差异性,情感低落的表现往往不尽相同,以至于有抑郁障碍的患者直言没有人能够清晰完整地表达抑郁障碍的体验。从某种程度上而言,这位患者的说法并非毫无依据。抑郁障碍的临床表现除了情感低落之外往往还伴随着心理症状和躯体症状,三者常常相互重叠,很难简单概括。

从理解疾病体验的角度出发,我们可以尝试从时间和空间两个维度设身处地地理解相关体验。

从时间的维度来看,疾病体验往往带给患者不同的时间模式。通常而言,我们对于时间的感受主要是钟表时间,这是一种可以分割、可以度量并且不断流动的客观时间。然而,在疾病体验中,患者体会到的往往是闵可夫斯基(Eugène Minkowski)所谓的"生命时间",即一种可能停滞、断裂、倒流、破碎乃至空白的时间感受。在上面的案例中,患者的钟表时间走过了整整四个月,但患者本人并未体验到季节的流逝。相反,患者的生命时间停滞不前。患者并非不知道外界时间的变化,也能获知这段时间内周围世界和人物的发展,譬如侄女的出生。然而,客观时间的流逝在主观时间的停滞面前束手无策,患者被困在生命时间的牢笼之中,感受着不同类型的恐惧。除了抑郁障碍之外,生命时间替代客观时间是大部分疾病体验的共通之处。疾病打破了患者日常的时间感受,重新定义了时间的刻度,患者在疾病体验中感受着另一种时间力量的支配,这种力量往往伴随着停滞、循环和倒退。

从空间的维度来看,疾病体验往往带给患者空间的限制。此处的空间不仅指主体活动的空间,也指主体和外界联系的空间。居于该空间的核心就是身体。通常情况下,身体在主体感受中处于缺席的状态,即我们在日常生活中往往很少意识到身体本身的存在。然而,在疾病状态下,身体会突然显现,成为疾病体验的焦点。于是,身体所能到达、接触、活动和改变的空间成为疾病体验的重要领域。上述案例中,患者将自己身体的空间压缩到了极致,只占据了"房间的角落"。同时,患者拒绝了所有外部接触。距离的远近、关系的亲密、决定性的事件都不足以让患者打破空间的禁锢,因为只有在这样的空间中患者才会感到安全,才能远离一切恐惧的因素。最后,患者的生存空间进一步坍塌,连自己的身体都失去了控制,成为引发情感低落的源头。这种对于身体的否定使得主体丧失了最后的存在空间。在时空的双重剥夺下,患者最终认定"世界对我来说已经无足轻重"。对于医务工作者而言,重要的或许并非只是判断患者的认定是否客观正确,而是体会到患者的感受来自其本人真实的疾病体验。

第四节 | 临终体验

按照传统"生老病死"的说法,此节应该讨论生命的另一个必然——死亡。然而,死亡和体验难以并列,因为死亡是生命的终结,也是体验的终结。死亡体验的悖论还在于,虽然每个人都会体验死亡,但死亡体验的主体无法现身说法,告诉他人死亡的过程或感受。从体验的角度来看,死亡具备终结性和排他性。此外,鉴于死亡的不可抗性,当前医疗照护所能做的是延缓死亡的到来而非彻底规避死亡的降临。虽然死亡体验是生命历程的必然终点,但从死亡体验本身与医疗照护的角度出发,本节将讨论的生命历程节点稍稍前移,从临终体验的角度讨论死亡。

一、直面死亡的恐惧

敬畏死亡是所有生命体的本能反应。死亡体验的无法逆转与不可言说使得死亡成为人类经验不能触及的禁区。这种恐惧在中外文学家的笔下多有描述。北宋词人苏轼的名句"十年生死两茫茫",以时空之寥远不明喻生死之天人区隔;英国剧作家莎士比亚(William Shakespeare)写出"谁也不甘心,呻吟、流汗拖着这残生,可是对死后又感觉到恐惧,又从来没有任何人从死亡的国土里回来,因此动摇了,宁愿忍受着目前的苦难而不愿投奔向另一种苦难"。死亡是生命的绝对反面,恐惧死亡的本质其实就是恐惧生命的消逝。

直面死亡意味着接受生命历程的有始有终。死亡具备否定一切的力量,包括医疗照护所采取的一切努力。因此,对于医务工作者而言,直面死亡的一个重要面向在于避免陷入医学虚无主义的悲观陷阱。虚无主义是怀疑论的终极形式,质疑一切存在的意义、目的和价值。医学虚无主义质疑医学的发展与进步是否真的增进了人类福祉。医学虚无主义的一个表现便是"医学无用论",认为任何医疗照护措施归根结底毫无用处。医学虚无主义看似极端和武断,但其实构成了现代医学发展的一体两面。正是因为现代医学令人瞩目的发展成就抬高了大家对于医学可能性的期待,甚至认为医学可以达到"起死回生"的程度,才在客观上为医学虚无主义的出现创造了条件。很多时候,人们对于医学的期待与信仰超越了医学本身的发展水平。当遭遇医学的不确定性与局限性,尤其是当任何医疗手段都无法阻止死亡降临的时候,人们热切的期待与冰冷的现实形成了巨大的反差,可能引发强烈的虚无感。

【案例 4-9】一名医生的经历。

真正经历了死亡才能理解死亡的重量。

患者心脏停止跳动。我扑上去为他进行心肺复苏。我持续按压他的胸口。什么也没有发生。时间静静地流逝,我重复着按压动作。

我盯着他毫无反应的身体,下意识地觉得这可能就是那个时刻了。

我在脑中反复温习死亡的标准。患者心跳停止已接近一小时,身体失去了所有反应。无论从哪个角度判断,患者都已经离开了我们。

但是,我还是犹豫不决。

我继续按压了一会儿,似乎在刻意延缓那一刻的到来。

终于,我艰难地宣布:"三点二十七分,患者经抢救无效死亡。"

我的声音开启了一道闸门。患者四周的家属瞬间爆发出呼天抢地的声音。

我眼眶湿润,无法言语,仓皇逃到了值班室,久久没有出去。

直到现在,我依然害怕每一次的那个时刻。

该医生的经历很有代表性地展示了医学在面对死亡时的无奈。事实上,面对死亡的恐惧广泛存在,哪怕是成熟的医生也不能避免。当患者的生命逝去,医务工作者能够做的只是不断尝试有限的可能,甚至有时候只能祈求奇迹降临。然而,人力不能一直回天,死亡终究不可避免。上述案例中的医生在理性上已经意识到了死亡,但在情感上仍然下意识地拖延着医生的职责,甚至在事后还会不理性地认为是自己的宣告才让死亡正式到来。第一次死亡宣告的经历让这位医生痛心疾首,哪怕他此后已经成长为经验丰富的临床医生,他依旧会在需要进行死亡宣告的时候再次体验当时的恐惧。

死亡本是生物体的必然归宿,但死亡并非意味着医学的终结。直面死亡需要理性和感性的双重准备。俗话说,"尽人事,听天命"。这代表了一种面对死亡的理想态度,可以帮助医务工作者度过患者临终、死亡和死后的重要阶段。医务工作者会竭尽全力地救助患者,但当一切可能的手段用尽,医务工作者需要与患者本人、患者家属以及医疗团队一起面对死亡的到来。当死亡真正到来之时,医务工作者可以实事求是地宣告死亡,接纳死亡的必然性。最后,当死亡的余韵裹挟着悲伤、痛苦、自责、愧疚、愤怒等一系列负面情绪试图影响生者时,医务工作者也可以认识到这些情绪都是伴随着死亡而产生的正常反应。医务工作者可能会参与许多人的临终与死亡,因此也需要意识到并尝试去接受医学与死亡的联系。

二、认识死亡的界定

死亡的定义或许非常直观——生命的终止就是死亡。然而,如何判定生命的终止?在医学上,我们对死亡做了更精细的区分。首先,在死亡类型上,死亡可以分为生理性死亡和病理性死亡,前者来自机体的自然老化,后者则源于重要生命脏器损伤、疾病引发的机体极度衰竭或严重急性功能丧失。其次,在死亡过程上,死亡可以划分为濒死期、临床死亡期和生物死亡期,对应着死亡过程的开始阶段、发展阶段和不可逆阶段。在死亡判定标准上,历史上曾经出现过呼吸、心跳、循环功能、全脑功能、脑干功能等不同判定依据。看似简单的概念往往会随着人们的探索不断变得复杂。死亡的复杂性在很大程度上是医学不断突破死亡边界而探索的结果。

医学仍然在不断细化和深化对于死亡的认知。死亡的复杂性也会在多个层面显现,因为死亡并非一个单纯的医学话题。

【案例 4-10】一个特殊的死亡案例。

贾希·麦克马斯(Jahi McMath)是一名 13 岁美国女孩。2013 年 12 月 12 日,贾希在接受口咽手术后因出血并发症被宣布为脑死亡。贾希的母亲拒绝接受死亡宣告,提起诉讼,并将女儿转院。此后四年半,贾希一直处于无意识状态。在此期间,她经历了月经初潮。多名目击者和多个录像证据表明她存在某些间歇性反应。2018 年 6 月 18 日,贾希因腹部并发症去世。

贾希的案例充分展示了死亡所涉及的医学、家庭、法律、社会、心理、伦理、信仰、媒体、文化、政治等复杂问题。在多种维度之中,尤其突出的是脑死亡界定与大众所看到的生命反应之间的反差。在上述案例中,多数医务工作者都认同脑死亡界定,认为一旦大脑特别是脑干功能发生不可逆转的终结,无论是否存在循环或呼吸反应,人体的核心生命特征都已经无法恢复。脑死亡具备详细的判定标准和检查流程。然而,在实际操作中,医务工作者也会发现脑电图呈一条直线,但造影扫描却显示静脉血流依旧存在"临界状态"。医学尚且无法完全掌握脑死亡的所有信息,公众就更难理解复杂的脑死亡定义。于是,他们只能相信自己所目睹的多种生命反应。上述案例的核心其实就是不同死亡观念的冲突。医学对于死亡的理解超越了传统观念中的死亡判定。如何推动医学死亡判定在社会层面的广泛接受也是认识死亡的挑战之一。

虽然脑死亡是目前医学死亡判定的重要参考标准,但这并不意味着医学对于死亡的探索走到了终点。医学是有限并具备偶然性的,这也意味着医学的发展并未触及终点,可以探索的医学区域依旧广阔。死亡虽然是无法逾越且不可逆转的生命过程,但也并不意味着我们对于死亡的认识和理解已经盖棺定论。事实上,就算是最为资深自信的医学专家也无法回答一切"假如"的问题。假如当初做了不同的选择?假如我们没有结束治疗?假如未来会有更先进的疗法?假如存在生命的奇迹?诚然,医学习惯的是运用科学方式来达成预期效果。然而,从历史维度来看,现当代习以为常的医疗手段无异于前现代期盼已久的奇迹降临。也许在未来某个时刻,一个全新的死亡标准会成为医务工作者和普通大众都认可的死亡标准。因此,死亡依旧值得医学界继续探索。

三、走向死亡的方式

死亡是人类生命必然的终结。虽然死亡本身不存在选择,但临终过程却充满了选项。首先,在死亡地点方面,可供选择的场所就包括家庭、医院、社区、疗养院、养老院等。其次,在死亡时间方面,选择不同的医疗照护方式可能会让临终的过程持续几天、几周、几个月甚至几年。最后,在死亡方式方面,现代医学也正在赋予人们越来越多的可能性。以上三方面选择仅仅涵盖了医学介入较多的领域,还没有涉及临终体验中心愿实现、后事安排、社会关系、告别形式、殡葬选择等一系列围绕个体死亡而带来的选择题。

　　在现代医学所带来的临终选择中,尊严死是近年越来越受到关注的选项。简单而言,尊严死就是让临终体验尽量舒适安宁并保留临终者尊严。尊严死广受关注的背景对应着人们预期寿命的提高和疾病谱的变化。人们的寿命超越"天命之年"成了常态,慢性非传染性疾病乃至社会病在疾病谱上的重要性日益显著。临终状态被延长,甚至有学者提出了"预死亡"(pre-death)概念,用以描述临终前身体功能严重下降的状态。

　　为了应对死亡的复杂性和当代性,缓和医疗和安宁疗护成为现代医学的重要分支。二者的对象都是现有治疗已经失去效果而生存期有限的患者,围绕提升生命质量这一核心开展工作,尽可能控制症状,并提供心理、社会、精神等多方位支持,取得尊严死的效果。缓和医疗从确定患者生命周期有限的时刻展开,而安宁疗护更关注生命终末期的照护。二者都致力于提升临终体验。

　　社会层面对于尊严死的需求和倡议也不断出现。生前预嘱(living will)是其中的代表。目前影响最大的生前预嘱包含了关于死亡的五个问题:"我要或不要什么医疗服务""我希望使用或不使用生命支持治疗""我希望别人怎样对待我""我想让我的家人和朋友知道什么"以及"我希望谁帮助我"。此外,我国已有地区在进行生前预嘱体制化试点。可以看出,社会的死亡观念也在不断发生变化,人们越来越多地不再单纯去追求生命的长度,而是希望获得更有尊严的临终体验。

【案例 4-11】知易行难,以下是一名 ICU 医生的经历。

　　老人在这里躺了很久。

　　我们对他进行了气管切开。他连着呼吸机,插着胃管、气管插管、导尿管、深静脉导管。这么多设备在身上,稍微动作就可能引发严重后果。于是,他的双手被束缚,赤身裸体地躺在病床上。

　　他的孩子们说,一定要尽孝。再说,还有许多事情等待老人见证,许多亲友希望来看看老人。

　　一天又一天,老人就这样躺在病床上。

　　有时候,老人也会清醒,比画着"死"。

　　但他还是一天天躺在那里。

　　直到死亡带走了他。

　　上述案例中,老人的临终体验并非最佳。但家属也有各自的考虑,希望老人在他们的生命体验中留下印记。围绕死亡总是有诸多选择,我们无法轻易否认每种选择背后的特殊考量。死亡仍然是一个难以定论的终极命题。

推荐阅读

1. 张大庆. 医学史十五讲. 2 版. 北京:北京大学出版社,2020.
2. 凯博文. 疾痛的故事. 方筱丽,译. 上海:上海译文出版社,2018.

思考题

1. 如何理解生命体验对于医疗照护的意义与价值?
2. 请以具体生命体验为例,阐述可能涉及的医学人文意识问题与医疗照护实践方向。

思考题解题思路

（黄　蓉　郭莉萍）

第五章 | 文学与医学

医学人文的一个重要维度就是通过文学媒介来激发医者对生老病死主题的讨论。文学与医学虽然是两个截然不同的学科，但两者的研究对象都是"人"，"以人为本"是两个学科的共同本质。医学治疗的是生物属性的人，而文学所观照的则是社会属性的人。与疾病和医疗相关的文学作品不仅能有效地引导医学生进入医疗状况的深层次探讨之中，也能引发医患不同生命主体对疾病带来的痛苦与改变、对生老病死的态度，以及对医学职业价值的深度思考。文学是一项与道德相关的事业，也是一项与健康相关的事业，文学阅读有助于培养了解人性和生老病死体验的医生。

第一节 | 文学与医学的交汇

中国自古时起，文学就与医学共存，可谓"文以载道，医以文传"；西方亦然，中西方在文学与医学融合发展方面具有相似性。当代医学教育和临床实践语境下，文学重新回归到医学课程中来，能够促成医学回归以人为本的初心。文学素养使医生拥有一支犀利如手术刀的笔，一双具有X线般穿透力的眼睛。文学能深入骨髓地将人性的善与恶、美与丑刻画得淋漓尽致，展现医患共同面对疾病和死亡的医疗场景，传递对生命的悲悯情怀和敬畏之心。

一、中国文学与医学的交汇

中国古代医文相尚，医文往往不分家：文学家精通医学，医学家精通文学。文学有利于习医者鉴识、理解医著中的真义，同时也使医学家具备辑著医典的文学素养。凭借其精湛的文笔和深厚的文学功底，医学家们所编著的医书药方，成为医药文化积累和传播的重要载体。

中国传统医学依托古典文学进行传播，而中国第一部经典医著《黄帝内经》中的诸多记述充满文学色彩。自《诗经》以来，中国古典文学创作中涉医内容逐渐丰富，从中草药、针灸、医方到医家传记、养生之道都在古典文学中得到充分体现。晋代医学家、文学家葛洪在《神仙传》中描写东汉医家董奉"为人治病，不取钱物"，遍植杏林，以杏易粮、赈济百姓的故事，就是一篇生动的医者文学传记。

采用诗词、歌赋、戏剧等体裁解说医药知识，使文学和医理互融，枯燥的医学知识变得易于理解。许多文学家，如司马光、刘禹锡、柳宗元、王勃、白居易、元好问、陆游、吴敬梓、李渔等，虽不以医名世，但皆有医文作品问世。《水浒传》《三国演义》《红楼梦》《镜花缘》等名著中也潜藏着丰富的医学思想。

将完整的医案写入文学作品是明清小说的一大特色，它使医药知识与人物故事完美地结合起来，集中体现医以文传的传统，标志着古典文学与中医学的融合达到一个新高度。譬如，《红楼梦》论及二百多种医药知识，描写了一百多个病例、十几个医案，涵盖了多个病种。清代的《济公全传》《医界镜》等小说中皆采用完整医案作为推动叙事进程的故事情节。

除文学中引入医案这一特点之外，名医治病趣闻也是中国古代医文结合的重要实践。这类趣闻医案，既不同于单纯以猎奇为目的的传说，也不同于纯粹的医家学术经验介绍，而是一种将文学创作与医案结合在一起的"故事性医案"。每个医案都以真实的病例为依据，既包括事件始末在内的故事情节，也阐述疾病起因和治疗方法等，寓医理于故事之中。

中国文学家善于以诗载医、以药入戏来普及医药卫生知识。在此过程中形成了特有的医药文学，如咏病诗、药名诗、涉医文学等。这些作品在创作形式、内容等方面具有独特性，同时又涉及大量关于医理、药学、疾病、养生等方面的信息。中国医学与中国文学共同植根于中国传统文化当中，医能厚文，文能养医，相互滋养，彼此融通，相得益彰。

在中国古代医学和古典文学之间长期相互滋养和渗透的环境下，历史上普遍存在"医家通文""文士知医"的情况。明代医家李梴在其《医学入门》中言："秦汉以后，有通经博史，修身慎行，闻人巨儒，兼通乎医。"从古至今，能诗能文亦擅医者，不胜枚举。中国医学史上涌现出许多医学与文学成就兼具的医家。

一些文学素养高的学者因为自身健康状况或家人生病转而学医，因而具有浓厚的儒医气息。皇甫谧原本是西晋文学家和历史学者，创作《高士传》《逸士传》《玄晏先生集》等文学作品。但皇甫谧中年罹患痹症，半身瘫痪无知觉，多方寻医但病久难愈。久病成良医，为了更好地理解疾病，皇甫谧着手整理《黄帝内经》等医学典籍，历经二十四载笔耕不辍，凭借济世救人的坚定信仰以及深厚的文学功底，编纂出《黄帝三部针灸甲乙经》，被誉为"针灸鼻祖"。

古代的医学教育体制也培养出许多儒医。在培养专业医学人才的过程中，儒家文学经典常是必修。脾胃学说创始人、金代医学家李杲（号东垣老人）就曾随名儒王若虚、冯叔献学《论语》《孟子》《春秋》。宋濂以文学受明太祖朱元璋器重，奉敕编纂《元史》，宋濂将"金元四大家"之一的朱震亨（号丹溪）收入《元史·儒林传》，展现了其医儒的双重融合身份。此外，文学名士还创作多名医者的传记和评论散文，如《东垣老人传》和《赠贾思诚序》等。

古代医案涵盖整个疾病治疗的事件叙述，甚至还会描述患者的情绪状态。在《古今医案按》中记载患者病情加重时"私自虞，与二子诀，二子哭，道路相传谓予死矣"，反映了患者绝望的心境，也凸显了中医医案所具备的文学性。医案以故事为主线，具有很强的可读性和趣味性，容易融进戏剧和小说等作品中。《红楼梦》《醒世姻缘传》等以医案作为推动小说进程的关键情节，使医案呈现出艺术价值。

事实上，现代许多人文主义医生也认为，充满哲理和生命思考的文学经典应成为医学生的教科书。医学生形成文学阅读与创作的职业习惯能够改善医者在民众中的形象，有助于塑造更加文明、文雅的知识分子形象。在现代医学语境下，忙碌的医疗实践让绝大多数当代医生在医学生涯中无暇提升个人的文学素养。从这个意义上而言，医学院校可以将文学课作为必修课，让医学教育为中国的健康事业培养出既有精湛技术和科学头脑，又有丰沛心灵和实践智慧的医者。

二、西方文学与医学的交汇

在现代医学科学语言出现之前，文学与医学也在西方交汇。中世纪医者阿维森纳（Avicenna，980—1037）创作《医诗》（*The Medical Poem*），以文学形式传播医学知识，达到了广泛传播的目的。英国诗歌之父乔叟（Geoffrey Chaucer）的《坎特伯雷故事集》（*The Canterbury Tales*）和意大利诗人但丁（Dante）的《神曲》里都蕴含丰富的医学知识。14世纪的《十日谈》（*Decameron*）则记录了中世纪瘟疫。在西方，许多医生同时也是有文学造诣的诗人或作家，如英国医生亚瑟·约翰斯顿（Arthur Johnston，1579—1641）、德国医生施乐修（Angelus Silesius，1624—1677）、威尔士医生约翰·琼斯（John Jones，1645—1709）等。

与中国元明清时期的病案成为情节推进元素相似，当疾病成为叙述对象、患者成为叙述主体时，疾病的复杂、不确定或多维成因会让书写变得充满趣味又不乏深度。具有医学背景的文学家诸如柯南·道尔、毛姆、契诃夫等的作品中，总能发现临床报告的影子。

文学对世界卫生健康事业的发展具有一定的推动作用。19世纪著名文学家狄更斯（Charles Dickens）在儿童健康方面最重要的贡献在于在其发表的文学作品中进行大力呼吁，极大地提升了公众对儿童疾病治疗的意识，继而促成了英国第一家儿童医院的建立。文学作品之所以能够达到其他方式无法企及的目的，在于其能触碰人类最深层次的情感，同时引发主体在认知、态度和行为方面的自觉内在改变。

一个多世纪前,著名医学家奥斯勒倡导医学与人文结合,提出"文学是医学教育的必需品,而非奢侈品"这一论断。奥斯勒撰写了《医学的原则与实践》(*The Principles and Practice of Medicine*)这一经典教材。借由文学风格的医学教材出版,奥斯勒阐明文学素养对于医者成长的重要价值。不少成功的医生也会愿意创作前辈的传记故事,传承先驱的人文理念和医学思想。"美国现代神经外科之父"哈维·库欣(Harvey Cushing)撰写了传记《奥斯勒的一生》(*The Life of Sir William Osler*),并获得普利策奖。

20世纪末期,"文学与医学"作为一个重要的研究方向被确立。1972年,美国宾夕法尼亚州立大学医学院设立文学教授教席,被学界称作"美国文学与医学"的开端。1982年,学术期刊《文学与医学》问世。此后,大量医学人文学者著书立说,探讨文学对于医学的价值。

许多现代医生开始创作具有文学风格的病历记录。譬如,苏联社会认知学家鲁利亚(Luria)曾倡导将文学风格融入科学的病历记录之中;神经学家萨克斯(Oliver Sacks)则创作出《错把妻子当帽子》等多部临床故事集。这些医生不仅关注疾病的症状表现,还关注患者病情对生活的影响,能让读者对患者所遭遇的身体、伦理、心理以及精神困境感同身受。

近年来,学界呼吁开展医学和文学的跨界研究,关注全球化背景下的新公共健康文学。譬如,美国斯坦福大学人文中心开设了"文学与全球健康"课程,讨论文学、医学、伦理和健康之间的关系,探讨文学对于塑造全球医学基础和协助医生职业成长的价值。

第二节 | "文学与医学"关注的话题

文学细诉着世人的疾苦与生死,而生死疾苦也是医学的核心。疾病和医疗文学是对人类疾痛的描述以及对患者痛苦的回应。文学与医学都关注人的全过程、全周期和全方位的"大健康"。了解文学中的医疗故事和医学中的人文故事,能够为大众提供全面深入理解疾病、医生和患者等的多元途径,能够培养医学生的共情体验,促使其树立正确的职业价值观和职业伦理观,形成对职业身份的正确认同等。可以说,这类文学作品是医学人文和思政教育的重要载体。

一、医疗实践

生命和死亡、疾病和健康的描述和思考是文学创作亘古不变的主题。人类的生老病死故事伴随着医学的发展。古往今来的文学家和医学家不受时空约束,将自己对生命的真知灼见谱写成不朽之作,生动地呈现人类的健康认知和社会心理状况,也为医者在日常临床实践中遭遇到的真实情境提供了一种文学性参照。

元代名医朱震亨的恩师、宋末元初医学家罗知悌是一位善文学、工诗章的儒医。他非常注重通过观察患者的"形""神"来判断其"身""心"的状况,用全人疗法和精湛医术治愈患者。《格致余论》中记录了这样一个故事:

> 因观罗先生治一病僧,黄瘦倦怠,罗公诊其病因,乃蜀人,出家时其母在堂,及游浙右经七年,忽一日念母之心不可遏,欲归无腰缠,徒尔朝夕西望而泣,以是得病。时僧二十五岁,罗令其隔壁泊宿,每日以牛肉、猪肚甘肥等,煮糜烂与之。凡经半月余,且时以慰谕之言劳之,又曰:我与钞十锭作路费,我不望报,但欲救汝之死命尔。察其形稍苏,与桃仁承气,一日三贴下之,皆是血块痰积方止,次日只与熟菜稀粥将息,又半月,其人遂如故。又半月余,与钞十锭遣行。因大悟攻击之法,必其人充实,禀质本壮,乃可行也,否则邪去而正气伤,小病必重,重病必死。

故事表明,在临床诊疗过程中,医者不能只关注疾病,更要关注患者的心。此则医案是中医实践中"身心并治"的范例。罗知悌审病知原,通过"问病""望形"与"望神"相结合,与病僧积极沟通,得知其病因在于思母心切,返归无望,情志日笃,形销骨立,倦怠不堪。罗知悌深知,药物治疗并不能消解僧人心中的郁结之气。因此,除了破例用肉糜来补充其身体所需营养外,罗知悌还用好言开导宽慰,使其心中郁结之气得以舒缓,再针对由情绪所致的器质病变施以药物,最后资助患者盘缠回家探母,遂除病根,从而痊愈。

如果罗知悌只注重察人之"形",不知其内心忧虑,不去追溯与他"神失常"相关的故事,立刻用药,那么即便短时间内治好了表面的病,僧人也会再次陷入疾病状况。而假若罗知悌只注重观察僧人的"神",从僧人那里得知其思母心重的故事,而没有观察到僧人"黄瘦倦怠",不懂得一面调养其身体,一面好言相抚慰,在其"形气渐苏"之后再铲除其身体疾病的病根,也会造成僧人的整体状况难以恢复如初。

此外,中国古代文学作品中素有"自病者医人病""三折肱为良医"的说法。也就是说,生过病的医生作为"受过伤的疗愈者",更懂得全人疗愈的重要价值。《孔丛子·嘉言第一》中特别提到:"夫三折肱为良医,梁丘子遇虺毒而获瘳,诸有与之同疾者,必问所以已之之方焉。"

二、医患关系

阅读和创作文学作品能够帮助医者聆听内心声音,也关注同行声音。塑造医生正面形象的文学作品可以帮助医者获得民众的认可和敬重。关于中国内科医学家及医学教育家张孝骞(1897—1987)的《一代名医张孝骞》、关于"万婴之母"林巧稚(1901—1983)的《中国妇产科奠基人:林巧稚传》、关于中国科学院和中国工程院双料院士吴阶平(1917—2011)的《一个好医生的成长:吴阶平生平》、关于"中国肝胆外科之父"吴孟超(1922—2021)的《医本仁术:吴孟超传》、关于中国传染病学泰斗骆抗先(1931—)的《大医骆抗先》等传记作品中的正面、温暖与人文的故事能促进医者职业身份认同的形成、医学生涯的发展、医患和谐关系构建以及民众健康质量提升。

文学有助于呼唤医学回归初心本义,回归道德良知。医学生在阅读中可以形成自己的职业信仰,升华自己的职业精神。《幸运者:一位乡村医生的故事》讲述的是一位英国乡村医生在小镇的行医人生。作为镇上唯一的医生,主人公萨塞尔医生见证了小镇人的生老病死及其背后的故事。但实际上,萨塞尔医生与小镇上的民众建立的不只是医患关系,还有邻里关系。于是,萨塞尔医生除了通过专业知识把握了患者们生理上的变化,还知道那些病痛背后的故事——比如老先生出现心血管问题是从与其长年相守的老伴过世后开始的;年轻女性的肠胃疾病是来自先前的性侵与婚外情创伤……

患者并非只是病与痛的载体,也是有故事、有情感、有眼泪的生命主体。正如林巧稚的学生郎景和回忆,林巧稚常说,医生的对象是活生生的人,他们有思想、感情、意愿、要求,受家庭与社会等各种因素的影响。看病不是修理机器,医生不能做纯技术专家,不要只凭数字报告下诊断开处方,要到患者床边做面对面的工作,悉心观察、关心照顾患者。

具备文学素养的医生更容易获得患者的信任,提升诊疗效率。著名作家汪曾祺曾如此评价自己的牙科医生:"我对他很有好感,因为他的候诊室里有一本纪德的《地粮》。牙科医生而读纪德,此人不俗!"文学作品拉近了医者和患者的距离。一些现代文学作品讲述医生勇于承担医疗失误责任的故事,对医生在大众心目中的形象有正面塑造作用。短篇小说《庸医与华佗》中,本来可以将错就错的妇产科医生主动向患者和家属承认了自己的误诊。医生虽然吃了官司,却维护了医者在民众心中的正义形象,增进了医患互信的程度。正如小说中提到的,"为自己的身家名誉,而去拼命的人,算不得大勇。不顾自己的身家名誉,而去维护真理的人,才是真正的勇者"。

第三节 | 文学与医学融合发展的意义

文学与医学融合发展具有两方面的重要意义,一是对患者具有疗愈功能,二是对医者职业具有反思价值。医学人文侧重"人"的观念和价值;也就是说,医生不仅能看"病",也应看到"人"。我们要培养认可、吸收、主动阐释患者故事并被其触动的能力,除了投入更多时间与患者互动交流之外,非常重要的途径就是阅读与生老病死相关的文学作品。

文学阅读的主要功能包括预防功能、发展功能和疗愈功能。文学阅读的预防功能,是指通过阅读帮助人们调整好心理状态,预防各种心理问题或心理疾病的发生;所谓文学阅读的发展功能,则是指通过阅读可以促进人们心智发展,尤其是提升人际交往智慧。文学阅读的疗愈功能,是指文学阅读像一剂良药,能指引已经罹患疾病的人"改易心志""移精变气",提升生命复原能力,促进疾病疗愈。

将医生创作的临床文学作品和患者撰写的疾病文学作品并置起来研读,可能抵达医学和生命的真相。通过阅读疾病叙事作品,未经历过疾病世界的人可以从中得到启发,珍惜健康世界的美好;经历过疾病的人,在阅读和写作疾病叙事时,思想能够从中得以升华;正在经历疾病的人,能够从中获得面对疾痛、征服疾痛的信心和勇气。

一、文学的疗愈功能

文学作品的疗愈功能主要表现在两个维度:一是疗愈他人,即文学作品的读者;二是疗愈作者本人。阅读和创作文学中的疾病故事,能够帮助阅读者和创作者整合人生故事,在整合过程中认识自己的处境,主动调节自己的心身状况,提升阅读者和创作者全人健康的价值。

中国传统生命智慧中,文学故事阅读,尤其是疾病故事阅读是日常调节心境、实现生命顿悟的一剂良药。《管子·内业》曰:"凡人之生也,必以平正,所以失之,必以喜怒忧患。是故止怒莫若诗。"意思是,阅读文学作品是调节心中怒气的最佳途径。南朝文学理论家刘勰在《文心雕龙·明诗》中也提到:"诗者,持也,持人情性。"意为文学作品的功能在于扶持,文学可用以扶持人的情性。无论是古希腊亚里士多德的"文学宣泄说",还是中国古代文论中的"诗言志"说和"兴观群怨"说,均与现存最早的中国医学理论著作《黄帝内经》中的情志理论及治未病思想有着异曲同工之妙。"宣泄"是文学艺术发挥情志调节作用的一种重要过程,透过文学阅读和文学创作等艺术活动,人的情绪将得到某种释放。

药物和手术可能治病,但文学阅读和创作也有助于实现全人疗愈。李渔(1611—1680)提出,"凡系识字之人,即可以书当药。""提灯女神"南丁格尔鼓励伤兵展开文学作品阅读;美国南北战争期间,曾任战地护士的路易莎·梅·奥尔科特(Louisa May Alcott)为伤兵诵读狄更斯小说中的故事以缓解疼痛;第一次世界大战时,也有许多医生为饱受创伤的士兵推荐书籍阅读。

根据古今大家的论述,文学阅读能起到调节情绪和预防心身疾病的作用。正如鲁迅所言:"医术医身,文学医心,各治一方,各有悲悯。"文学阅读的过程是照破诸妄、还复本性、去忧理乱的过程。文学阅读能让疾病和痛苦承受者的注意力得到转移、情感得到共鸣和投射、负面情绪得以释放,生命复原能力得以提升,从而能勇敢地面对逆境,重新恢复"心身安适"状态。

许多疾病文化学家认为,疾病里蕴含着成长和生命复原的可能性。生病可以是创作的动机,也可以是实现人生顿悟的契机。"写"和"作"常和倾吐、宣泄联系。东汉郑玄提到:"既见君子,远国之君朝见于天子也。我心写者,输其情意无留恨也。"清人段玉裁则说:"凡倾吐曰写。"《说文解字》曰:"作,起也。"关于疾病的文学创作可能使生病者在熬过疾病的痛苦经历之后,达到某种意义上的更高层次的健康状态。司马迁在《报任少卿书》中不仅提出写作对自己心身疗愈有积极作用,还将解其困顿之作推荐给有相同遭遇的读者阅读;著名戏曲家蒋士铨通过创作熬过了疾病的痛苦。

近年来,以医者为第一人称叙事者的疾病自传文学作品出版呈现快速增长趋势。医生在遭遇疾病痛苦时也能通过文学创作来调节心绪并展开职业反思。美国作家桑塔格指出,每个人在这个世界上都拥有两张"身份证",一张代表健康国度的身份,一张代表疾病国度的身份,每个人都在两个国度居住。运气好的人在健康国度居住的时间更长,而运气不好的人可能长久待在疾病国度。每个人都会遭受疾病之苦,医生并不会因其职业特权而获得疾病国度的豁免权。

当医者成为患者,医院这个语境没有变,但是他们突然坐在了医生办公桌的对面;医生从站在床边的查房者和疾病的诊断者,变成了躺在病床上的患者。医生关于疾病的医学视角不得不与疾痛的个人视角合并,产生某种张力,激发他们寻求疾病书写这一媒介来反思医生职业和医患关系。许多医生在罹患重症之后,在医生和患者的双重身份撕扯之下,当医学科学不足以克服死亡恐惧时,选择去文学中寻找答案。

医生撰写的疾病自传或回忆录可以在医者与患者之间架起一座共情的桥梁,弥合医患之间的鸿沟。这类文学作品是培养医学生共情能力的核心阅读材料之一。疾病文学作品创作者的多元化使医者认识到在疾病、意外和死亡面前人人平等。医生成为患者之后,就同时兼具着“受伤的疗愈者”和“受伤的故事讲述者”双重身份。他们把医生患者的患病经历、与作为自己同行的医护人员的交往和住院感受变成其创作文学作品的素材和主题,其医者的身份因此得以多元化。

二、文学促进医者临床观察与职业反思

对于医学人文教育而言,文学作品的细读具有三大功能:一是培养医者细致观察和疾病推断的能力;二是刺激医者展开职业反思的能力,三是提升同理患者及其家属痛苦经验的能力。对于医学教育而言,借由对文学作品的细读和思考,医学生可以弥补其在社会经历、人间情感和对社会矛盾认识等方面的不足。医学生在文学作品中展开文本细读,能最大限度地与不同人物交流,从而理解复杂情境并学到认知策略。

文本细读能力不仅能够有助于快速建立与患者之间的信任关系,还能转化成及时救助患者的能力。医者在为他人展开救助行动之前,一定要进行细致的观察,不是只从自己的角度出发,也要从对方的角度出发,给予正确、及时和合理的帮助。韩启德院士曾提到,“每一个患者都是一部小说,我们像读小说那样去读懂患者,我们就能与患者共情,从而在医疗实践中体现人文素养。”这句话所强调的就是医者的文本细读能力。患者“谱写”的每一段故事都需要医生用心去“阅读和修改”,并共同谱写完美结局的“和谐乐章”。

文学能起到开阔视野和拓展思想的效果。医学伦理教育目的之一在于培养医者情怀,而文学是传递伦理道德知识的媒介之一。阅读疾病文学作品的医者如同被邀请去想象和体验那些疾痛、忧虑和恐惧。能够深入到故事空间的医者在做出医疗决策时,也能更多地考虑到患者是一个有需求的人,而不是疾病的载体,从而能从患者的角度出发,制订出更人性化和更恰当的诊疗方案。

文学作品能为我们提供另一双眼睛,让我们得以透过不同视角看到更广阔的景象。作为涉世不深的医学生,有时无法完全感同身受他人的痛苦,但是能通过文学想象去理解他人的感受。医学生通过文学作品的阅读体验,主动进入他人的生命历程故事和内心世界,沉浸式的带入感更能让身处故事中的我们感受到人性和道德的力量。在这个过程中,个体的伦理素养、心理认知、情感需求和个人价值可能会得到体现和提升,个人的生活与行动也可能会被赋予全新的意义。

医学教育不能只是教授专业课程或技术,医疗行业需要更多敏于观察、懂得共情、善于沟通、富于想象的医者,在工具性价值之外,也需把握医学的伦理价值。阅读经典文学中关于生老病死的故事,不仅能够有效地刺激我们进入医疗状况的深层次探讨之中,也能够引发我们对患者和医者的态度、情绪、职业伦理以及人生价值的深度关注。文学作品潜移默化地传递着道德观念,引发读者对生老病死的哲学思考,为临床医疗和医学教育带来全新视角,也为“人的完整性”问题提供独特的解答路径。

推荐阅读

1. 裘法祖. 写我自己. 北京:人民卫生出版社,2009.
2. 毛群安. 苍生大医:21 位医学大师的职业追寻. 北京:人民卫生出版社,2018.

? **思考题**

1. 为什么要阅读文学中关于患者、疾病和医者的故事? 对临床医疗实践有什么意义?
2. 如何通过文学阅读或文学创作,反思自己的职业状况,实现职业可持续发展?

（杨晓霖）

思考题解题思路

第六章 | 病人角色

"病人角色"是指病人为自己的躯体或精神异常做出的、被社会承认并期待的行为方式。"病人角色"这一概念引入我国后,在医学与健康相关社会学科学领域广泛使用,且长期以来,学界也多接受并采用"病人角色"这一术语。

第一节 | 何为病人角色

病人是医疗卫生活动的主要服务对象,了解与分析病人角色可以帮助我们更好地理解病人在医疗过程中所处的状态和面临的挑战,把握病人在医疗过程中的行为、情感和反应,以及他们与医务人员的互动关系,这对于提高医疗质量和效率,以及改善病人和医务人员之间的关系具有重要意义。

一、病人角色概念

病人角色概念(sick role theory)由美国社会学家塔尔科特·帕森斯(Talcott Parsons)于1951年提出,这一概念为理解患病行为提供了重要框架,也是基于人文视角理解病人的基础概念,至今依然是解释病人现象及行为最核心的概念体系。帕森斯认为,多数患病人群行为背后具有共同特征,或称为一种制度化的角色丛,病人通过扮演"病人"这个角色,可以获得一定的身份和权利,同时也需要承担一定的责任和义务。帕森斯对"病人角色"归纳了四方面特征,是病人角色概念的重要内容。

(一)病人角色的四个特征

1. 病人对患病不负有责任 该理论认为,患病并非病人故意或自愿的选择,病人因遗传、环境、生活习惯等多种因素而患病,他们无法控制或改变自己的患病状态,因此,病人不应该因为患上某种疾病而感到内疚或负有责任。例如,因家族遗传而身患某种疾病,病人本身无法控制自己的遗传背景,也无法改变家族遗传给他的疾病风险,因此该病人无需因患而感到内疚或负有责任。

在一项关于接受社会救济的母亲的研究中发现,这些母亲倾向于承认自己身患疾病,以此为自己的困境和失败找到合理化的解释,即作为生病的母亲,她们对自己的状态不负有责任,因而可以"体面"地接受救济。这种现象可以理解为人的自我保护和心理适应机制。在面对挫折或困难时,人们可能会倾向于自我定义为一个"病人",从而以此为自己的困境免责,将失败合理化,并从中找到某种程度的安慰和尊严。这种心理机制有助于减少面对挫败时的焦虑和无助感,并为无法达到社会期望的自我定义找到一个相对可接受的借口。另有研究表明,对于酗酒行为,以往社会与民众多从道德层面进行批判与谴责,指其为堕落行径;但随着医学研究的发展,发现酒精依赖可能是恶习,还可能与基因相关,且可能被诊断为某种神经系统病症。随着这种观念的强化,人们对酗酒行为的理解更加多元化。这些研究揭示了社会规范和个体适应之间的复杂交互作用,也提示医务工作者和社会工作者在为这些群体提供支持时,应充分考虑到他们除身体疾病以外的心理压力,开展正面引导与有效帮助。

2. 病人可以免于正常角色的义务 这一理论认为,病人可以从常态社会角色中脱离出来,减轻或免除原有的责任和义务。免除的范围取决于患病的性质与严重程度,患病越严重,免除义务的范围就越宽。

一位父亲因生病无法照顾子女,可以暂时免除作为父亲的部分责任;而另一位父亲因为嗜酒而使子女缺乏养育,他的行为则会被社会谴责甚至法律惩罚,其作为父亲的责任不能被免除。可见,前者是由于患病导致能力受损,或受制约而无法承担责任,这属于非故意或非自愿,因而病人可以(部分)免除以往角色中的社会责任;而后者是有能力却逃避或拒绝承担责任,是故意或自愿情境下的选择,因此应该对自己的行为负有责任。

3. 病人应努力使自己康复　这一理论认为,尽管病人可以对自己身患疾病免责,且可以因病免除常态下的社会角色职责,但病人也同时要认识到,患病不符合社会需要。一个人生病会对自己的家庭、工作、社会关系带来麻烦或困扰,生病人口达到一定数量,则会对整个社会的正常运行产生不良影响。因此,努力康复是每个患病个体应尽的新义务,即病人在解除常态社会角色的义务的同时,又需承担起作为病人角色的新义务——病人有责任让自己尽快康复。

4. 病人应寻求技术上的可靠帮助,并且应该和医生合作　这一理论认为,从病情中康复的责任要求病人寻求技术上的可行帮助。在现代社会,病人通常应该寻求医生帮助,且与医生配合,齐心协力回归健康状态。另外,帕森斯认为,患病这一模式可能使病人"继发性获益",即对正常责任的豁免,并获得病人特权,因此医疗系统是帮助整个社会系统控制疾病与帮助患病人群康复最重要的社会机制。

总之,帕森斯认为,个体一旦被认为患有疾病,便应部分或全部地免去其家庭的或社会的职责要求;并对其陷入疾病状态不负有责任;社会要求其本人有恢复健康的愿望,他/她或由家属代表他/她积极求医,充分与医生合作,根据医生的建议和要求进行治疗,并愿意康复后重新担负起早先承担的家庭与社会责任。上述权利和义务是相辅相成、互为条件的。

(二) 病人角色的复杂性与差异性

病人角色理论可以帮助我们初步理解病人角色与行为模式,但医务工作者在从医过程中,还需理解病人角色的复杂性与多样性,以促进医疗实践具有更强的现实适应性。

1. 复杂的疾病类型与病人角色　有些学者认为帕森斯的病人角色理论只考虑了急性病症的情况,而不适用于慢性病或身患绝症的人群。一些慢性疾病终身无法被治愈,病人只能去适应被疾病改变后的生活,逐渐适应带病生存的状态;部分癌症病人所面临的可能是永远无法恢复原来的正常角色,尽管医学技术的进步使得越来越多的癌症病人能够得到治愈或延长生存期,但一些癌症的治愈率仍然很低,而且治疗带来的副作用也可能会对病人带来长期的影响。

对于慢性病病人,医务工作者在给予病人积极治疗的同时,还应鼓励其逐渐学会适应长久的不良健康状态,而非以寻求康复为最终目标;同时还需进一步鼓励病人保持一定的常态社会角色行为与自主能力,而非完全免于常态社会角色责任,使其更好地适应长期带病生存的现实。

2. 病人行为的差异性　人们在面对疾病时,可能会有复杂的反应和行为,这些反应和行为可能受到文化、社会背景、个人经历等多种因素的影响。人类学家许烺光曾详细描述 1942 年云南某地驱逐霍乱的例子,人们采用打醮的方式(一种民间仪式)消除病魔,同时也会采用科学的手段应对疾病,例如注意饮食卫生、保持日常清洁、注射疫苗等。在应对疾病的过程中,人们对疾病的行为与决策,很大程度上受到他们所处社会组织与文化模式的影响。

另外,医疗服务日益系统化、组织化的模式,病人主体性观念的兴起,医疗理念从"重医疗"转向"医疗与预防保健并重",这些都将极大地影响病人对医生的依赖关系。有研究表明,并不是所有的人都希望疾病得到治愈,也并不是所有的人都希望与医生合作。这种差异可能受到个人的价值观、文化背景、生活经历等因素的影响。一些人可能由于各种原因,如缺乏资源和信息、文化背景、个人偏好等,无法或不愿意与医生合作。另一些人可能更倾向于自我管理和自我疗愈,他们可能相信自己的身体和内在力量能够应对疾病,或者可能对医学治疗和医生持有某种程度的怀疑或不信任。另外,预防性医疗现在越来越多地受到人们的关注,病人更可能成为保健计划参与者,如果他们对从医生那里获得的预防性医疗方案不满意,就会有选择地服从或拒绝,此时,求医的目标是保健而非康复,医患关系是咨询关系而非依赖关系。

在从医实践中,医务工作者需要尊重个体的差异和多样性,尽力了解病人的信仰、价值观和生活经历,以便更好地满足他们的需求,并为他们提供更加有针对性和全面的医疗关怀。同时,社会及医疗系统也需要为那些无法获得医疗服务的人提供更多的支持和资源,以确保他们能够获得必要的医疗照护。

综上,病人角色理论初步总结了病人为适应患病情境的规范性要求而形成了一些特征性的行为,这一理论有助于促进病人行为的标准化和制度化管理,从而促进医疗过程的顺利进行。然而,帕森斯的病人角色理论也存在一些局限性,如复杂的疾病类型、不同的社会经济地位与文化背景都可能使病人呈现多元复杂的患病认知与行为。当代社会普遍认为,病人并非能够完全对患病免责。2020 年6 月 1 日起实施的《中华人民共和国基本医疗卫生与健康促进法》明确提出"公民是自己健康的第一责任人"。人们应该通过养成良好的生活方式与卫生习惯、主动接受健康教育、参与公共卫生活动等管理个人健康,减少患病发生危险。可见,我们在现实实践中应结合具体情况灵活运用病人角色理论。

二、社会标签化的病人角色

标签理论是社会学中一个重要的理论分支,它主张,人们在社会生活中常常被赋予某种身份或者标签,这些标签会影响或者塑造他们的行为。因此,当一个人被赋予"病人"的标签后,他可能会被推入一种特定的角色中,这种角色包括社会对病人的刻板印象和预期。

(一) 被标签化的病人

标签理论认为,患病的诊断过程,可能是把不同标签按照人们行为方式的正常与不正常来进行分类,所谓"不正常"是按照社会排斥某一行为的标准所确定的。一旦"病人"标签被确认为某一个体的身份标志,它还会导致他人,包括家庭、朋友或其他关系一般的熟人,同样得出"此人不正常"的结论,甚至被标签的个人也会逐渐接受这一结论。当兽医诊断一头牛患病时,诊断本身不会改变牛的行为;但医生诊断一个人患病时,往往会造成病人行为的变化。

例如,一个孩子被诊断为注意缺陷多动障碍,这是一种常见的神经发育障碍,以注意力不集中、过度活跃和冲动行为为主要表现。在被确诊患病前,他可能只被当作一个不爱学习或淘气的普通孩子;但当他被贴上注意缺陷多动障碍的标签后,就可能会影响周围人对他的看法和态度,就有人将其归为不正常的孩子。这种归因偏见可能会导致孩子受到歧视和不公平对待,他人的态度与行为也可能会影响孩子的自我概念的塑造和社会角色的定位,从而影响他的自尊心和自信心。

(二) 病人权利的正当性

通常,病人享有一系列的权利,例如免除自身原来的角色任务、获得医疗保险、进入医疗机构、接受医生的治疗和照护等。标签理论认为,病人的权利并非来源于患病本身,而是来源于社会和医疗体系对病人身份和权利的认定,这可能导致并非所有病人都具有相同的权利。根据不同疾病的权利正当性,可划分为以下三种类型。

1. 获得有条件的权利　在这种情况下,病人暂时被免除正常的责任,并获得一些额外的权利去寻求帮助,以摆脱患病者状态。例如,当生病卧床时,可以暂停某些日常义务,可以请病假停工或停学等;暂时增加一些日常权利,如获得家人的照顾、减免工作量等;但又增加了新的义务,即需要服从医生要求,尽快康复。

2. 获得不限条件的权利　病人永久性被免除正常责任,并获得额外属于病人的特权,因为这种偏离状态是不可逆的。例如,晚期癌症病人就属于这一类。此类病人将可能永久停止以往正常的社会角色与责任,并享有最大限度的病人权利,包括获得医疗援助,如全面治疗、疼痛管理、姑息治疗等;获得来自单位、亲友或社会求助机构的经济援助;获得家人的全面照护与支持等。当然,这里提到的"不限条件"是相对的,病人所获得的所有支持和照顾均需符合医疗伦理、法律法规和社会公平原则。

3. **未获得权利**　病人被免除一部分正常责任,但医学技术可能不能完全解决他们的问题,他们几乎得不到属于病人的特权,甚至常遭到羞辱。例如,某些传染病、精神疾病的病人可能属于这一类。例如,在某些文化中,麻风病病人(即使已经治愈)被禁止结婚和参与公共活动,甚至被强迫隔离和抛弃。这些过度污名化的行为源于对麻风病的不了解和缺乏科学认知。

对于医务工作者而言,需要对因疾病污名化而无法获得正当权利的病人给予更多的关怀。身患"污名化"疾病的病人通常会遭受到来自社会和家庭的偏见、歧视和排斥。"污名化"疾病包括精神疾病、传染性疾病等。身患这些疾病的病人不仅很难获得病人权利,往往还面临着来自社会的歧视和排斥,比如失去工作、被孤立和被歧视等。此外,一些病人也可能遭受到家庭成员的疏远和歧视,甚至被虐待。对于这些病人来说,医务工作者的职责是至关重要的。医务工作者可以通过提供科学、客观的信息和知识来减少病人的误解和偏见,帮助他们更好地了解自己的病情和治疗方案;可以提供心理支持和辅导,缓解病人的情绪和焦虑症状;也可以倡导公正、平等和包容的态度,反对任何形式的歧视和偏见;还可以利用自己的专业知识和影响力,协调病人与社会的联系,帮助他们融入社会,减少社会歧视和排斥。总之,身患"污名化"疾病的病人需要得到更多的关注和支持。医生作为他们的治疗者和支持者,应该尽力帮助他们克服歧视和排斥,让他们得到公正的待遇和尊重。

第二节 │ 病人对疾病的认知与应对

病人角色理论强调,病人有责任及时求医、遵守医疗要求、寻求尽早康复。然而,从患病到求医、再到康复,这一过程并非完美体现于所有病人实践。由于病人对疾病的认知与应对受复杂社会因素的影响,例如患病后是否求医的决策,患病后能否适应病人角色,因此病人的患病过程及行为呈现出一定的复杂性。

一、病人求医行为

求医行为是指因疾病困扰而导致的寻求医疗帮助的行为,可以区分为:

1. **主动求医行为**　指病人对自身出现的不适或异常,以治疗疾病、维护健康为出发点而主动行动寻求医疗帮助,这是大多数人的行为模式。

2. **被动求医行为**　指病人在他人的要求或帮助下寻求医疗帮助,实施这类行为的人也比较多。这种情况是因为当事人不在意,或个体对疾病的认识不足。

3. **强制求医行为**　强制求医实际属于被动求医的范畴,但其程度更严重。因为强制求医的病人往往会对他人或社会造成严重的危害,国家为避免公共健康危机,通过强制对患病人群疾病的治疗,达到治愈疾病、防止疾病传播、维护公众健康利益的目的。

二、病人求医行为的影响因素

虽然病人角色理论认为人们生病普遍会选择医疗服务,以帮助自己恢复健康和正常的社会角色,但现实中并不是每个人都以同样的方式对同样的健康状况做出反应。许多研究发现,社会经济状况较好的人更可能去求医,但经济状况较差的人可能并不遵循这个规则,他们一旦报告身患某种疾病,可能会面临失业或经济受损的风险,没有机会享受病人的权利;他们通常也可能因为缺乏知识和信息而无法有效地参与医疗决策。有研究发现,社会经济地位较好的病人出于本人意愿或者亲友的意愿,经常去看心理医生寻求心理治疗;相反,社会经济地位较低的人通常只是在另一位医生、社会工作者或者警察的建议下才去看心理医生,而非出于自觉自愿的初衷,他们更倾向于接受身体的治疗。

麦肯尼克(David Mechanic)认为,人们对疾病症状、疾病性质以及对疾病危险程度的认知将会综合影响人们对待疾病的方式,他提出,一个人是否寻求医疗服务取决于以下 10 个因素,分别为:①对疾病症状的可见性和认知;②认识到症状的危险程度;③对疾病相关信息、知识,以及疾病背后文化理念的了解;④了解疾病影响家庭、工作和其他社会活动的程度;⑤症状出现的频率、持久性和复发率;⑥对疾病的忍耐程度;⑦疾病对正常生活产生的不良影响;⑧求医可能产生的后果(如担心药物副作用、病耻感影响等);⑨疾病被诊断后,是否有其他对疾病的矛盾性解释、替代性解释或治疗方案;⑩治疗资源的可得性、物质可及性、求助行为所带来的心理压力和经济支出。

除了上述 10 个因素外,麦肯尼克还认为,病人会从他人定义与自我定义层面决定是否求医。他人定义是指其他人是否认为该症状为疾病,以及是否提醒其对症状引起注意;自我定义是指病人本人判断是否有患病症状;通常患病状态被越多的人确认,人们越有可能前往就医。另外,文化与社会影响也对病人是否求医具有重要影响。例如,有些家庭可能更注重现代医学的作用,相信科学和医生的诊断和治疗方案,因此一旦出现不适就积极寻求医疗帮助;而有些家庭可能更倾向于传统医学或自然疗法,认为人体有自愈能力,对于一些轻微的病症可以通过自身的调节来恢复,或者选择使用天然药物或保健品来缓解不适。这种差异可能反映了不同的家庭对于健康、医疗和自然的观念和态度。

三、病人经历疾病的五个阶段

萨奇曼(Edward A. Suchman)通过观察病人患病后的医疗活动,总结了患病五阶段模型,这一模型告诉我们,每一个阶段,病人将根据已有资源、备选行动以及行动成功的概率做出不同的决策和行动。这五个阶段分别为:

1. **症状体验**　这是疾病的最早阶段,病人开始感到身体不正常。在这个阶段,病人首先会感受到身体的疼痛或不适;其次承认这些是症状,即承认自己处于疾病状态;最后在感情上承认疾病状态可能对生命存在一定的威胁。因此,这一阶段并非来自专业的医学诊断,而是个人的感知与判断,表现为身体的不适与活动能力受到某种程度的限制。

2. **承担病人角色**　病人意识到自己生病了,开始适应病人的角色,并采取相应的行动。人们通常会首先选择自我治疗或改变生活方式以应对这种疾病状态。同时,人们还会通过亲朋好友寻求意见与建议,这一过程完成了他人对自己生病状态的承认。

3. **获取医疗服务**　病人开始寻求专业医疗照顾。人们开始从求助非专业治疗组织系统转变为求助专业治疗组织。通常人们越依赖非专业治疗系统(亲朋好友、信息网络、各类非正式医疗方式等),进入专业治疗组织(就诊现代医院与医生)的时间就会越晚。这个时期,医生的最初诊断和治疗将对后续的个人健康行为起到重要作用。

4. **配合医生治疗的"病人"**　在这个阶段,病人已经接受了医生的诊断和治疗建议,正在尽力配合治疗。在萨奇曼看来,在人们做出接受医生建议的决定之前,有病的个人并非"病人"。在做出决定之后,也可能因为与医生的意见未能达成一致,而中止这个进程。还有部分病人因为患病特权而不认真努力地使自己痊愈,如宁愿生病,因为可以享有请病假的特权。

5. **病愈或带病生存**　病人通过积极有效的医疗照顾,脱离了病人角色,并恢复正常的社会角色与职责,从病人角色到恢复为正常的社会角色通常有一个"宽限期"。或者,作为慢性病病人或长期病人接受一个新的角色,此时疾病难以痊愈,例如慢性病或晚期疾病,病人需要适应与疾病共存的生活方式。

患病五阶段模型是患病和寻求医疗照顾行为的理想模式。现实中,病人可能完整地经历这五个阶段,也可能只经历其中的较早阶段。例如,有的病人产生不适感后,迟迟不去寻求专业医疗照护,因此可能一直停留在第一或第二阶段;也有病人在第五阶段结束后,接着从第三阶段开始(例如慢性病病人),他们可能在这个过程中无期限地重复下去。患病的五阶段模型有助于概括那些求助专业医疗组织的病人的求医行为,但是对于那些一直没有寻求医疗照护或一直求助非正式医疗组织的患病行为,其适用性还未被检验。

四、病人角色的失调与调适

病人角色的失调是指病人不能顺利地完成角色转变的过程。个体从一般的社会角色进入病人角色，可能出现角色认同和扮演的失调，进而影响疾病状态向健康状态转化。原因主要包括以下几点。

1. 角色性质 一般社会角色通常被认为是正常的社会角色，而病人角色则是非正常的社会角色。

2. 角色转变过程较短 一般社会角色的转变通常是一个渐进的过程，而病人角色的转变通常是在短时间内突然发生的，需要迅速适应新的环境和角色。

3. 消极情感体验 一般社会角色转变可能伴随着各种情感体验，如兴奋、不安、焦虑等，而病人角色的转变则可能伴随着恐惧、不安、焦虑等负面情绪体验。当病人出现角色失调时，专业人士、亲朋好友及广泛的社会关系，应积极帮助病人采取调适行为，以适应病人角色，更好地完成治疗过程。

(一) 病人角色失调

1. 角色行为缺失 病人角色行为缺失是指病人不能正确对待自己的疾病或不承认自己是病人，因而不能正确地履行病人的权利和义务。虽然医生已做出疾病的诊断，但病人尚未意识到自己已患病或不愿承认自己是病人。由于患病意味着社会功能下降，与求学、就业、婚姻等涉及个人利益的问题有关，致使病人不愿接受病人角色；另外，部分病人可能使用了"否认"的心理防卫机制，以减轻心理压力，这类病人不易与医护人员合作。

2. 角色行为冲突 指人们从健康角色转向病人角色时所发生的心理冲突从而导致的行为矛盾。健康者转向病人角色所形成的心理过程、状态、个性特征和病人对某种需要的迫切要求等都强烈地干扰着病人对角色的适应，从而使病人感到恐惧和不安。当多种社会地位和多种角色集中于一人时，在其自身内部产生冲突。从健康人变为病人时，个体需要暂时地从平日的社会角色进入到病人角色，例如在单位是员工，在家是父母，但因为患病暂时无法履行原来一般角色的职责，从而感觉到焦虑不安、愤怒、烦恼、茫然和悲伤等。

3. 角色行为异常 病人受疾病折磨感到悲观失望，负性情绪占据病人心理，表现为固执己见，如坚持不许改变无效的医疗方案，敌视周围人如医务人员，甚至敌视治疗、出现厌世情绪等。这是病人角色适应中的一种特殊类型。病人无法承受患病或不治之症带来的挫折和压力，对病人角色感到厌倦、悲观、绝望，由此导致行为异常。多见于慢性病病人、长期住院病人或治疗困难的病人。

4. 角色行为强化 这是病人角色行为适应性的一种状态，安于病人角色现状，或自我感觉病情严重超过实际，或由于"因祸得福"的心理，期望继续享有病人角色所获得的利益，或因自信心下降而怀疑自我能力，对自己能否胜任以前的角色感到怀疑。随着躯体的康复，病人角色行为也应转化为正常的社会角色行为。如果这种转化发生阻碍，个体"安于"病人角色的现状，角色的行为与其躯体症状不相吻合，过分地对自我能力表示怀疑、失望和忧虑，行为上表现出较强的退缩和依赖性，这就是病人角色行为强化。

5. 角色行为减退 指病人患病期间，由于突发事件引出新的角色行为，而使病人的角色行为减退。个体进入病人角色后，由于某种原因又重新承担起本应免除的社会角色责任，放弃了病人角色去承担其他角色的活动。如一位生病住院的母亲不顾自己的身体尚未康复而毅然出院，去照料患病的孩子。

(二) 应对措施

针对病人角色失调的情况，病人自身、家属、各类社会支持体系，以及医务工作者均在病人调适过程中发挥着重要的作用，共同构成了一个完整的支持系统。其中，医务工作者可以有针对性地采取以下措施来引导与帮助病人。

1. 提供心理支持 理解病人的感受，给予他们情感上的支持和鼓励，帮助他们更好地应对疾病带来的心理压力。

2. **提供信息**　向病人提供有关疾病和治疗的相关信息,让他们更科学客观地了解自己的状况以及应对方法,积极乐观地接受治疗。

3. **建立医患信任**　医护人员应以诚信、专业和关心的态度对待病人,建立良好的医患关系,使病人更愿意配合治疗。

4. **增强家庭支持**　对家人进行劝导,鼓励家人给予病人更多关爱和理解,帮助他们适应新的生活方式,增强治疗信心。

5. **寻求专业帮助**　如果病人出现严重的心理问题,如抑郁、焦虑等,可以建议其寻求专业心理咨询师的帮助,进行个体化的心理治疗。

6. **鼓励参与**　鼓励病人参与到自己的治疗计划中来,让他们感觉有主动性和控制感,同时也能减轻医护人员的工作负担。

第三节 ｜ 病人角色与医患关系

患病个体一旦决定进入到医疗系统求医问药,就进入到与医生的社会关系中。医患关系是医疗卫生活动中最基本、最重要的人际关系。病人角色理论认为,医患互动可形成模式化的关系,病人与医生在这套关系中都倾向于以一种稳定的、可预期的方式行动。

中国自古就提倡医生对病人应当有敬畏之德、悲悯之心与谦和之态,奉行"医乃仁术"的信念,医生通过行医施药实现仁者爱人、济世救人的理想,这是中国传统医患关系的基本理念。了解病人与医生之间的关系,对于提高医疗照护和心理健康服务质量、改善病人体验和促进社会进步具有重要意义。首先,良好的医患关系可以建立医生和病人之间的信任和合作关系,这有助于病人积极参与治疗和康复过程,提高治疗效果和满意度;其次,通过了解病人与医生之间的关系模式,医生可以更好地了解病人的需求和问题,从而提供更加个性化和全面的医疗照护和心理健康服务;此外,良好的关系模式可以帮助医生及时发现和解决潜在的问题,减少医疗纠纷和诉讼的风险;最后,了解病人与医生之间的关系模式还有助于评估治疗效果和社会效益,为改进医疗护理和心理健康服务提供依据和建议。

一、病人角色理论关于传统医患关系的观点

病人角色理论为理解医患关系提供了基本指南。帕森斯认为,医患关系是以医生帮助病人有效应对疾病为指向的,其中医生扮演主导角色,病人处于服从地位,这一关系模式被视为传统医患关系的理想模式。

(一) 医生角色

医生角色是相较于病人角色而言的一种角色模式,与医生职业的四个特征密切相关。

1. **技术上的专业性**　获得专业权威的认可和社会认可。医生是经过医学教育和专业培训后才获得相应的执业资格,他们拥有丰富的医学知识和实践经验,能够为病人提供专业的医疗服务,医生的技术权威性得到了广泛的认可,公众与社会对医生的技术能力和专业水平也给予了高度信任。

2. **感情上的中立性**　从医实践需避免情感影响技术决策。尽管医生面对病人可能带有各种情感和情绪,但医生需要控制自己的情绪,避免让个人情感影响到医疗决策。这是为了保证医生能够全面、客观地评估病人的病情,提供最佳的医疗建议和治疗方案。

3. **对象的同一性**　医生在诊疗过程中,应平等地对待每一位病人,不因病人的社会地位、种族、性别、年龄等因素而产生偏见或歧视。医生应根据病人的病情和需要,提供客观、公正、专业的医疗服务,而不应受到病人的社会背景或其他个人特征的影响。这是医疗伦理的基本原则之一,也是构建良好医患关系的重要基础。

4. 职能的专一性　医生是医疗体系中的专业人员,他们负责疾病的诊断、治疗、咨询和预防工作。这种职能的专门性使得医生在医疗体系中具有不可替代的地位,对维护公众健康起着至关重要的作用。

(二) 病人-医生的不对称关系

病人角色理论将医患关系视为一种非对称关系或权力地位不平等的关系,医生在关系中扮演更为主导的角色,其职责就是要使病人恢复到健康并能够充分发挥作用的状态;而病人则需要听从医生的建议和治疗方案,遵守医疗机构的规则和程序。医生权威主要基于以下三个重要因素。

1. 专业威信　医生的专业威信来源于两个方面:医生具备的专业知识和技能,以及获得由社会认可的作为法定治疗者的医生执业资格证书。医生经过医学教育和培训,掌握了诊断和治疗疾病的专业知识和技能,这种知识和技能使得医生在社会中具有较高的专业威信。

2. 职业威信　医生的职业权威反映了病人-医生关系的"卖方市场"特征。医生掌握了技术(包括商品和服务),病人则是"买方"(或者"消费者")。医生具有专业的医疗知识和技能,还掌握先进的医疗设备和资源。在医疗市场中,医生作为服务提供者,具有相对的优势地位。

3. 病人的情境依赖　病人的情境依赖是医生职业权威的对应面。病人无法通过自身努力实现身体康复时,只能接受来自专业人士,即持有执业资格证书的保健照顾提供者(医生)的照顾,因此,病人必须与医生建立某种依赖关系。

二、变迁中的医患关系

随着社会的发展,医患关系并非仅局限于单一的医生权威与病人服从关系,也呈现出多元性和复杂性,主要包括三种类型的新型关系:根据症状严重程度进行调整的医患关系,可分为主动-被动型、引导-合作型、共同参与型(这一内容将在第九章详细阐述,本章不再赘述);根据医患协商进行调整的医患关系;消费者保护主义影响下的医患关系。本节将对后两种类型进行介绍。

(一) 依据医患协商进行调整的医患关系

大卫·哈耶斯-鲍蒂斯塔(David Hayes-Bautista)将医患关系视为一个谈判过程,而不仅仅是医生与病人之间的命令与执行的关系。他选择了美国旧金山湾区的 200 名病人作为对象,详细记录了疾病的治疗过程。他发现医患关系主要取决于病人对治疗方案的感受,而非完全基于疾病的客观现实。当病人感到治疗方法不适当时,他们便会采取行动改变治疗方案,无论医生的决策如何。

病人可能采用说服策略和反对策略来达到改变治疗方案的目的,如病人可能会试图说服医生治疗没起什么作用,或建议使用另外的治疗方案,或委婉地通过"诱导性"提问,引导医生注意病人感觉到方案不合适。病人还可能采用反对策略,如自行采用抑制治疗,有意降低或提高服药剂量。

医生的策略有以下几种:"知识压倒"策略,强调医生在诊疗方面的专业性与权威,这一策略通常最为有效;"开诚布公"策略,医生反复说服或与病人协商,缓解病人的顾虑与担忧;"私人情感"策略,在私人交情的基础上说服病人。有研究者指出,医生为了引导病人遵从治疗方案,必须扮演多种角色:教师、侦探、谈判专家、称赞者或警察等。

不同的策略都有其适用的场合和优点,医生需根据病人的具体情况、疾病性质以及治疗方案的复杂性来灵活决定采取何种策略,以确保病人能够理解和遵从治疗方案。当病人对疾病和治疗方案一无所知或迷茫时,"知识压倒"策略有助于病人建立对医生的信任,从而更有可能遵从治疗方案;然而,这种策略也需要注意避免过度强调医生的权威,以免让病人感到被压迫或无法表达自己的疑虑和担忧。当病人对治疗充满担忧和疑虑时,"开诚布公"策略有助于医生通过倾听病人的需求和顾虑,以开放、诚实的态度回答病人的问题,从而说服病人遵从治疗方案。开诚布公的策略也有助于医生了解病人的真实想法和感受,从而制订更符合病人需求的治疗方案。当医生与病人具有良好的关系时,医生可以采用"私人情感"来影响病人的决策;然而,这种策略需要谨慎使用,避免过度依赖私人关系而违背了医生职业的情感中立性原则。

(二) 消费者保护主义影响下的医患关系

1. 产生与发展的背景 卫生服务向消费主义转移,这意味着病人在医患关系中占据了更高的地位。20 世纪 60 年代开始,一些人把"病人"当作"消费者",把医生当作"卫生服务提供者",由此产生了"消费者-服务者"这一新型的医患关系,这与传统的医患关系(医生是权威者,病人是依赖者)相对立。这一理念的产生与医疗服务的变迁密切相关,主要包括以下两个方面。

(1)医疗服务从"治疗"向"预防保健"的转变:人类社会的三次卫生革命表现为医疗防治模式的转变。第一次卫生革命,以防治传染病、寄生虫病和地方病为主要目标;第二次卫生革命,以慢性非传染性疾病为主攻目标;第三次卫生革命,以提高生命质量、促进全人类健康长寿、倡导人人享有卫生保健为目标。与慢性病防治和卫生保健相关的医患关系,更强调医生与病人的平等地位,医生扮演的角色更可能是提供给病人或寻求健康者一些建议,通常是劝说型,医生的绝对权威减弱,甚至可能受到质疑。在这种情况下,医生更多地开始被当作健康服务的提供者,而病人或寻求保健者则可被视为健康服务的消费者。

(2)病人权利运动的影响:病人权利运动主要发生在 20 世纪六七十年代的欧美,特别是在美国。该运动致力于促进和保护病人权利,并通过立法和国际医学大会等手段,为病人争取更多的权益和福利。1973 年,美国制定了《病人权利法案》,以确保病人获得医疗保健服务时应有的权利和尊严。此外,1981 年世界医学大会上也通过了《病人权利宣言》,旨在为病人提供更加全面的权利保障。在病人权利运动的影响下,病人作为消费者在医疗保健方面的权利和责任被强调,并提倡病人应该更主动地参与自己的医疗决策。

2. "消费者-服务者"理念下的医患关系模式 玛丽·豪格(Marie Haug)和贝勃·列文(Bebe Lavin)在 1976 年进行了消费主义医患关系的研究。他们利用对美国俄亥俄州 640 名居民与 88 位医生的两次调查以及 1978 年对美国 1 509 名成人的调查所获得的资料,考察了医疗方面的消费者保护主义的态度及医患关系。

谁更可能采用消费者保护主义的态度? 在病人中,受过良好教育和更为年轻的成年人更可能持这种态度,他们更可能对医生提供治疗的决策持怀疑态度,他们会更多地提出疑问:"医生在申请检查和提供服务时,主要是为了帮助病人,还是为了经济利益?"而在医生中,同样也是较为年轻的医生,比较愿意容忍持这种态度的病人。

当持不同态度的医生与病人发生医疗互动时,会发生什么? 持消费者保护主义观点的医生或病人,通常更强调或理解病人的权利,成为控制(决策)型病人和迁就(病人)型医生;相反情况下,病人和医生则更主张医生应该是绝对权威与责任人,成为依赖(医生)型病人和控制(决策)型医生。持有相同理念的医生与病人之间通常更容易达成愉快和谐的关系;反之,则可能产生冲突。豪格与列文用表 6-1 区分了以上情况。

表 6-1 医疗关系中的态度与结果

病人的态度	医生的态度	
	控制(负责)	迁就(劝说)
消费者保护主义	冲突,病人愿意或被告知另找一位医生	讨价还价取得一致并发展相互信任
依赖	双方达成愉快和谐	不安的关系。可能:医生转变为全面负责型医生,或者病人另寻一位比较"负责"的医生

资料来源:豪格与列文《医疗方面的消费者保护主义:对医生权威的挑战》,1983。

病人是否是消费者? 看病是否是消费行为? 这一类问题长期处于争议之中。有学者认为,应从三个方面来解答这一问题。一是医生提供的服务是否是商品性消费服务,二是病人得到诊疗服务是否是等价交换,三是就医行为不仅仅是消费行为,它涉及人的健康和福祉,有时甚至涉及生命。因此,医疗服务的提供需要遵循一定的伦理和道德原则,不能仅仅从消费的角度来考虑。

推荐阅读

1. 景军. 公民健康与社会理论. 北京:社会科学文献出版社,2019.
2. 威廉·考克汉姆. 医学社会学:11 版. 高永平,杨渤彦,译. 北京:中国人民大学出版社,2012.

思考题

1. 结合帕森斯提出的"病人角色"概念及其四个特征,谈谈病人的权利和义务。
2. 案例分析题。

王先生是一位长期患有慢性乙型肝炎的中年男性。他因为担心病情恶化,一直处于焦虑和恐惧中,无法正常工作和生活,因为感觉生活无望,也不愿正常治疗。

医生注意到王先生的情绪问题后,与王先生进行了一次深入的谈话,了解他对疾病的看法和感受。医生告诉王先生,慢性乙型肝炎虽然是一种长期存在的疾病,但只要得到适当的治疗和管理,大部分病人都能够过上正常的生活。医生还向他介绍了许多成功应对慢性乙型肝炎的案例,让他知道有很多人能够克服恐惧和焦虑,过上充实和有意义的生活。同时,医生还为王先生制定了一份详细的康复计划,包括药物治疗、生活方式的调整、心理辅导等方面的建议。医生鼓励王先生积极参与康复训练,告诉他只有通过自己的努力才能更好地适应疾病状态。此外,医生还向王先生介绍了一些与慢性乙型肝炎相关的知识和技巧,如如何避免传染给他人、如何合理安排饮食和运动等。这些知识和技巧帮助王先生更好地管理自己的健康,提高生活质量。

通过医生的劝导和康复计划的实施,王先生逐渐改变了自己的态度,开始积极应对自己的疾病。他学会了如何更好地管理自己的健康,包括合理安排饮食、适当运动、保持良好的心理状态等。他也学会了如何与家人和朋友沟通自己的感受和需要,获得了更多的社会支持,逐渐步入生活与工作的正常轨道。

问题:医生针对王先生的情况,开展了一系列较有成效的引导,医生的引导产生作用的原因是什么? 试结合病人的疾病类型、病人角色失调应对措施、医患关系中的医生策略等内容进行作答。

思考题解题思路

(孙薇薇)

第七章 | 家庭的力量

家庭是以婚姻关系、血缘关系(包括收养关系)为基础的社会生活组织形式。它是人类最重要和最基本的生活场所,为个体的生存和发展提供物质保障、心理支持、情感支持和社会支持。家庭的价值观、期望、变故及危机会影响家庭成员的健康状态,而家庭成员个人的健康状态变化也会影响家庭及家庭其他成员。因此,认识家庭在卫生健康中的作用有重要的现实意义。

第一节 | 卫生健康中的家庭因素

一、家庭成员的地位及权力

一般而言,婚姻将两个没有关系的家庭联结起来,使一个家庭的关系网络在横向上得以扩展。同时,由于生育繁衍和代际更替,也促成原有的家庭关系在纵向上得以延伸。横向的姻缘关系与纵向的血缘关系交织在一起,形成了复杂的家庭关系网络。在家庭关系网络中,由于家庭成员间存在社会政治经济地位的差异,不同的成员具有不同的家庭地位与权力。

家庭地位是指家庭成员在家庭诸多成员中的位置或排序,这种排名是由声望、名誉或其他成员对这位家庭成员的顺从程度得来的。权力是把一个人的意志强加在其他人的行为之上的能力,家庭成员的地位与其在家庭中所拥有的权力一般成正比。家庭地位的不同决定了家庭成员可获得的医疗资源不同,在健康教育中的影响力不同,在医疗照护中的决策权力不同。在临床诊疗中,决策权力大的家庭成员常常左右了患者诊疗的方向,因此医务人员需要辨识患者及家属的家庭地位和权力,了解并发现真正的决策话事人,有助于确定沟通的主要对象并进行高效的临床决策。这在患者本人因疾病丧失决策权时尤其重要。

二、家庭的作用

家庭有各种作用,包括经济、生育、教育、抚养与赡养、感情交流、休息与娱乐等。家庭发挥良好的作用表现为家庭成员间相互爱护、相互支持、彼此间进行情感沟通,共同承担生活事件带来的压力。这样的家庭能够促进家庭成员的身心健康、提高其社会支持和应对困境的能力,在一定程度上也能减少家庭成员罹患疾病后的身心压力。

在生物-心理-社会医学模式下,医学的本质是防病治病,维护或恢复人的生理、心理、社会功能。患者罹患疾病后最迫切希望得到的是亲人的陪伴、照护,以及心理、经济等方面的支持,在这种需求下,家庭理应发挥应有的作用。在医患接触过程中,医务人员应及时敏锐地发现患者家庭中存在的问题,有针对性地给予适度的、力所能及的干预,帮助患者获取照护和有利于其恢复健康的资源,促进诊疗和康复,提高患者的生活质量。

三、家庭对医疗照护的影响

在我国,家庭及其组成的家族、宗族因为具有共同的祖先、血缘,或具有姻亲关系、养育关系,大家彼此承诺,承担一定的责任和义务,对其中所属个体发挥着或多或少的影响。在疾病预防保健和医疗照护中,家庭成员及其亲属是重要的干预力量,对健康教育、疾病认知和死亡观念、临床决策、心理状态、患者照护及陪伴等有重要影响力,包括负面影响。医疗照护中,影响和干预的内容涉及各个方面,包括是否送医诊疗,在哪个级别的医院诊疗,如何诊疗,诊疗过程中的医疗事项谁来决策,医疗费用由谁支付,患者由谁照顾,以及潜在的对临床决策不良结局的责任分担,等等。

第二节 ｜ 发挥家庭在卫生健康中的作用

一、家庭与健康教育

(一) 家庭是健康教育的重要场所

影响居民健康状况的因素包括行为或生活方式、环境、遗传生物学、卫生服务等,其中行为或生活方式因素的影响最大,也是个体可控的因素。WHO 在 1978 年发表的《阿拉木图宣言》指出:健康教育(health education)是所有卫生问题、预防方法及控制措施中最为重要的,是能否实现初级卫生保健任务的关键。健康教育的实质是一种干预,它提供人们行为及生活方式改变所必需的知识、技术和服务等,使人们在面临健康促进和疾病的预防、治疗、康复等问题时,有能力做出行为抉择。

健康教育可以通过多种途径实施。由于家庭成员间具有特殊的亲密关系,互相知晓行为和生活方式,信息沟通也更加方便,在信念和行为上更容易形成互相影响、监督和促进的作用。同时,以家庭为单元进行健康教育,或在家庭成员中进行健康素养传播,效率相对更高、成效相对更好。因此,家庭是深入开展健康教育的场所之一。

(二) 家庭健康教育的内容和做法

WHO 认为健康不仅是躯体没有疾病,还要具备良好的生理、心理状态和社会适应能力,并把道德修养和生殖质量纳入健康的范畴。现代人的健康包含躯体健康、心理健康、社会健康、智力健康、道德健康、环境健康等,因此家庭健康教育应该涵盖这些方面。具体而言,包括饮食和行为习惯在内的生活方式、心理卫生、疾病预防、居所环境卫生、休闲与健身运动,以及针对已罹患疾病或疾病高风险成员的卫生健康知识等。通过家庭健康教育,可以传递并强化家庭成员对健康的认知和行为,促进每位家庭成员的健康成长和发展。

家庭健康教育的具体做法包括:

1. **健康信息的获取和共享**　家庭成员之间相互交流健康信息,分享健康知识和经验,促进健康意识和行为的改变。也可以共同关注健康专题,参加相关的健康教育活动,了解新的医学进展和疾病防治信息,并相互提供支持和建议。

2. **健康意识的培养**　每一位家庭成员应互为表率,尤其是家长或家庭地位高的成员。对孩子而言,家庭是其最早接触和学习健康知识的地方,家长通过言传身教的方式,向孩子灌输正确的健康观念,如保持良好的卫生习惯、均衡饮食、合理锻炼、戒烟限酒、保持心理健康及社会适应性等。家庭成员间还可以主动交流,解答关于身体、健康和疾病的疑问,提高对健康的重视程度,增强保健意识。

3. **健康生活方式的示范**　与健康意识培养一样,家长或家庭地位高的成员的生活方式对其他家庭成员,尤其是孩子有深远影响。这类家庭成员要以身作则,为其他成员和孩子树立良好的榜样。同时家庭还可以共同制订健康管理规划,鼓励全家人一同参与健康活动,形成良好的生活习惯。

4. **疾病防治**　家庭成员可以集体学习有关疾病预防的知识,包括正确的洗手和口腔卫生方法、饮食卫生、个人防护等。提醒或安排进行及时的疫苗接种,鼓励家庭成员定期健康体检。在家庭成员罹患疾病时,其他家庭成员引导患者及时、正确就医,督促患者遵照医嘱诊疗,协助治疗和康复。

5. **心理健康促进**　家庭是心灵港湾,是家庭成员心理健康最重要的支持系统。一方面,要教育家庭成员学会尊重他人、表达感受,学习人际沟通技巧,树立正确的人生观;另一方面,通过事例、挫折教育等学习压力应对和情绪管理的方法,引导家庭成员树立乐观、自信、坚强的个人品格。此外,更主要的是通过维护家庭的和谐氛围和温情环境,提升家庭成员的心理健康水平。

（三）疾病防治中的家庭健康教育

家庭成员罹患疾病后，不仅是患者本人，还包括家属，会更关注疾病的预防、诊疗及康复等知识。虽然在诊疗期间可以通过医务人员的宣教获取相关疾病的信息，但家庭成员还可以凭借亲人的身份，提供外人不能或不易提供的卫生健康理念和行动。其中，家庭健康教育在慢性病管理上的作用尤其明显和重要。

慢性病具有起病隐匿、病程长、病情迁延不愈的特点，并且呈现动态发展过程，其病因具有多效性、稳健性和重塑性特性，主要包括心脑血管疾病、糖尿病、恶性肿瘤、慢性呼吸系统疾病等。影响慢性病发生、发展的主要原因大致可分为年龄、性别、遗传等不可控因素，吸烟、酗酒、不合理膳食和缺乏体力活动等生活行为方式，以及医疗卫生服务水平及社会经济、文化环境等，其中不良生活方式是慢性病发生发展的重要原因。在慢性病发生发展的任何阶段进行生活方式干预，都会产生明显的效果，而且干预越早效果越好，因此，有效干预自身的生活方式，减少或杜绝不良的生活习惯，增加促进健康的行为方法，是慢性病防治的重要战略手段。而健康教育是贯彻这个战略手段最经济、最有效的措施，这个措施应该贯彻到病前、病中及病后。因此，医务人员除了做好诊治工作及疾病诊疗宣教外，在临床工作中还要通过专病科普等疾病教育手段传递以下三方面信息，推动家庭健康教育。

第一方面，要传递疾病的危险因素信息。家庭健康教育要重视生活方式教育，如戒烟限酒、均衡饮食、适度锻炼、保持心理健康等，通过家庭成员间的教育、影响和监督作用，推动家庭成员树立良好的生活方式和行为习惯。第二方面，要传递疾病早发现、早诊断、早治疗（三早）的信息。很多疾病的发生发展是致病因素长期作用的结果，因此通过家庭健康教育，在家庭成员中传播健康相关知识，有利于他们掌握常见疾病的早期症状和体征，提高家庭成员的辨识能力，并通过定期的健康体检或筛查，尽早发现亚临床型的患者，使其得到及时合理的治疗。第三方面，要传递疾病康复信息。对临床期和康复期的患者，有个重要的目标是尽量恢复到病前的生活质量，争取病而不残、残而不废。康复过程中，患者的心理支持、人文关怀、自我管理，以及照护工作需要患者本人和家庭成员共同承担，比如血压、血糖监测，按时服药，翻身按摩，拍背咳痰等。通过家庭健康教育，可以让家庭成员掌握正确的康复知识和方法，让临床期和康复期的患者在生理、心理上都处于稳定状态，有利于病情的恢复。

二、家庭与患者照护

（一）患者照护中家庭的作用

一直以来，照护失去或部分失去劳动和生活能力的伤、病、残、老既是社会伦理道德对家庭的要求，也是维护家庭凝聚力的内在需求，更是家庭成员个体的期盼和情感需要。因此，在医疗及康复过程中，家庭承担着重要的患者照护责任，具体内容包括但不局限于以下方面。

1. **日常照护**　家庭照顾者为患者提供日常的基本护理和照料，包括饮食供给、个人卫生、床上转移、造口和管路清洁等。他们通过照料满足患者在日常生活中的各种需求，提供便利和舒适的环境。

2. **陪伴诊疗**　家庭照顾者陪伴患者就医诊疗，代替或协助患者完成诊疗流程中所需的挂号、排队、就诊、缴费、检查、取药等环节，通过给予各种帮助减轻患者因诊疗导致的负担。

3. **临床决策**　家庭照顾者作为患者疾病诊疗的决策人或协同决策人，协助患者与医生、护士等医务人员进行诊疗沟通和信息交流，帮助患者表达需求和意愿、咨询疾病或诊疗相关问题，与医疗团队共同制订诊疗、护理和康复计划。

4. **病情监测**　家庭照顾者可以密切监测患者的病情变化，包括观察症状变化，测量体温、血压等生命体征，记录病情变化的趋势和时间点等。家庭成员的参与有助于早期发现病情的变化，以便及时向医生提供有用的信息，并进行诊疗干预。

5. **用药管理**　家庭照顾者可以提醒患者按时服药、记录用药情况、协助患者获取和储存药物、咨询药物相关信息。家庭成员的参与能够确保患者按照医嘱正确地使用药物，提高患者用药安全和疗效。

6. **心理支持**　家庭成员的陪伴是对患者最大的情感支持。家庭照顾者通过倾听患者的需求和情感表达,给予鼓励和理解,帮助患者应对病痛带来的压力和焦虑,增强患者的心理抗压能力和自信心。

7. **经济支持**　家庭成员为患者提供经济支持,帮助患者支付医疗费用及其他因疾病和医疗带来的额外开支,包括购买药品和医疗器械、康复设备、非日常所需的营养品、特殊食物、外出就医时花费的交通和住宿费用等。

8. **康复训练**　对于需要康复的患者,家庭照顾者可以协助患者进行康复训练,如协助患者进行特定的运动、按摩或物理治疗等,帮助患者尽可能恢复日常生活的自理能力。

9. **疾病教育**　家庭成员通过各种途径获取患者所患疾病的预防、诊疗、康复、护理等知识,与患者共同参加健康教育相关活动,协助医务人员完成有效的疾病教育,做好疾病防治和康复教育。

(二)"以患者为中心的医疗照护"中家庭的作用

"以患者为中心的医疗照护"(patient-centered care)是一种以人为本、整体照护、全人关爱的模式,它关注患者个体的身体条件、安全需要、归属需要、自尊需要,兼顾患者的个人偏好、价值观和目标,强调医患共同决策,充分调动患者的主观能动性,使其配合治疗。"以患者为中心的医疗照护"高度契合了生物-心理-社会医学模式。

"以患者为中心的医疗照护"要求医务人员把患者看作是平等的合作者,而不仅仅是医疗行为的接受者。在医疗过程中,医务人员要考虑影响健康和照护结果的心理、精神、情感和社会因素,与患者建立和谐的医患关系,实现并发挥患者在自身健康中的核心作用。同时,患者的医疗和康复需要家庭的照护以及心理、经济等各方面的支持,因此"以患者为中心的医疗照护"需要患者家庭成员参与疾病诊疗和康复的过程。根据患者的意愿,医务人员可以同时向家庭成员和患者认同的朋友提供疾病和诊疗信息,让他们一起参与患者诊疗决策,并给予患者各种支持和帮助。

(三)慢性病管理中"以家庭为中心"的医疗照护

随着人口老龄化,慢性病相关医疗服务和照护需求越来越大,原有的慢性病管理模式已难以满足现实的需求。由于多数老年慢性病患者不甚了解疾病防治和药物相关知识,自我学习能力、照护能力、活动能力都较弱,在慢性病的诊疗和康复过程中容易发生依从性差、用药错误、营养不良、难以改变不良的生活习惯和方式、自伤自残等不良事件。基于这样的现实状况,"以家庭为中心"的医疗照护模式逐渐应用于慢性病管理。

"以家庭为中心"的医疗照护是指将家庭作为患者照护的主要场所,在医务人员的指导和帮助下,充分发挥家庭成员的作用,为患者提供全面、连续的照护服务,以达到优化照护效果、提升患者生活质量的目标。主要内容包括长期护理与康复、居家医疗服务、家庭病床服务、家庭健康管理、健康教育与指导、心理健康服务等。

三、家庭在医患共同决策中的作用

(一)临床决策

临床决策(clinical decision)是医生根据医学专业理论和经验,结合国内外医学科学的最新进展,经过调查研究,并根据疾病诊疗目标提出多个备选解决方案,在充分评价不同方案的风险及利益之后,选取一个最佳的方案进行实践的过程。临床决策从实质上讲,既是一种思维方式,又是一种诊疗行为。在实践中,由于疾病及诊疗结局存在动态变化性,医生日常工作的核心内容之一就是临床决策。

临床决策的一个基本要求是尊重患者的权利。随着生物-心理-社会医学模式以及"以患者为中心的医疗照护"理念的普及,患者的权利日益彰显,患方在临床决策中的作用也日益重要。因此临床决策绝不仅仅只是医务人员的任务,还应有患者和/或家属的参与。

(二)医患共同决策

医患共同决策(shared decision-making)是指医生和患者一起参与、共同进行诊疗方案选择的过程。其中,医生充分告知患者备选的不同医疗方案及其利弊,通过与患者共享信息、协作、讨论选择并做出决定,得出既符合研究证据又满足患者偏好和价值观的最佳医疗决策。医患共同决策是一个协作过程,目标是个人和医务人员共同努力,达成有关诊疗的最佳决定。

医患共同决策应包含以下四个要素:①至少要有医生和患者两方参与;②彼此分享信息,包括医生提出的各种诊疗信息,患者提出的个人喜好与价值观;③彼此共同建立诊疗选项排序的共识;④一起决定要执行的诊疗项目。这四个要素是医患共同决策概念的具体化体现,它强调医患之间是一种合作伙伴关系,医生与患方之间应彼此交流,相互分享信息,双方同为决策主体,共同选择诊疗方案。因此,医患共同决策是一种顺应医学时代发展的临床决策模式。

(三)"以家庭为中心"的医患共同决策

家庭在决策中不可或缺的作用是当代中国社会的一个显著特征。医疗领域同样如此,中国人更看重"以家庭为中心"的临床决策,患者也愿意让家人参与决策,尤其是采取保护性医疗时,家庭成员主导着医疗信息的把控,患者处于被动的地位。我国"以家庭为中心"的临床决策与我国的社会背景和传统文化密切相关。

虽然保护性医疗的实施让患者远离临床决策,但"以家庭为中心"的临床决策仍需强调该决策模式应建立在"以患者为中心的医疗照护"基础之上,在临床实践中应构建"医生-患者-家属"协同的医患共同决策模式。在这个决策模式下,家庭扮演着非常重要的角色,具体包括:

1. **信息支持**　家庭成员一起提供疾病和诊疗信息,包括患者的病史、医疗记录以及患者治疗过程中的变化和体验等。这些信息有助于医生更全面地了解患者的情况,有利于做出更准确和适合的治疗决策。

2. **决策支持**　家庭成员要协助患者进行医疗决策,一方面与患者共同评估决策方案的利弊,并根据自己的经验和观察提供意见和建议;另一方面是分析决策实施所需的条件,并给予保障的承诺。这些均有助于患者更好地理解和衡量不同选择之间的风险与受益,从而做出相对合理的决策。

3. **情感支持**　家庭成员在医患共同决策中扮演着情感支持的角色。他们安慰和鼓励患者,让患者感受关爱和支持。情感支持有助于患者更好地应对治疗过程中的压力和困难,提高治疗的依从性和效果。

4. **沟通桥梁**　家庭成员可以作为医患之间沟通的桥梁,与医生建立良好的沟通和信任关系。他们帮助和协助患者表达自己的需求和意愿,并在诊疗过程中协助患者与医生进行交流和信息共享。

5. **决策实施**　家庭成员协助患者执行诊疗决策,包括监督患者服药、定期复诊、开展康复训练等。家庭成员的参与和帮助有助于确保治疗和康复方案的顺利实施,提高治疗效果和患者的生活质量。

一般情况下,父母在儿童和年轻人的临床决策中起到决定性作用,较年长的或家庭地位较高的子女对中老年父母的临床决策有重要作用,男性成员可能比女性成员更多参与决策,直系亲属较旁系亲属有更强的话语权,但这并不绝对,在临床工作中,医务人员需要辨析患方的真正决策者是谁。另外,在"以家庭为中心"的医患共同决策时如果患方出现多个决策意见,医务人员应尊重患者在决策中的主体地位,即使患者丧失决策能力,医务人员作为医疗信息的掌握者和社会价值观的代言人,同样要发挥必要的调和作用。

四、家庭会议

(一)家庭会议概述

家庭会议(family meeting)是指由家庭成员参与,就某一事项进行讨论并采取行动的组织形式。在医疗领域,家庭会议旨在通过医患之间的信息传递、需求评估、方案讨论、情感支持,最终就照护目标和照护策略达成共识。家庭会议对改善医患合作、促进医患共同决策、减少患者及其家庭成员的心理问题、节约医疗成本、提高患者生活质量等方面有重要的作用。

家庭会议适用于需要公布难以接受的医疗信息,预立医疗照护计划,患者家庭社会情况复杂、难以在诊疗决策上达成一致,出现难以解决的医学伦理冲突,涉及患者生命健康的重大诊疗决策等情形。家庭会议是"以家庭为中心"的医患共同决策的理想途径,召开的具体时机包括患者病情发生变化时,患者或其家属对照护方案存在疑虑时,制订重要的医疗决策和计划时,患者或其家属要求时,等等。目前,安宁疗护家庭会议是主要的应用场景,已成为安宁疗护多学科团队与患者及其家属之间的有效沟通途径,也是安宁疗护工作的重要内容之一。

召开家庭会议应"以家庭为中心",对于有自主决策能力的患者,要征得患者本人同意;对于无自主决策能力的患者,要征得具有医疗决策权的家属同意。家庭会议应贯彻"尊重、有利、无伤、公正"的生命医学伦理学四原则,遵循"充分吸收患方疾病故事、诊疗方案有科学依据、最适合患者个体、充分尊重患者意愿、与患方达成共识"的叙事医学伦理五项原则。

(二) 如何召开家庭会议

家庭会议因患者的病情不同、决策事项不同、参与人不同而各不相同,医疗多学科团队应以患者的利益为出发点,与患者和家属充分沟通,求同存异,确保汇集各方力量,为患者提供最适宜的支持和帮助。召开家庭会议包括准备、实施、随访三个主要阶段。

1. 准备阶段　主要内容包括评估召开家庭会议的时机,向患者或家属介绍家庭会议的意义以取得患方的同意和支持,邀请患者本人及监护人、有决策权的家庭成员、患者的主要照顾者参加家庭会议,与患方确认需要解决的关键问题,了解患者家庭及家庭成员的信息,在医疗多学科团队内部达成诊疗共识并确定家庭会议的主持人、记录人、主要目标和议程等,确认医方和患方参与人员并提前通知,安排并布置舒适、安静、不被打扰的环境,准备记录用品、宣教资料、纸巾、水等物品。

2. 实施阶段　主持人引导医患双方落座,介绍家庭会议的主要目标、议程和预估的持续时间,双方人员依次介绍自己的身份。随后,主持人请患者的主要照顾者和有决策权的家庭成员陈述对患者目前病情、预后、照护方案等相关信息的认识、看法和需求。如果患方对患者的病情信息掌握不全或有疑问,医方多学科团队要进行澄清,对其观点和信息进行补充和完善。之后,主持人要对患方关于患者疾病信息的认知和观点进行确认。家庭会议最重要的一步是医方多学科团队与患方共同讨论并确认照护目标,根据照护目标,双方对照护措施、照护资源、照护能力进行分析,最后在照护方案上建立共识。如果在讨论过程中出现决策困难,医方团队应尊重患者和/或家属的目标及价值观,提出针对性的建议。在家庭会议召开的过程中,医方团队还应关注患者、家属的情绪变化,给予适当的慰藉。如果在会议中出现无法调和的矛盾或冲突,则应暂停会议另寻他法。主持人在家庭会议中有重要的作用,要做好引导,适时总结会议的阶段性结果并进行确认,最后简要回顾、总结并确认会议达成的共识、后续的照护和沟通计划。记录人要做好会议记录,包括家庭会议的时间、地点、参与人员、参与人的意见、会议的共识内容、后续计划等。

3. 随访阶段　家庭会议结束后应定期进行随访,追踪照护计划的执行情况,评估患者及其家属需求的满意程度、家庭会议决策共识落实的成效,必要时安排下一次的家庭会议重新评估状况,达成新的共识。

(三) 家庭会议的注意事项

家庭会议的核心是确定共识,其充分沟通、充分理解的要求决定了家庭会议不适宜在紧急情况下召开。家庭会议要求医疗多学科团队内部先形成一致意见,因此家庭会议不是也不能成为病例讨论或多学科讨论的拓展版。家庭会议是对重大问题进行讨论,因此,家庭会议应该一事一议,避免一次会议包含多个讨论主题。家庭会议要以患者为中心,有决策能力的患者如因故未能出席家庭会议,应在会后告知患者家庭会议的共识结果,如果共识内容不符合患者意愿的,有必要再次组织召开有患者参与的家庭会议。

在家庭会议地点的选择上,如果卧床患者有参与意愿的,可以将家庭会议设置在病房,并提前做好相关准备。家庭会议需要医患沟通交流,也是适宜进行疾病和死亡教育的机会,因此医务人员要用通俗易懂的语言进行讲解,采用开放式的沟通方式引导患者或其家属陈述,确保患方能充分理解病情、诊疗和预后等信息,并能充分表达个人情感和意愿。召开家庭会议的时候,如果患者出现身体不适或病情变化,家属出现明显的情绪激动,应允许其中途离场或终止家庭会议。对家庭会议召开的时间,应根据患者身体的承受能力、现实情况下医务人员能够给予的时间,以及注意力集中的一般时长决定,以30分钟为宜,最多不宜超过1小时。

召开家庭会议的过程中,可能存在意愿或意见不一致、缺乏主动参与、出现无关议题等问题,需要医务人员重视并干预。

家庭会议中在医疗决策、照护目标等议题上最容易出现意愿或意见不一致的情况,包括患者-家属间不一致、家属-家属间不一致,不一致是家庭会议最大的挑战。这时医务人员要采用恰当的沟通策略,帮助家属知晓患者本人的真实意愿,把握患者意愿优先的原则。对患者-家属间不一致处理的策略包括:协助家属区分意愿的主体,通过追问让家属发现自己所理解的患者意愿并不是患者真正的意愿;要指出家属是出于共情和个人情感向患者投射了自己的意愿,让家属感到自己能被参会人员理解和接纳;让家属对意愿的主体进行排序,促使患者的意愿得到最大程度的尊重。而对家属-家属间的不一致,最主要的处理措施是请其听从患者的意见,围绕患者的意愿开展家庭照护的合作。

在家庭会议中,有些家庭成员因为意愿、表达能力、家庭地位,或者自认为对疾病不够了解等原因,虽然参加了会议但不参与讨论和决策,这会导致家庭成员的重要观点被忽略或决策缺乏全面性。因此,主持人需要具有较强的辨识能力,鼓励家庭成员保持温和开放的态度,倾听和理解彼此的观点和感受,避免争吵或批评,通过尊重和包容,围绕患者利益来促进有效的沟通和合作。主持人还要鼓励每个家庭成员平等地发表自己的意见和建议,确保家庭会议成为一个公正和平等的平台,每个人都有机会参与决策和表达自己的需求。

在家庭会议中,主持人还要有较强的会议主题把控力,除了在会议开场时强调围绕会议主题展开讨论外,如果在会议进程中出现无关议题要及时进行干预,一是要把会议及时拉回到确定的主题,二是在主要议题达成共识后及时终止会议。但是,对于会议中出现的无关议题也不能置之不理或粗暴打断,一般而言,家庭成员提出来的额外议题都是他们关切的内容,因此医务人员要表示尊重和理解,可以做简要的点评,并提醒家属在适当的场合尽快自行解决他们提出来的议题。

五、坏消息告知

(一) 是否告知患者坏消息

医疗中的坏消息是指普遍认为难以医治、致死致残、预后不良的、与人的愿望完全相反的疾病相关重大情况。临床诊疗中出现坏消息是常态,但是否要将坏消息告知患者本人是个令人纠结的问题。

反对者认为将坏消息告诉患者既没有好处,还会让患者的精神负担太重,导致病情恶化。他们认为在疾病面前,家属也有承担责任的义务,对患者的治疗有决定权,家属可以承担疾病带来的压力,所以没必要告知患者坏消息。还有些反对者见到过这样的情况,患者知晓疾病实情后选择了放弃治疗,他们担心自己的亲人也会如此而反对告知。除此之外,坏消息告知是个麻烦问题,他们害怕患者在知晓坏消息后失去希望,不愿意看到患者悲伤的情绪,也不知道在患者知晓坏消息后如何回应患者的疾苦,不知道如何控制患者情绪爆发的应激场面,担心成为患者愤怒情绪的转嫁者。再有,不知道如何告知坏消息。

而如实告知坏消息的支持者也有充分的理由:一是他们认为坏消息告知是履行尊重的原则,患者有知情权,如实告知病情是对生命的尊重。二是他们认为实际上无法隐瞒病情,患者对自己的身体有自知之明。三是只有患者清楚病情才容易沟通,才会配合诊疗。四是患者知晓病情后可以对人生做出符合自己意愿的抉择,如果患者即将离世,告知实情可以让患者完成未了的心愿,安排好身后事,患者临终时的表现是家属走出哀伤的重要力量。

有研究发现,对新诊断的、无法治愈的癌症患者来说,患者了解自己的病情与他们生活质量的下降和情绪恶化相关,似乎隐瞒病情对患者更有利。但也有研究认为隐瞒病情就像一把双刃剑,完全不知道自己病情的患者会经历高度怀疑的心理状态,对医生的不信任将不可避免地影响患者的治疗依从性和治疗效果,因此,癌症诊断的告知应成为临床实践的一部分。

受传统文化及家庭成员高比重参与医疗决策、保护性医疗制度等因素的影响,在我国是否告知患者坏消息的实践比较复杂,医务人员要依据个体化的临床情境加强与患方的沟通,与家属共同进行告知决策。

(二) 家属如何告知坏消息

如果确定要如实告知患者情况,那坏消息告知是医务人员不可推卸的责任,但很多时候基于综合考虑,家属也是坏消息告知的责任人。不论何种情形,基于诊疗结果的不确定性,医者和家属都要结合实际情况,有技巧、有步骤、有温度地进行告知,给予患者支持和帮助。这一切的核心是形成"医者-患者-家属"共同体,共同面对疾病、共同进行临床决策。

坏消息告知是一项敏感和困难的任务。家属告知坏消息与医务人员告知坏消息的方法、理念基本一致,但家属执行坏消息告知往往缺乏经验和技巧,因此医务人员对家属告知患者坏消息要给予必要的指导和帮助。

家属应知晓坏消息告知的原则:①告知前要预先有一个计划;②告知病情时应留有余地,让患者有一个逐步接受现实的过程;③告知要循序渐进,可以分期逐步告知;④在告知病情的同时,应尽可能给予患者希望;⑤贯彻诚信的伦理原则,不能欺骗患者;⑥告知过程中,应让患者有充分宣泄情绪的机会,并及时给予支持;⑦告知病情后,应与患者共同制订未来的生活和治疗计划,并和患者一起与医务人员保持密切的接触。

家属在进行坏消息告知时可以按九步法进行。

1. **营造合适的氛围**　家属要营造一个有利于沟通的舒适氛围,在和患者沟通时保持通信设备静音,避免外界干扰。也要避免在患者身体不适或情绪低落的时候告知坏消息。

2. **提供前兆**　家属在告知时要避免不作铺垫或直接进入主题,可以问患者:"我一直在和医生沟通,您知道自己的情况吗?"在正式告知前,用委婉的表述进入话题,比如:"结果不像我们想的那样好……"

3. **做出明确的告知**　要转告医生的诊疗结论,强调要准确告知,同时要确认患者听明白告知的内容,比如问:"爸,情况不理想,医生说是癌,您知道吗?"此外,提供相关的疾病和诊疗信息也很重要,家属可以转述治疗或护理计划,并为患者提供有效的资源和支持。

4. **不掩饰情感**　家属要充分表达自己的情感,要明明白白让患者知道自己担心患者的病情和遭遇人生变故后的情绪变化,这个过程中不要故作坚强,要让患者清楚你们之间是情感共同体、命运共同体。

5. **告知实际的支持**　要明确表达自己会给予患者支持,会陪伴在患者身边;要问问患者的想法,尽可能争取更多的亲友支援;在患者有情绪反应时,通过递纸巾、握手、必要的沉默、拥抱等,给予患者情感支持。

6. **给予精神上的支持**　家属要转述诊疗方案,分析利弊,用成功的案例鼓励患者树立勇敢、顽强、乐观的精神,给患者必胜的信心。

7. **给予切合实际的希望**　可以用案例给予患者希望,善于在坏消息中发现好消息。比如:"只要积极处理,还是很有希望的,您看大姨现在都确诊5年了,还挺好的""您得的是淋巴瘤,医生说通过现代的治疗方法,有很大的治愈机会""给您看病的医生很用心,他说您很有希望痊愈"。

8. **明确倾向的决策方式**　医疗存在巨大的不确定性和风险,很多疾病预后不佳,因此要和患者确定后续决策的方式,比如医患沟通时患方由谁负责,由谁为主进行临床决策等。

9. **后续安排**　总结告知的内容,强调传递的信息要点,告知医务人员会尽责,家属、朋友会陪伴和支持,以及今后如何就医等相关信息等。

需要注意的是,家属在告知时和告知后要及时发现患者的反应和需求,以关爱、尊重和理解的态度对待患者,并为他们提供持续的支持和帮助。

六、家庭的安宁疗护理念和行动

(一) 安宁疗护的定义

我国正快速步入老龄化社会,以恶性肿瘤、心脑血管疾病和呼吸系统疾病为代表的各类慢性病导致的终末期患者逐年增加。这类患者在生命末期渴望的不仅仅是"临终的关怀",更是身体、心理、社会及精神全方位的照护,并且这种照护还应延伸到家属的丧亲服务。安宁疗护(hospice care)契合健康临终的理念,能一定程度改善终末期患者的死亡质量,因此受到社会、政府和群众的广泛关注。

安宁疗护是指通过控制疾病终末期患者的痛苦和不适症状,在临终前为其提供身体、心理、精神等方面的照护和人文关怀等服务,以提高患者的生活质量,帮助其舒适、安详、有尊严离世的医疗行为。安宁疗护实践应该以临终患者和家属为中心,通过多学科协作模式进行,主要内容包括疼痛及其他症状控制,舒适照护,心理、精神及社会支持等三个方面。在我国,安宁疗护根据患者接受照护的地点分为住院照护和居家照护,但不论何处,家庭都是安宁疗护的重要力量。

(二) 家庭参与安宁疗护

在安宁疗护中,家庭及其成员为患者提供情感支持和全方位的生活照顾,是患者意愿和遗愿的协助实现者,是其生命末期无可替代的亲密陪伴者。

第一,家属与医疗机构和安宁疗护社区组织联系,与医疗团队讨论并制订治疗计划,确保患者得到最佳的照顾。同时在照护的第一线了解患者的感受和身体状况,通过病情记录、观察医疗和照护干预的疗效、发现可能的不适和痛苦,向医务人员提供有价值的信息,以便医务人员改进医疗和护理措施,争取最大程度地控制患者的症状。

第二,家属定期为患者洗澡,清洁身体和口腔,更换衣物、床上用品,保持居室内空气流通和环境整洁,帮助患者制订规律的作息时间,创造安静、舒适的休息和睡眠环境等,在陪护患者的过程中开展力所能及且更加细致的照护,提高患者的舒适度。

第三,家属通过陪伴表达关爱和理解,和患者一起回顾人生,重温人生五味里的温情、成就和遗憾;一起寻找人生的意义,为生命中经历的事件和死亡赋予价值;同时协助患者确定预嘱、立下遗嘱、进行叮嘱;协助患者完成未了的心愿,让患者感受安全、温暖,感受人生的圆满。

家庭是安宁疗护不可或缺的一环,家庭参与安宁疗护,让家属参与到照护过程中,让患者感受亲情式陪伴、关心,在心理、饮食、用药方面进行延续性干预,增强了患者对疾病和死亡的认识及理解,有助于帮助患者缓解痛苦、提高生活质量,让患者在生命最后的阶段获得尊严、舒适和关怀。

(三) 安宁疗护家庭照顾者的困境与化解

安宁疗护家庭照顾者的照护经历可以增强家庭成员的健康意识,当他们发现照护的意义,或被他人肯定其照护价值后能获得成就感,同时陪伴临终患者的经历让他们直面死亡、思考生死,在临终患者遗愿的调和下还会促进家庭的情感升华和凝聚力。但是,家庭照顾者在照护过程中也会出现各种困境。

比如面对亲人即将离世的事实,家庭照顾者会出现自身的心理应激效应,往往会感到悲痛、无助和孤独。在耳闻目睹患者的痛苦后,会产生强烈的负罪感和无力感,以及焦虑、抑郁、哀伤等负性情绪。比如安宁疗护有时持续数月,家庭照顾者往往需要花费大量的时间和精力来照护患者,这会严重影响照顾者自己的工作和生活,造成照顾者身体上的疲劳、心理上的压力、经济上的负担。比如安宁疗护家庭照顾者在参与患者决策时对患者的选择存在不理解,虽然因尊重患者的意愿而勉强同意,但心结可能永远存在,这连同可能存在的家庭成员间精力、时间、经济等方面的照护资源支出的分歧,影响家庭和谐与团结。还比如家庭照顾者有时会出现决策犹豫与决策后悔。一是家庭成员在照护决策上常存在分歧;二是患者在不同的情境下意愿多变,例如在躯体症状难耐的情况下心生轻生的念头,在舒适的情况下又留恋生活的美好。因此照顾者很容易下不了决心，或对前期的决策表示怀疑和后悔，并形成心理压力。

家庭照顾者是终末期患者照护的主要力量之一，医务人员在关注患者的同时也要关注家庭照顾者的身心健康，通过沟通和教育等措施，有效化解他们在照护过程中形成的困境，这对维护安宁疗护患者的死亡质量有重要作用。

缓解安宁疗护家庭照顾者困境的最重要策略是在医疗上做好患者的躯体症状控制和舒适护理，从根源上减轻家庭照顾者的心理压力。除此之外，还可以通过以下有医务人员参与的系统性管理措施缓解困境。

（1）提供专业的心理支持。家庭照顾者往往面临巨大的心理压力和负面情绪，需要专业的心理支持和疏导。医务人员可以提供心理辅导、支持小组、咨询热线等心理支持手段，帮助家庭照顾者管理情绪、缓解压力，提高应对能力和自我调节能力。

（2）普及安宁疗护知识。加强对安宁疗护知识的普及，让家庭照顾者了解患者的身体状况、病程及治疗方案等，使其更加理性地面对患者的病情和心理状态。同时，通过宣传资料、讲座等形式，向家庭照顾者介绍安宁疗护的理念和目标，为其提供专业的指导和服务。

（3）建立社会支持网络。有条件时，可建立安宁疗护患者家庭照顾者互助小组、支持团体等，通过分享经验、交流感受、互相扶持等方式，缓解家庭照顾者内心的压力，获得情感支持和帮助。同时，可以引入志愿者和社会工作服务，为家庭照顾者提供更多的帮助和支持。

（4）培养家庭照顾者的自我照顾能力。家庭照顾者在照顾患者的同时，也需要关注自己的身体健康和心理健康。医务人员可以提供相关的指导和培训，帮助家庭照顾者掌握自我调节和自我照顾的技能和方法，增强自我保护意识和能力。

（5）提供专业的照护技能培训。专业的照护技能培训可以让家庭照顾者在照护中获得成就感，医务人员可以提供相关的培训和指导，帮助家庭照顾者掌握照护方法、护理技巧等方面的知识和技能，提高照护质量，同时也可以一定程度减轻家庭照顾者的负担。

（6）组织召开必要的家庭会议。安宁疗护家庭会议提供了医疗多学科团队和可能包括患者本人在内的家庭成员共同参与的决策平台，在这个平台上家庭照顾者可以充分表达情感和想法意见，在家庭成员内部争取理解、达成共识。

医务人员要学会识别和理解家庭照顾者的心理压力，鼓励照顾者表达情绪，接受亲人即将逝去的事实，帮助他们鼓起勇气。

推荐阅读

1. 朱强，张寒.家庭社会学.2版.武汉：华中科技大学出版社，2022.
2. 郭莉萍.叙事医学.北京：人民卫生出版社，2020.

思考题
1. 患者罹患疾病后，家庭及其成员可以发挥什么样的作用？
2. 作为医务工作者，我们如何推动家庭成员在患者医疗照护中发挥作用？

（朱利明）

思考题解题思路

第八章 | 医务人员心理健康

按照现代健康观,心理健康(mental health)是健康评价的重要指标,关系到国家健康战略的顺利实现。医务人员作为疾病预防、治疗、管理的主体,是全民健康战略的主要实施者。但随着社会发展以及医疗体制变革,社会对医务工作的要求越来越高,医务人员群体的心理问题整体呈上升趋势。

本章将对医务人员的心理健康相关知识以及干预措施进行梳理与介绍。

第一节 | 医务人员心理健康概述

不同职业人群的心理健康存在不同的状况与特点,医务人员为患者提供医疗卫生服务,并肩负着促进公众身心健康的责任,其自身的心理健康也就显得愈发重要。本节将对医务人员的心理健康相关内容进行概述。

一、心理健康的概念

(一)心理健康的概念与标准

1. 心理健康的概念 1946年召开的第三届国际心理卫生大会上,认为心理健康是指在身体、智能及情感上与人的心理健康不相矛盾的范围内,将个人心境发展成最佳状态;《简明不列颠百科全书》将心理健康解释为个体心理在本身及环境条件许可范围内所能达到的最佳功能状态。对心理健康的理解,不同学者也有不同观点。如人格心理学家荣格(Carl Gustav Jung)认为,理想的心理健康是有意识地指挥和引导潜意识的力量。人本主义心理学家马斯洛(Abraham Harold Maslow)则认为,健康的人(自我实现者)有更高级的需要——实现他们的潜能,认识并理解他们周围的世界。

换言之,心理健康程度反映人的心理调适能力和发展水平,发展的、积极向上的心理状态是心理健康的标志。表现为个体在与不断变化的外界环境互动中的适应性行为,能不断调整内部心理结构,达到与环境的平稳协调,并在其中渐次提高心理发展水平、完善人格特质,立足于现在,朝向未来。

2. 心理健康的标准 1956年,马斯洛等人提出心理健康的10条标准,得到广泛认可。它们是:①具有适度的安全感;②具有适度的自我评价;③具有适度的自发性与感应性;④与现实环境保持良好的接触;⑤能保持人格的完整与和谐;⑥善于从经验中学习;⑦在团体中能保持良好的人际关系;⑧有切合实际的生活目标;⑨适度地接受个人的需要;⑩在不违背团体意志的原则下能保持自己的个性。

中国心理学家基于中国文化传统及其特性,也提出了心理健康的8条标准:①了解自我,悦纳自我;②接受他人,善与人处;③正视现实,接受现实;④热爱生活,乐于工作;⑤能协调、控制情绪,心境良好;⑥人格完整和谐;⑦智力正常;⑧心理行为符合年龄特征。

需要注意的是,由于人的心理活动不断产生变化,人的心理健康状况也一直处于运动与变化之中。心理健康标准只是一种相对的衡量尺度,心理的健康与不健康并没有绝对界限。

(二)心理健康与生命质量之间的关系

心理健康对生命质量提高亦有重要意义,主要表现为以下几方面。

1. 心理健康是保证人们生活质量的前提 现代健康观认为,心理健康与生理健康密切相关。生理健康是心理健康的基础和前提,心理健康是生理健康的保证和动力。一个人只有同时保持生理与心理的健康,才能更好地适应社会生活。心理健康的人,会使自己身心保持稳定状态,而长期不良情绪则会导致人体免疫力严重下降。现代医学已证明,多种疾病皆与不健康的心理有关。

2. 心理健康可以促进人潜在能力的发挥 长期焦虑或者抑郁的人,会消耗大量心理能量,感到持续性疲劳,这便是心理耗竭。一个人心理上如若能接受挫折和逆境,就更有可能走出低谷。所以,条件相同的情况下,心理健康指数高的个体比心理健康指数低的个体做事会更有成效,而且会增加自信,提高自尊,形成良性循环,促进更多潜能发挥。

3. 心理健康会影响人际关系 人与人之间的关系主要就是人际关系。在人际关系中,更受欢迎的个性与品质,某种程度上与前文提及的心理健康标准多有重叠。相反亦然。所以,一般来说,将人际关系处理得较为协调、和谐的人,其心理健康水平也相应越高。推而言之,有追求心理健康意愿的个体,更容易在人际关系中看到自身不足,进而采取措施改善;同时也更容易看到他人长处,懂得换位思考,提高人际关系质量。

二、医务人员心理健康存在问题的来源

目前,我国医务人员心理健康存在的突出问题有焦虑、抑郁、睡眠障碍、职业倦怠等。其来源于多个方面,如医疗执业本身的压力、工作环境、工作中的人际交往等。

(一) 存在的问题

1. 焦虑与抑郁 《中国国民心理健康发展报告(2019—2020)》中医务人员心理健康调查专题报告指出,以焦虑与抑郁为代表的心理健康问题在我国医务工作者中的发生比例不容忽视。这种状况与其高风险的工作性质和高负荷工作量有关。医务人员长期工作在临床一线,劳动时间长,且常面对疾病与死亡等负性情境,缺乏必要的放松。

2. 躯体化症状 躯体化症状主要是由心理问题导致,其特征为多种反复出现且经常变化的躯体不适,医学检查却不能发现相应身体疾病的证据。医务人员在工作状态下需要高度集中的注意力、缜密的思维、良好的耐心和高度的责任感,其劳动强度较为密集,精神一直处于紧绷状态,长此以往可能产生焦虑、抑郁或者职业倦怠,进而导致不同程度的躯体化症状,通常在消化系统、神经系统、呼吸系统等方面出现问题,如胃痛、头痛、四肢麻木、胸闷、易疲劳等。

3. 睡眠问题 医疗卫生行业中,大约有三分之一的医务人员需要轮班工作,作息经常有变。不规律的作息导致医务人员容易失眠或睡眠不足,但同时他们又必须密切关注患者情况并及时采取恰当应对措施,所以承受着巨大的工作压力。多项研究显示,医务人员睡眠不足,患有睡眠障碍的比例较高。

4. 职业倦怠 职业倦怠是指个体在工作重压下产生的身心疲劳与耗竭的状态,伴随长期压力体验产生的情感、态度和行为的衰竭,是个体不能顺利应对工作压力而产生的心理综合征。医务人员工作负荷高、风险高,作息不规律,再加上人才竞争激烈,容易产生职业倦怠。

(二) 问题来源

1. 医患矛盾 随着人们健康观念的转变,社会大众对于医疗行业的要求越来越高,医务人员也面对着越来越多的医患矛盾。由于医患关系涉及多个利益主体,社会关系相对复杂。特别是在传播媒介高度发达的今天,解决医患矛盾不仅局限于医务人员与患者之间,也可能引起医院、社会媒体等多方介入。如果医患关系恶化,会对医疗环境形成广泛的负面影响。

2. 职业压力 医疗行业技术进步快,掌握难度大,而患者的疾病诊治期望值越来越高,因此医务人员职业压力日趋加重,影响了其工作质量及身心健康;此外,随着患者服务需求不断提高,医院管理越来越精细化,也使得医务人员职业压力不断增加。

3. 工作环境 工作环境对医务人员心理健康的影响不容小觑。一方面,医务人员要面对意外受伤、被感染的风险以及患者的负面情绪,所处的工作环境还有大量噪声、异味等不良情境因素;另一方面,大众对医疗行业的要求日益提高,一些偏颇的媒体报道所造成的舆情,某种程度也可视为医务人员的工作环境压力,这些都成为医务人员产生心理问题的来源。

三、临床医学生可能遇到的心理冲击

(一) 自身专业经验不足带来的焦虑感

临床医学生在见、实习期间,需要将学术理论转化为工作环境中的临床行动,以应对新责任、新任务和新挑战。即便他们自认为已充分做好工作准备,但遇到稍微复杂的病例或意外情况,还是会由于临床实践经验不足而临时性遗忘学过的知识,遑论灵活运用。这些情境下,难免产生紧张、焦虑的情绪。

(二) 医患沟通经验不足带来的恐惧与愤怒

医患沟通是构建积极医患关系的前提。医患沟通涉及医患之间的信息传递和情感交流两部分。有效的医患沟通需要医务人员根据个人风格及现实情况,灵活运用言语沟通和语音语调、面部表情、身体姿势等非言语沟通技巧,而掌握这些技巧必须经过沟通培训、反复练习。在缺乏足够医患沟通实践经验的情况下,临床医学生难免发生信息理解差异,进而导致医患沟通效果不佳、被患者误解甚至与患者争执。故而医学生有一些恐惧与愤怒情绪也是可以理解的。而随着医疗实践的不断增加、医患沟通经验的日益丰富,这些负面情绪自然会逐渐得到控制与调整。

(三) 医学有限性带来的无力感

尽管当今医疗技术飞速发展,医学也难以解决所有健康问题。临床医学生刚刚开始扮演医生角色,往往怀有一腔理想和激情,但面对患者因无法控制病情而死亡时,更容易体会到一名医生的无力感,因此需要逐渐接受医学的有限性和不确定性,在从事医学事业的职业生涯中勇敢地接受现状,并努力推动医学进步。

四、医生的职业满足感

医务人员作为全民健康战略的主要实施者,职业满足感可以增强自信和自尊,激发热情和创新精神,促进医患关系的良好发展,提高医疗服务的质量和水平。而较低的职业满足感可能导致压力、焦虑、抑郁等心理问题,从而影响医务人员的工作态度和行为,进一步增加医患冲突和医疗风险。总之,医务人员的职业满足感对其心理健康和工作质量有着重要的影响。

(一) 对生命的尊重

德国哲学家阿尔贝特·施韦泽(Albert Schweitzer)以生命意志为体验探讨道德的根源,将"敬畏"视为对待生命的核心伦理原则,带有非功利性的生命伦理色彩。让生命达到最高程度的发展,促进生命发展即为善;伤害生命、阻碍生命发展即为恶。医学是为人的生命健康服务的,旨在促进和维护人的生命健康。医务人员承担着"健康所系,性命相托"的职业责任,对患者生命的尊重正是善的体现。医务人员用专业技术缓解患者病痛,理解和关怀患者,感受患者的痛苦、悲伤与快乐,想患者之所想,急患者之所急,做患者之所需,既有专业技术之精,又有人文关怀之诚,充分体现了对生命的尊重与敬畏。这份对生命的尊重,是医务人员治病救人的职业目标要求,亦是对待所有生命的伦理原则,既增强医务人员的职业满足感,也能使其理性面对生命科技发展所带来的伦理难题,促进医疗卫生事业健康发展。

(二) 对患者需求的满足

对医务人员来讲,能够满足患者的需求是职业满足感的来源之一。患者医疗需求是指在一定的生活和医疗环境中,由于某种生理或心理缺乏状态而表现出的对医疗服务的要求和欲望,在本质上属于人的基本需求。满足患者的医疗需求,正是医务人员的价值体现。马斯洛提出的著名"需求层次理论",把人的需求划分为五个层次类型,即生理需求、安全需求、爱与归属的需求、尊重需求、自我实现需求。基于此理论,患者的医疗需求体现出多层次特征。医务人员通过精湛的专业技术快速解除或缓解患者病痛,例如,及时治疗、耐心询问病情,使患者知悉治疗情况并获得知情权,尊重患者隐私等,皆可为患者提供生理和心理安全感保障。医务人员在工作中良好的态度与举止、与患者和谐融洽

地沟通、对患者进行鼓励和安慰等一系列人文关怀,满足了患者的情感与归属的需要。医务人员尊重和保障患者健康权利,提供持续的健康管理服务,例如通过随访、健康讲座、电话或现场咨询、网络健康服务等对患者进行长期全面的健康管理服务,满足了患者对尊重的需求。医务人员注重面向患者建立从预防、诊疗到康复全过程的医疗健康保健辅导体系,帮助患者积累必要的医疗健康知识,促使其发挥在形成全社会健康知识推广与健康行为体系构建中的作用。在某种意义上,这可以理解为患者自我实现需要的有效助力。

(三) 对职业的信念

医务人员的职业信念是在职业认同、职业情感、职业意志等基础上确立起来的,是对职业理想或目标坚定不移的信仰和追求。首先,职业信念是以人文精神为核心,以"敬佑生命、救死扶伤、甘于奉献、大爱无疆"的新时代医疗卫生职业精神为从医原则和行动纲领,力除病痛,助健康完美,维护医术的神圣与荣誉。其次,将为国家医疗卫生事业的发展和人民的身心健康奋斗终身作为职业信仰,将维护人民健康和提高患者生命质量作为毕生理想与追求,让生命价值反映在为患者、为人民、为社会的服务和奉献中。医务人员拥有不渝的职业信念,能够激发医务人员的职业自豪和职业满足,实现个人价值与社会价值的统一。

第二节 | 医务人员情绪管理

人的心理活动往往都带有情绪色彩,且以不同状态表现出来。某种意义上,正是情绪塑造了人们的日常人际关系,也塑造了医务人员的心理面貌与精神面貌。在情绪发生期间,人们的实际行为不仅受到影响,还会伴随生理上的变化。情绪的每一次发生,都兼容生理和心理、本能和习得、自然和社会诸因素的交叠。医务人员的情绪不仅直接影响着与患者的沟通效果,而且对整个医疗过程乃至医疗结果都产生一定程度的影响。本节重点聚焦情绪这一概念,对医学生以及医务人员进行心理健康教育。

一、医务人员情绪的解读

(一) 积极心理视角下的情绪

1. **焦虑** 焦虑是一种指向未来的情绪。焦虑的时候,人们通常用"我担心""我紧张""我很烦"等词语表达。一般与对未来的"黑色预言"有关。比如预言在接下来的手术中一定会出现失误,在给患者查房的时候会大脑空白说不出话,或者在接诊患者的时候会失败、表现笨拙等。焦虑情绪的强烈程度往往较低,但是通常持续时间较长。但像所有情绪一样,焦虑也有积极功能,即"加油功能"。它向我们发出信号,提示我们调整注意力,调动身体的能量,关注未来的威胁。所以,当人们焦虑的时候,可以进入一种生理与心理上的警戒与预备的状态,会出现心跳加快、肌肉紧张、恶心反胃或出汗等身体反应。利用好这些反应,恰恰能帮助我们调整出最好的状态,迎接即将到来的挑战。

2. **抑郁、悲伤** 人们通常会用沮丧、难过、提不起劲等词语来形容抑郁或悲伤,这些是对认为无法控制的情境、遭遇或失败的自然反应。譬如在手术过程中,看到患者在自己眼前失去生命却无能为力,医务人员可能会觉得自己无能,不能挽救患者的生命,这种失去了能力和希望的感觉会令人抑郁和悲伤。抑郁、悲伤的功能可以是发出信号,令个体及时休整,减少行动,降低接收外界刺激的频率,以便于恢复能量。因为医务人员有很多高强度工作,所以抑郁、悲伤所发挥的休整功能就显得尤为重要。同时,悲伤还可以发出社交线索,从而获得其他社会成员的共情、帮助与支持。例如在日常生活中,我们总是倾向于去共情、安慰一个正在悲伤的社会成员。因此,抑郁、悲伤是人类必不可少的重要情绪。

3. **愤怒** 愤怒是感知到故意伤害、虐待或欺辱时的自然反应,人们通常用"生气、烦躁、不爽"等词语来形容。愤怒情绪的爆发性较强,发作的时候令人难以忽视。愤怒总是与伤害相伴而生,通常当我们利益受损或目标受阻的时候,就会感受到被伤害。譬如,医务人员接诊过程中,某患者无法清楚说明自己的症状,此时接诊医生如果感到愤怒,通常是因为觉得时间与精力被浪费,或利益受损。愤怒情绪通常伴随着身体的呼吸急促、心跳加快等生理反应,一经产生,往往会引发攻击行为,攻击的对象则是引发愤怒的对象。然而,愤怒也有非常重要的作用,它引起的攻击行为通常能起到惩罚的效果,因此可以帮助人们勇于捍卫自己的利益不受侵犯。

4. 恐惧　恐惧,是我们本能的警报系统,是对危险的基本反应。恐惧通常被人们称为"害怕"等。恐惧向我们发出信号,让我们明白此时正在面临较为危险的情境,需要及时注意或采取行动。恐惧与焦虑情绪有相似之处,但是激烈程度以及指向不同。恐惧比焦虑更激烈,且指向现在。提到医务人员,大多数人对其的期待可能是英勇无畏。然而,恐惧同样也是医务人员的常见情绪。事实上,恐惧本身具有保护功能。譬如在恐惧的驱使下,个体可以不需要经过思考而立即做出反应。设想一下,马路上一辆轿车疾驰而来,这个时候恐惧驱使人们不需思考就可以立即躲开。

(二)医务人员情绪对临床医疗的影响

1. 医务人员情绪对临床医疗的正面影响　医务人员作为人民健康的守护者,其情绪对临床医疗工作有着重要影响。首先,适当的焦虑能够帮助医务人员激发注意力,提高忍受力,增强机体活力,减少工作错误。它也是机体对外界的一种调节需要。譬如在做一台手术的时候,适度焦虑能使医务人员集中注意力,调整好身体状态,更加专注投入;或者在准备一场学术会议汇报时,适当的焦虑能使医务人员更积极全面地准备,从而发挥出最好状态。悲伤的休整作用对于医务人员也很重要。比如悲伤情绪让人无精打采,并通过静处尽量屏蔽外界刺激,但医务人员恰恰可以利用此机会恢复心理能量。悲伤情绪还可以发出社交线索,如医务人员的悲伤情绪被同事捕捉到,很大可能会收获安慰与帮助。恐惧情绪下的保护机制在危急情况下同样非常适用。医务人员有时会面临着职业暴露的风险,适当的恐惧情绪能使医务人员保持一定的警觉,同时也能在职业暴露真的发生时立即采取适当措施切断后续风险。

2. 医务人员情绪对临床医疗的负面影响　尽管情绪对医务人员发挥了正向功能,但在某些情境下,如果情绪的强度过大或者频次过多,也可能会产生负面影响。譬如适当的悲伤情绪可以让医务人员进行休整,然而过度悲伤就会使医务人员溺于其中无法自拔,使其不能正常参与到日常工作中;另外,长时间的抑郁也可能转化成一种心境,导致医务工作者幸福感降低、离职意愿提高、工作效率低下等。长时间的焦虑则会使医务人员的精神与身体长期处于备战状态,从而引起身与心的双重耗竭,出现睡眠质量下降,易疲劳、易拖延等。此外与患者接触过程中过度的愤怒情绪,也会引发医务人员对患者的攻击性行为,对患者表现出不耐烦、责怪、埋怨等,导致难以建立良好的医患关系,这不仅影响患者对医生的信任程度,而且影响医嘱遵从程度以及后续的治疗或者随访效果。过度恐惧则会使人产生木僵的状态,可能出现大脑空白、无法行动的情况,这在某些需要做出即刻反应的临床医疗活动中是相当危险的。因此,学会如何将情绪调整到合适的强度与频度,学会如何利用情绪激发出自己更好的身体与精神状态,是每位医务人员的必修课。

二、医务人员情绪管理的方法

当代心理学家认为情绪是一种躯体和精神上的变化模式,包括生理唤醒、感受、认知的过程以及行为反应。而这些的产生一定是由某种刺激引起的,比如当医务人员得到了患者的表扬时,生理唤醒可能就是心跳比平时稍快,感受是兴奋,相关的认知(思维)就是得到了患者认可,提升了自我价值感,外显行为可能就体现在表情(微笑)或者动作层面(握手)。简而言之,情绪管理可以从思维、感受与行为三个方面进行。

(一)从思维层面鉴别情绪陷阱

简单来说,思维是指面对事件发生而产生的各种评价与想法。通常情况下,对一件事情的不同解释与评价会直接影响到感受与行为。比如,当医学生在实习期间第一次完成查房后,带教医生希望其下次与患者的沟通可以更详细一些,面对这样的刺激事件,不同的人会产生不同的想法。有的人可能会觉得自己特别无能,这样的想法就会令其产生悲伤的感受;有的人可能觉得自己已经准备得够充分了,老师这是在故意挑毛病,那么他可能会愤怒。因此,对同一事件的不同解释与评价可能会引起不同的感受,进而会引起不同的行为。研究发现,人们在日常生活中经常遇到两种思维陷阱,这两种思维陷阱包括"高估可能性"以及"灾难化"。高估可能性是指人们总是高估负面事件发生的可能性,且这个思维过程是快速而自动的,即使没有证据支持也会自动忽略掉其他可能性;而灾难化的意思是指人们经常在没有考虑其他结果的情况下进行自动预测,认为会发生最坏的结果,同时低估自己应对这种结果的能力,并对自己的逻辑推演深信不疑,尽管现实以及过去的经验中有很多证据并不支持这个想法。面对思维陷阱,可以尝试进行认知重评的方法。认知重评可以帮助我们打破惯常情绪循环,改变情绪体验,其目标是增加人们思维的灵活性,寻求替代性解释。例如针对"高估可能性"的思维陷阱来说,可以问自己如下问题:"我是否确定这件事情一定会发生?""我是否百分之百地肯定糟糕的结果会出现?""现实中或是之前的生活经验中,有哪些证据支持我这个想法,又有哪些证据反对我这个想法?有没有其他解释?"

这些提示帮助培育新的思维路径,但也不代表对旧思维的全盘否定,而是提供一个多通道思考的机会。这种方法可以使思维的陷阱不再被人为夸大,也不会被激化到无法控制的地步,能将理智逐渐地引入到情绪发生的过程,最后成功将那些虚假、没有现实基础的情绪分离出来,最终可以让医务人员越来越理性地看待、评估在工作中遇到的各项事务。

(二) 从感受层面降低情绪强度

感受是情绪中唯一富有能量的部分,分为身体感受和心理感受。心理感受如开心、愤怒、悲伤等;身体感受如心跳加快、手心出汗等,心理和身体的感觉合在一起统称感受。感受会触发行为。强烈的感受触发行为的心理动力更大,控制起来更困难。因此,采取必要的干预措施,将感受调节到合理程度,就能更好地发挥情绪的功能。医务人员平时面对着各式各样的信息,需要保持尽量平和的情绪状态,以保证工作质量与效率。而"聚焦当下"的练习可以让医务人员在短时间内调节自己的感受。

聚焦当下是一种利用正向情绪代替目前的情绪,把人从目前情绪的泥潭中拖拽出来的方法。这种方法虽然不能从根本上消除之前的情绪,但可以为人们创造一个喘息的机会,暂时摆脱负面情绪的控制。具体而言,我们可以寻找一个与自身优势感官相匹配的小物件作为情绪吉祥物,它最好便于携带,不会过于引人注意,还能很快地将美好、快乐、幸福的感受调动出来。一段音乐(听觉)、一张照片(视觉)、毛茸茸的挂件(触觉)、喷在身上的香水味道(嗅觉)等,都可以成为情绪吉祥物。选好情绪吉祥物后,还需要做一些练习,以增强其使用时调动美好感受的功能。练习开始第一周,要确保有至少三天时间能使用情绪吉祥物,将记忆中由情绪吉祥物带来的快乐、幸福的感受调动出来,仔细体会。熟练掌握后,如果情绪的感受过于强烈、需要即时调整时,及时拿出吉祥物,通过调动愉悦感受摆脱负面情绪的控制。

(三) 从行为层面改善情绪体验

行为是撬动人格的支点,是情绪的外显成分,我们的情绪最终通过行为与外界产生链接。因此,如何培养医务人员在临床医疗过程中有更合适的行为,是情绪管理最重要的环节。

打破情绪循环最有效的方法之一,是做一些与通常情绪应对行为完全不同的事,或者选择一个与过去情绪反应不同的行为,称为替代行为。譬如,悲伤、抑郁会让人自我封闭,拒绝社交,医务人员若如此则无法适应日常工作,故而需要用其他行为来代替,避免影响工作。在决定做哪些替代行为之前,医务人员可以先将想到的替代行为按执行难易程度进行等级评分,1分为最容易,10分为最困难。建议先从约4分难度的行为开始,这样既能有一定的挑战性,又不至于因为太困难而使人失去斗志。譬如,在抑郁的时候试着微笑,在佝偻着身体的时候试着坐直。值得注意的是,在替代行为过程中要保持非评判态度,不要过度为之前的行为感到羞愧。事实证明,用这种方式改变行为可以有效改变情绪体验,也可以由此进一步改变个体的想法。

【案例8-1】

小赵是一名刚入职不久的急诊科医生。他从小就被父母疼爱,生活顺利,很少遇到挫折,以高分考入医学院,在学校里也是班级干部、学生会主席等。入职后,屡次遇到患者家属把情绪发泄在自己身上,主任也会批评其工作上的失误,于是小赵逐渐变得非常的焦虑、易怒……

小赵的情绪问题是多方面原因导致的。首先,从成长经历来说,小赵对挫折的耐受力较差,缺少应对挫折事件的经验。其次,在学校时期的干部经历,又使小赵对自我要求较高,这些会使小赵对愤怒、焦虑的情绪更为易感。另外,工作性质也对小赵的情绪问题产生一定影响。急诊科工作量较大,应激事件较多,更容易感受到压力。从具体事件及情绪来看,患者家属将情绪发泄在他身上,很可能产生"他们在故意伤害我"等想法,继而就会有愤怒的情绪。主任在批评工作失误的时候,也可能会产生对未来的负面预测的想法,譬如主任不喜欢自己,我以后无法胜任这份工作,我可能无法取得事业上的成功,等等。

建议小赵首先要接纳自己的情绪,慢慢练习用幸福、快乐的感受覆盖强烈的焦虑、愤怒的情绪以及不适应的身体感受。接下来,从思维层面入手,重新评估自己想法的可能性,尝试用客观科学的方式看待当下发生的事情。最后,在行为层面约束自己,减少焦虑、愤怒行为引起的回避或攻击行为。在此基础上,慢慢建立起稳定的心理环境,培养抗压能力。

第三节 ｜ 医务人员心理干预

随着医疗服务压力的不断增大,运用心理干预来提高医务人员的心理健康水平扮演了越来越不可替代的角色。于此,如何开出心理干预的"处方",是本节的聚焦所在。

一、员工援助计划(EAP)

员工援助计划(employee assistance program,EAP)指以系统化的方法与策略(如专业化指导、开展培训和咨询服务等)对员工进行长期心理援助进而解决问题的计划。一项科学的EAP,具有增进个人心理健康和提高组织效益等两项功能,既是为提升员工幸福感和职业满意度而采用的心理援助手段,也是有效的压力管理方法,正在逐步成为组织管理的重要工具,其功能主要有两项,一是促进员工个人心理健康,二是提高组织效益,本节将重点从EAP促进心理健康方面进行介绍。

(一)面向医院心理援助体系层面的EAP

一般情况下,医院层面的员工援助计划以三级心理援助体系为主要内容,即以预防为导向的危机前援助、以解决问题为导向的危机中援助,以及以缓解不良情绪为导向的危机后援助。

1. 以预防为导向的危机前援助　本阶段援助的重点在于预防,可通过实施多种EAP培训和活动项目为医务人员提供心理支持,帮助其应对职业心理压力。主要形式包括:①开展职业压力与心理健康测试,评估医务人员压力水平和心理水平,开展具有针对性的心理支持和疏导;②开展EAP专题培训,提高医务人员积极应对压力、调节情绪的技能;③开展综合技能培训,改善医务人员的工作环境和生活环境,为医务人员建立支持性的工作环境。

2. 以解决问题为导向的危机中援助　本阶段援助的重点在于解决问题。发生危机时,医院需及时响应,高度关注医务人员心理情绪变化,通过为相关个人和科室提供情绪疏导、社会支持及团体减压等服务减轻医务人员心理应激反应,缓解其紧张状态。同时,为医务人员提供慰问补助、法律援助等,使其切身感受到组织的关爱和支持,及时改善身心状况。

3. 以缓解不良情绪为导向的危机后援助　危机后援助的重点在于缓解医务人员的不良情绪。不良情绪可能会对医务人员产生长期的影响,不仅会降低工作效率,还可能会形成弥散性负性心境,影响其周围的心理氛围。鉴于此,对发生危机的个人和科室,医院需提供针对性的团体辅导和个体心理咨询。至于心理问题较为严重的医务人员则可以转介治疗,并成立EAP专项追踪小组。

(二) 面向医务人员个人心理层面的 EAP

在严峻的工作压力下,医务人员的心理健康状况难免发生恶化。而 EAP 则可以从生理、心理和社会等方面去缓解医务人员的职业压力,满足其社交与归属需求,提升满意度和幸福感。

1. EAP 对医务人员心理的积极调节

(1)情绪管理:良好的情绪状态有利于医务人员保持工作积极性,并从中获得幸福感,而负面情绪特别是超量载荷的负面情绪则常常导致工作效率降低,某些严重情况下甚至还会酿成医疗纠纷或医疗事故。EAP 能够帮助医务人员正确认知自己的情绪,采取有效的调节措施,从而避免负面情绪变得极端,造成严重后果。

(2)工作压力管理:医务人员心理压力如果长期处于高位,必然要降低工作效率和工作满意度。EAP 在医务人员的工作压力管理中,显然能发挥更多积极作用,帮助医务人员发现、分析压力原因,以及掌握压力应对策略。通过 EAP,医务人员可以通过学习多种减压放松技术提高自身的抗压能力,让心理和身体均处于一个健康的环境中。

(3)职业倦怠:曾有心理学家将职业倦怠的员工形象地比喻为"企业睡人"。职业倦怠和医务人员长时间处在焦虑或者高压之中引起的身心耗竭与透支有关,往往表现为身体疲劳、情绪低落、创造力衰竭、价值感降低等情况。职业倦怠对医务人员的身心健康和医院的长期发展都会产生不利影响,而 EAP 则是有效的缓解乃至解决之道。

2. EAP 帮助新员工成长
新员工是医院发展的新生力量和后备军。医院工作节奏紧凑,新员工须尽快适应,EAP 便可以发挥其重要助力功能。首先,EAP 可以通过员工培训、沟通机制、情感关照等环节,帮助新员工适应新环境、调整心态,尽快完成角色转变,以适应岗位需求;其次,EAP 帮助新员工构建清晰的个人职业规划,将个人的发展和医院的发展紧密结合,使新员工认识到自己能够在组织内部不断提升、自我实现,从而有更高的积极性来完成工作;最后,EAP 在组织中践行医院的组织文化,营造人文环境,塑造共同的价值观与愿景,可以增强新员工的责任感、使命感和集体主义精神,促进新员工的个人成长与职业成长。

【案例 8-2】

某大学附属医院员工帮助/关爱计划起始于 2013 年,该院从促进员工心理健康入手,成立"心灵绿洲"工作室,推出一系列培训课程。随后借鉴 EAP 模式,融入心理学、管理学、社会学相关理论,与当地知名高校心理学专业团队合作,结合医院实际,推出"医院员工关爱计划"。该计划通过开展职工的职业压力测试和心理健康体检,分层设计更具针对性的 EAP 项目,实施"员工三级心理援助体系",从员工压力源和职业倦怠调查入手,按"基线评估→项目设计→具体实施→反馈总结"的标准化流程,对员工身心健康和个人成长、职业发展以及社会适应三个方面提供服务。同时,对心理压力和职业倦怠特别严重的员工和部门,医院定制小型 EAP 专案,定期提供针对性的团体心理辅导、个体心理咨询和团队拓展活动,以精细化、精准化服务保证员工及时获得心理咨询及团队的支撑。

该医院开展员工关爱计划后医务人员的"职业倦怠感阳性率"出现显著下降,员工满意度、社会支持水平、幸福感都有所提升。该院 EAP 作为一种医院人文管理的创新理念和具有可操作性的人文实践举措,不限于职业规划和个人发展等硬性指标,更扩展到心理疏导、素质提升、团队协作及员工满意度等软性项目,真正使人文关怀具备可操作性。同时,该项目以实现人的全面发展为目的,引导员工提高自我调节能力,塑造积极向上的阳光心态,形成互相帮助的和谐氛围,创造有利于员工成长的人文环境,为医院高质量健康可持续发展提供强大内生动力。

二、个体与团体心理干预

心理干预(psychological intervention)指的是心理工作者运用心理学相关理论,有计划、按步骤地对一定对象的心理活动、个性心理特征或心理问题施加影响,使之朝向预期目标发生转变的过程。心理干预手段包括心理咨询和心理治疗等。除了对已经出现心理障碍的个体进行治疗以外,对普通人群的健康促进和预防性干预也是心理干预的重要内容。根据干预对象数量上的差异,可分为个体干预与团体干预。

(一)个体心理干预方式

1. **心理咨询** 心理咨询是咨询师运用心理学理论和技术,协助来访者解决各类心理问题,从而更好地适应环境的过程。心理咨询的任务在于帮助来访者识别困扰自己的现实问题,加深自我了解,充分发挥自身潜能克服困扰,最终促进成长。心理咨询的形式多种多样,例如现场咨询、信函咨询、电话咨询和网络咨询等。在心理咨询中,咨询师首先会对来访的医务人员进行初步了解,尽可能详细收集其信息,并与其建立安全信任的咨询关系。通过和医务人员的深切交流,分析并诊断其现有问题的症结。依据实际情况,咨询师和医务人员会一起商讨出具有针对性的咨询方案,结合效果指导其后续行为及进行追踪。由于心理咨询服务范围涉及职业指导、情绪管理、婚姻与家庭生活、人际交往、教育辅导等诸多方面,所以对医务人员进行心理咨询,帮助其解决困惑,对于维护其心理健康、促成良好医患关系并形成良好的工作氛围具有重要意义。

2. **心理治疗** 心理治疗从一开始就关注疗法的差异,因此具有多个理论疗派,例如精神分析疗法、认知疗法、行为疗法、人本主义疗法等。随着心理治疗的发展,20世纪80年代形成现代心理治疗整合运动并先后涌现出五种广受认可的心理治疗整合模式。其中,最先提出的是共同因素心理治疗整合模式。共同因素整合模式的治疗原则和效果来自于各疗派潜在的共同因素。不同研究者对共同因素的解释也不尽相同。卡尔·罗杰斯(Carl Rogers)于1957年提出的"真诚一致、无条件积极关注、共情"这三个因素得到后世心理治疗界的广泛认可。由于在心理治疗关系中会形成抱持性环境,医务人员可借此倾诉日常工作或生活中的困扰并释放产生的焦虑、抑郁、愤怒等情绪。心理治疗与心理咨询的共同点是都由受过专业训练的咨询者或治疗者依据心理理论与技术对来访者进行干预,都需要建立良好的咨询/治疗关系,为来访者解决心理问题,促进个人成长。但两者也有区别:心理治疗主要针对有心理障碍的个体,如神经症、人格障碍、心身疾病等,侧重症状的消除,塑造更加健全的人格;心理咨询主要解决一般的情绪问题、人际关系问题、婚恋情感问题、家庭教育问题等,注重支持、教育、启发与指导。在心理咨询师以及治疗师的引导和帮助下,医务人员可以提高自我觉察及自我关爱能力,塑造更加健全的人格。

(二)团体心理干预

1. **巴林特小组** 巴林特小组最开始由匈牙利著名精神分析学家迈克尔·巴林特(Michael Balint)与其妻子伊妮德·巴林特(Enid Balint)在20世纪50年代创立,是一种案例讨论式小组活动,帮助临床医务人员处理与建立良好的医患关系。通常,一个巴林特小组有8～12个成员。小组定期进行活动,每次由1～2名医务人员呈报其与患者在相处过程中印象深刻、触发情绪冲突的案例,其余成员就此进行讨论,通过提问、建议等方式发表自己的观点,一次活动持续1～2小时,持续进行1年以上。良好的沟通是建立和谐医患关系的重要前提,通过对内心体验的讨论和分享,医务人员能够有效提高其认知、识别、理解、处理复杂情绪反应的能力,同时能增进医务人员彼此间的理解与支持,由此提升医务人员的职业认同感,改善职业倦怠。

2. **格式塔小组** 格式塔是德文"Gestalt"的音译,指的是具有不同部分分离特性的有机整体。格式塔心理学又叫完形心理学,主张研究直接经验(即意识)和行为。格式塔疗法由美国精神病学专家弗里茨·皮尔斯(Fritz Perls)正式提出,此法在治疗时集中于当前发生的事情,注重个体和此刻情境的相互关系,强调自我觉察、自我了解、自我接纳。

当代的格式塔疗法强调治疗师和来访者间的对话和关系,治疗的主要技术有:空椅子技术、内在对话练习、绕圈子技术、投射、倒转技术、预演练习、夸张练习、感觉留置、完形梦境处理等。治疗师鼓励来访者将自己的知觉投入当前情境,关注其肢体语言和言语模式,将"我"作为句子的主语,并且用陈述性的语句描述自己的问题。医务人员在工作过程中可能由于受挫会出现逃避的情形,可以通过语言练习让医务人员体验自我负责。

3. 家庭治疗　家庭治疗是一种以家庭为对象实施的团体心理治疗模式,关注家庭环境对个体心理和行为塑造的重要作用,由美国精神分析师纳森·阿克曼(Nathan Ackerman)首次提出,20 世纪 50 年代发展起来。家庭治疗在发展过程中,更多地采用生物-心理-社会医学模式。这意味着在关注家庭中关系和结构的同时,也关注家庭中的个人。除了患者,在治疗过程中还要注意其他家庭成员的心理反应和态度,以及他们之间的关系。家庭治疗的方法包括多代际家庭治疗、策略家庭治疗、结构家庭治疗、联合家庭治疗、经验家庭治疗等。在对医务人员进行心理干预时,可以从家庭层面介入:首先了解医务人员家庭中可能存在的规则和彼此之间交往互动的过程。在对其进行治疗的过程中邀请其他家庭成员共同参与其中,并聚焦那些与医务人员现有困扰存在关联的家庭关系,探究现有互动或交往背后的原因是什么、现有关系或行为继续下去的结果是什么,通过移情、情感联结、角色扮演、制订家庭生活事件表等方式改善家庭成员间沟通、增强彼此情感交流,从而获得理想的人际关系。

推荐阅读

1. DENNIS C,JOHN O M. 心理学导论——思想与行为的认识之路:13 版. 郑钢,译. 北京:中国轻工业出版社,2014.

2. 曹秋云,施利国. 两只眼睛看临床:疾病与心理. 南京:东南大学出版社,2011.

?

思考题

1. 学习医务人员的心理健康知识以及心理干预措施对医学生而言有什么意义与价值?

2. 案例分析题。

学医一直以来就是某医学院学生小林的梦想。大四实习的时候,有一次急诊手术间推来了一名 26 岁的车祸患者,医生尝试了各种治疗方法,也进行了紧急抢救,但患者还是去世了。这是小林第一次直面患者去世,也是她第一次近距离接触死亡。患者已经离开了,好像一切都应该结束了,但是她当天晚上却迟迟无法入睡。

问题:请问作为医学生,面对患者去世应该如何进行心理调适?需要得到哪些方面的具体帮助?

(何　源)

思考题解题思路

第九章 | 医患沟通中的医学人文实践

医学人文精神是医学的灵魂,彰显着医学对生命的尊重与关怀。医学的本质是"人学"。在救死扶伤的医疗领域,医学需要人文精神的引导;在培养医药卫生人才的教育领域,人文精神同样起到了至关重要的作用。医学的技术属性与人文属性相辅相成,二者不可或缺。因此,在医患沟通实践中贯穿人文理念并重视人文精神,是整个医疗过程中的重要环节。良好的医患沟通,既是提高医疗质量的基础保障,也是体现医学人文精神的重要手段,更是构建和谐医患关系的重要桥梁。

第一节 │ 医患沟通的人文基础

一、医患沟通概述

(一)医患沟通定义

医患沟通是指在医疗卫生保健工作中,医患双方围绕伤病、诊疗、服务、健康、心理和社会等相关因素,以患者为中心,以医方为主导,将科学与人文相结合,多途径、全方位交流医患各方信息,使医患双方形成共识并建立信任合作关系,指引医护人员为患者提供优质的医疗服务,达到维护人类健康、促进医学发展和社会进步的目的。医患沟通不仅是长久以来重要的医疗卫生实践活动,也是在当代社会发展过程中凸显出来的医学人文研究前沿领域。

由于"医"和"患"都有广义与狭义的区分,医患沟通也有广义与狭义的区别。广义的医患沟通,是指医学和医疗卫生行业人员,主要围绕医疗卫生和健康服务的法律法规、伦理道德、政策制度、医疗技术与服务规范、医学人才标准和方案等方面,以非诊疗服务的方式与社会各界进行的沟通交流。狭义的医患沟通,则是指医疗机构医务人员在日常诊疗过程中,与患者及其家属就诊疗、服务、健康、心理和社会等相关因素,以医疗服务的方式进行沟通交流。这种沟通是医疗服务实践的基础环节,几乎发生在所有医疗服务活动中,是医患沟通的主要构成部分。医方与患方建立良好的沟通合作关系,其重要价值在于,医方能够科学与高效地引导诊疗,提升患者的依从性,减少医患纠纷,提高医疗卫生服务质量以及患方和社会的满意度。

(二)医患沟通模式

医患沟通模式是指在医疗过程中,医务人员和患者之间进行交流、信息传递、情感支持和理解的一种方式或方法。这些模式旨在促进医患之间的有效沟通,以确保患者能够充分了解自己的病情、治疗方案以及可能的风险和后果,同时医务人员也能够准确理解患者的需求、期望和关注点。在实际应用中,医务人员可以根据患者的具体情况和需求选择合适的医患沟通模式。

以下是几种常见的医患沟通模式。

1. 主动-被动模式 这主要是一种信息给予模式。医务人员主要担任信息提供者的角色,向患者解释病情、治疗方案和预后等信息。患者则主要作为信息的接受者,负责理解和记忆医务人员提供的信息。这种模式适用于病情简单、信息明确的情况,但可能导致患者参与度低,缺乏主动询问和表达意见的机会。

2. 引导-合作模式 医务人员在沟通中起到引导的作用,同时鼓励患者参与讨论和决策。患者在医务人员的引导下,表达自己的观点、担忧和期望,与医务人员共同制订治疗方案。这种模式有助于提高患者的参与度和满意度,增强医患之间的信任和合作。

3. 共同参与模式　医务人员与患者共同承担决策责任,双方共同制订治疗方案。患者在决策过程中发挥积极作用,表达自己的需求和偏好,医务人员则提供专业知识和建议。这种模式适用于病情复杂、治疗方案选择多样的情况,有助于确保治疗方案的个性化和针对性。

总之,医患沟通模式是医疗过程中不可或缺的一部分,它有助于促进医患之间的有效沟通,提高医疗质量和效果。医务人员需要掌握并运用合适的医患沟通模式,以确保患者能够得到充分的关注和支持。

(三) 医患沟通作用

1. 有利于了解和诊断病情　通常医务人员了解和诊断患者病情是从询问病史开始的,询问病史是医患沟通交流的一种常见形式。在此过程中,医务人员能获取患者疾病的有关信息,如主要症状、发病过程、既往史、用药情况以及疾病和药物对生活的影响等,这一环节至关重要,不容忽视。问诊的质量及诊断的准确性直接取决于沟通的效果。例如,在进行身体检查前,医务人员需与患者充分沟通,明确告知相关检查事项,以确保诊疗工作顺利进行。

2. 有利于培养关爱患者的意识　关爱患者,以患者为中心,长期以来一直是医疗行业恪守的优良传统和职业道德规范。随着 "以人为本" 理念的提出以及生物-心理-社会医学模式的逐步确立,单一依赖生物医学技术已无法全面、准确地诊断疾病并给予患者恰当的治疗。因此,医务人员需深入了解患者的心理状况、生活习惯、行为方式、生活工作环境以及人际交往等方面的信息。众多疾病往往与患者的精神紧张、不良行为方式与生活习惯等要素密切相关。由此可见,医务人员不仅须具备精湛的医术,还须关爱患者,全面了解患者。加强医患沟通不仅是医疗工作的需求,也是关爱患者的具体体现,更是为患者提供优质医疗服务的重要环节。

3. 有利于维护患者的权利　尊重患者权利是维护患者利益的根本保障。在医患沟通中,医务人员拥有医学知识和技术,在诊治方案的制订和实施过程中居优势地位,具有不可替代的重要作用。但在一般情况下,医务人员不宜完全替患者做主,不应剥夺患者的自主选择权、使患者处于完全被动接受的状态。医务人员要对患者进行病情、治疗措施的讲解,并表明自己的倾向性态度,此时可以采用 "医患共同决策" 的方式进行沟通,即医务人员和患者共同参与并合作制订治疗方案。譬如,医务人员在介绍基本病情和推荐诊疗建议时,先向患者阐述自己的想法和决策过程,在确认患者能够理解自己所传达的信息后,再让患者结合自己的价值观念、患病经验、生活环境、工作因素、家庭经济、医疗保险等方面的情况,进行充分考虑和沟通,最终做出适合患者自己的选择。

4. 有利于提高医务人员的职业素质　医患沟通是医务人员必备的临床技能之一,也是医学生的必修课程。注重沟通意识和沟通技巧培养,提高沟通能力,做好与患者的交流沟通工作,是医务人员良好职业素质的体现。在诊疗工作中,医务人员通常需要在复杂的疾病治疗中分清主次、轻重、缓急,抓住关键要害,有较强的对比择优、分析判断和果断处理的能力。此外,医务人员需要通过设身处地的共情能力和语言感召力,疏通协调好医患关系,让患者真正意识到决策的合理性、正确性、可行性。这样才能让患者主动配合与全力支持医疗实践,才能调动患者及其家属参与治疗的积极性与依从性,高效地实现医疗目标。可见,良好的语言沟通表达能力有利于提高医务人员的职业素质。

5. 有利于构建和谐医患关系　建立和谐的医患关系是构建和谐社会的重要方面,是全社会的共同期盼。由于人体结构及病理变化的复杂性,任何医务人员判断病因、评估医疗效果都有一定的不确定性。尽管随着医学的进步与医疗技术水平的不断提高,医务人员对某种疾病的治疗方法在一般情况下是有效的。然而,由于患者存在个体差异、疾病具有个体特殊性,治疗方法无法确保对所有患者都适用和有效。因此,医疗服务行业具有一定的风险性和不确定性。在这种情况下,医患的及时沟通交流和医务人员的说明告知就显得极为重要。医务人员需要主动真诚地与患者沟通,以便使患者能理性地认识医疗活动的特殊性,加深医患双方的理解、尊重和信任,消除不必要的误解,更好地建立起和谐融洽的医患关系。

二、医患沟通的原则

医患关系是一种特殊的人际关系,医患之间良好的沟通交流有助于疾病的诊断、治疗和康复。医务人员与患者的沟通应当具备人文关怀,并把握以下几项原则。

1. **以人为本**　随着社会的进步和经济的发展,人们的就医需求逐渐从单一的生理需求向生理-心理-社会综合型转变,希望身心均得到良好的治疗、关怀与尊重。"以人为本"理念的提出既顺应了现代医学模式的转变,同时也对医疗服务提出更深层次的要求。医疗卫生服务要尽可能使患者及家属在心理和精神层面感到尊重、平等、关爱和同情。因此,医患沟通最根本原则是坚持以人为本,尽可能给予患者更多的人文关怀,促进其身心健康与和谐,以实现患者至上、以患者为中心的医疗卫生服务目的。

2. **诚实守信**　诚信是个人与社会赖以生存和发展的基石,也是医患沟通的基础。只有重诺守信,才能建立良好的医患关系。在医疗服务的各环节中,一方面医患双方均应相互信任和尊重,因为信任在治疗中发挥着重要作用,它决定患者能否很好地配合医务人员;另一方面医患双方均要相互负责,医务人员对患者要有高度的责任心,患者同样要对自己的疾病负责,不能认为治病是医务人员的事,与己无关,患者应该与医务人员共同承担起治病的责任。医患沟通中的诚信,不仅是话语的真实,更是医务人员恪守医德、遵章守法的行为和优良医疗能力的综合体现。

3. **平等尊重**　平等尊重是医患沟通的前提。医患双方除了在诊疗过程中所担任的角色不同以外,都拥有相同的人格尊严,需要彼此理解和尊重,故医患关系必须以平等尊重为前提。圆满完成诊疗全过程需要融洽医患关系的辅助,而尊重患者对诊疗的要求和意见,不仅能使医患关系融洽,更有利于调动患者的积极性,使其更好地配合治疗,提高诊疗效果。

4. **整体原则**　医务人员在对疾病诊断、治疗和提出预防措施时,不但要考虑人的自然属性,还要考虑人的社会属性。除了要考虑生物学的因素外,还要考虑心理、社会和文化等诸多因素的综合作用。在进行医患沟通时,医务人员需要对患者心理、社会和文化情况全面了解,积极引导与鼓励患者全面客观地描述其症状与感受。同时,如实告知患者由疾病带来的包括心理、经济、生活等非生物医学影响,以及综合考虑患者的生活习惯、价值观念、饮食偏好、礼仪习俗、认知方式等社会文化要素,以便双方沟通详尽,从而提供更全面、整体的医疗服务。

5. **共情原则**　医务人员应该具备共情能力,或称同理心。世界医学教育联合会在《福冈宣言》中指出:所有医务人员必须学会交流和处理好人际关系的技能,缺乏同理心应视作与技术不过关一样,是无能力的表现。医务人员在沟通过程中善于共情,有利于身临其境地理解患者在生病过程中经历了怎样的痛苦。医务人员表现出同理心,也能让患者感到自己被关注、被理解、被接纳和被尊重,进而会促进患者的自我表达,更容易讲出帮助医务人员诊断和治疗的细节,实现更好的疗愈。此外,患者更会获得愉悦感和满足感,有利于良好医患关系的建立。

6. **保护隐私**　患者隐私是患者不愿意告人、不愿意公开以及不受他人侵扰的私密信息、活动或空间。为了更全面地了解患者病情和更好地治疗,整个诊疗过程涉及患者隐私。保护隐私既是法律规定,也是医学伦理的要求。医务人员应恪守隐私保护原则,在医患沟通时应确保诊疗信息的安全,并有责任满足患者关于隐私保护的要求,未经患者允许不能泄露患者的病情与诊疗信息,也不能将患者隐私作为闲聊的谈资。

7. **及时反馈**　反馈是指信息的发出者所发出的信息到达信息的接受者,信息的接受者通过某种方式又把信息传回给信息的发出者,使信息发出者的本意得以证实、澄清、扩展或改变。医患沟通是一个双向沟通的过程,即患者向医务人员主诉病情,医务人员则把医疗相关信息及时反馈给患者,同时在医患沟通时采用目光接触、提问等方式检验患者是否理解、沟通是否畅通,以决定本次沟通是否继续进行和采取何种方式进行。及时反馈能使医患双方始终融洽沟通,确保诊疗信息无障碍传递。

8. **共同参与**　良好的医患沟通需要医患双方的全程参与。医务人员要耐心倾听患者的意见,通过询问患者情况做出对问题的判断与解释,让患者充分表达疾病相关信息,并告知患者诊断结果和处理问题的计划及干预措施,患者对医师的处置和计划有不清楚或不同意见均可与医师交流。此外,与患者的家属也要保持良好的沟通与交流,因为了解患者的家庭、生活情况,有利于医务人员全面、准确地寻找出病因,并制订出有针对性和可行性的干预措施。最后,良好的医患沟通允许患方作出最符合自己个人利益的决策。

第二节 ｜ 医患沟通的理论基础

良好的医患沟通建立在人际沟通理论基础之上。医学教育与临床医疗实践均需要借助基本的人际沟通分析理论学习,增强(未来的)医务人员的沟通技能,提高他们的医学人文素养,增强其构建良好医患关系的能力。

一、人际沟通分析理论概述

人际沟通分析理论(transactional analysis,简称 TA 理论)是一种人格理论,是一种针对个人成长和改变的系统性心理治疗方法,又称交互作用分析理论,由美国心理学家艾瑞克·伯恩(Eric Berne)于20 世纪 50 年代创立。在人格理论强调个体内心推测及如何在人际层面运用的基础上,TA 理论更加强调沟通。当个体与他人互动沟通时,TA 理论通过分析个体的自我状态,帮助人们及时调整沟通方式,从而让人们取得更好的沟通效果。通过掌握和应用这种理论,医务人员可以更好地与患者建立良好的人际关系,提高医患沟通实效和医患关系构建能力。

1958 年,伯恩在《美国心理治疗期刊》中发表文章,第一次提出"TA 理论"这一新的概念,并在1961 年的著作《心理治疗中的人际沟通分析理论》中详细阐述了这一理论,这本书也正是 TA 理论的鼻祖之作。此后,伯恩将这一理论广泛应用于实际工作中,积累了大量素材与应用经验,这些理论与应用被称为"TA 古典学派"。随着 TA 理论在心理治疗、咨询、机构发展和教育领域的广泛应用,后人在伯恩的理论基础上不断发展,又形成了"贯注学派"和"再决定学派"。20 世纪 80 年代,国际沟通分析协会(ITTA)整合已有的 TA 学派,集百家之长,使理论的应用更有针对性和实效性,也就是我们今天所接触到的 TA 理论。

TA 理论最初是在精神分析的框架下构建而成。它在"本我""自我"和"超我"的概念基础之上,进一步剖析出"父母自我"(parent ego state)、"成人自我"(adult ego state)与"儿童自我"(child ego state)这三种自我状态,简称"P-A-C 模式"(图 9-1)。伯恩认为,当个体处在某种自我状态时,就会表现出相应的思维、感情和行为模式。相较精神分析学派,TA 理论的这三种自我状态更加侧重个体的

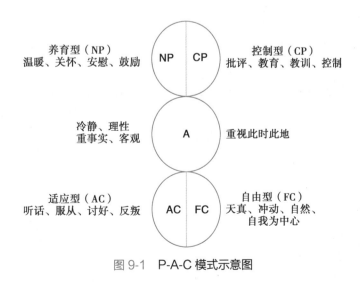

图 9-1　P-A-C 模式示意图

感觉与情绪。同时,这三种自我状态是具体的、形象的、可观察的,而非精神分析学派中的抽象性描述,具有更强的可操作性。人与人之间的沟通即为这三种自我状态的交互作用,更是医患沟通的底层逻辑。这三种自我状态的具体内容如下。

1. **父母自我状态**　当个体处于父母自我状态时,一般表现为个体的行为、思想和情感都来自对父母及其他重要他人的复制。父母自我状态来源于个体在生命早期(通常指生命的最初五年)积累的来自外在事件的经验,例如父母以语言、表情、动作向儿童灌输的教导、规则与忠告等。这些经验未经编辑,在个体未经社会化时,就被记录起来,成为个体人格中的一部分,使个体形成了固定的思考与行为模式。当个体呈现出父母自我状态时,其行为、思想和情感等反应方式就如同个体儿童时期父母的反应一样。父母自我状态又分为两种类型。

(1)养育型父母自我状态(nurturing parent ego state,NP):这一类型的自我状态通常表现为无条件地关爱,在生活中常常给予他人温暖、爱护、关心和安抚,当他人遇到困难时会主动站出来给予他人帮助与保护,有很强的同情心与包容心。

(2)控制型父母自我状态(controlling parent ego state,CP):这一类型的自我状态通常表现为对他人有强的掌控欲,常常希望他人按照自己的意图行事,在生活中常常教育、教训和控制他人,有严格的价值观与道德观。

2. **成人自我状态**　当个体开始能够依照自己的意识来思考、行动时,就是成人自我状态的开始,从这时起,个体能够从强调"教导概念"的父母自我状态和强调"感觉概念"的儿童自我状态中分离出来,逐渐积累更加客观和真实的成人自我状态。成人自我的重要特征是对可能性进行估计,形成整合的状态。成人自我状态通常表现为个体能够客观公正地看待事物,具有较强的觉察与反应能力,遇到困难时会积极寻找解决方法,不断进行有效的自我整合与调整,通过日积月累持续进行自我成长。

3. **儿童自我状态**　处于儿童自我状态的个体,其思想、情感和行为方式都会像儿童一样,容易感情用事、以自我为中心,希望通过自己的表现得到外界和他人的认可与赞同,从而获得满足感。当个体处在儿童自我状态时,其思想、情感和行为都来自对童年经历的复制,更侧重于个体对自身经历的内在感受。儿童自我状态也分为两种类型。

(1)适应型儿童自我状态(adapted child ego state,AC):适应型儿童自我状态的典型表现有听话、顺从、讨好等。但当个体不想顺应外界权威设定的规则时,就会产生内疚感,此时就会表现为自责、内疚、焦虑等。此外,适应型儿童自我状态还会出现反叛和拒绝外界权威的现象,表现出敌意、拒绝和叛逆。

(2)自由型儿童型自我状态(free child ego state,FC):这一类型的儿童自我状态会表现出活泼、天真、好动、贪玩、爱憎分明等,会像婴儿一样充分表达自己的情感,也会像婴儿一样以自我为中心地追求快感。

二、人际沟通分析理论的应用模型

人际交往之所以会出现问题,主要原因是人与人之间的沟通交流出了问题,并且使用了不恰当的自我状态来交换信息。伯恩将个体间的沟通方式分为以下三种形式。

1. **互补沟通**(complementary transaction)　互补沟通是指沟通的两个个体处于相同或互补的自我状态。只要人与人的交互作用保持互补状态,沟通就可以持续平稳地进行下去,直到不想继续这个话题时为止。

A:大夫,我现在感觉自己的胸口特别闷,难受死了(很委屈、焦虑)。
B:您先别急,让我帮您检查一下。

在这个对话中,个体 A 处于儿童自我状态并提出了安抚的需求,个体 B 处于养育型父母自我状态,及时给予了回应,双方的期待都得到了满足。

2. 交错沟通（crossed transaction） 交错沟通是指沟通双方的自我状态不是对方所期待的自我状态。交错沟通一旦发生，沟通就会中断。这时一方或双方需要改变自我状态，才能继续沟通下去。

> A：大夫，我手术后伤口特别疼，是不是有问题啊？
> B：没事儿，我做的手术我还不知道，术后哪有不疼的。

在这一对话中，个体 A 处于成人自我状态，向个体 B 发出了刺激，但个体 B 以控制型父母自我状态回应了刺激，但这种回应不是对方所期待的，因此双方对话终止。绝大多数沟通问题都是由交错沟通引发的。如果一方适时改变自我状态，沟通问题便会迎刃而解。交错沟通是临床实践需要解决的主要问题。

3. 隐藏沟通（ulterior transaction） 隐藏沟通通常包括两个以上的自我状态，并同时传达两种自我信息，一种是公开的、社交层面的信息，另一种是隐藏的、心理层面的信息，即所谓的"话里有话"。在沟通过程中，语言表达出的通常是社交层面的信息，但更重要的内容往往是通过非语言信息（如语气、语调、手势、表情等）来表达的心理层面的信息。隐藏沟通的结果取决于心理层面而非社交层面的交流，也取决于具体的沟通情境。尤其在中国社会文化中，隐藏沟通具有人际关系润滑作用。

> A：祝贺你这次得了冠军啊！听说有个颁奖嘉宾是你舅舅？（挤眉弄眼、笑）
> B：（紧张不安）哦，谢谢你，不过我舅舅事先并不知道我参加了。他是在受邀担任颁奖嘉宾后，才知道我得了冠军。

在这一对话中，从社交层面分析，个体 A 是在祝贺个体 B，但从心理层面分析，个体 A 却是在暗暗讽刺个体 B。像这样的沟通过程中，一方的社交层面信息与心理层面信息不符，就构成了隐藏沟通。

三、人际沟通分析理论的案例分析

【案例 9-1】

患者樊某，女性，38 岁，因"混合痔"住院手术。术后肛门疼痛 3 月余，其间多次找到主刀医师王某复诊，均被告知：疼痛属于术后正常现象，恢复一段时间就好了。但患者疼痛一直未缓解，患者及家属因对手术效果不满意，投诉至医务科。调解过程中，患者要求王某想办法尽快缓解疼痛，王某说："这个手术不会导致这样的疼痛，你这个是精神因素造成的，还是去看看精神科吧。"患者家属听到医师的回答，十分气愤地认为医师是在推卸责任："我们就是在你这儿手术的，现在手术失败，你说我们是精神病！"王某不耐烦地说："都跟你说了不是手术导致的。我做过这么多手术，患者从来就没出现过这种情况。该检查的也都给你检查了，你再赖在这里也解决不了问题。"听到这样的话，患者家属与医师争吵了起来，要求医师不仅要治好患者，还要赔偿患者的经济损失和精神损失。

问题：案例中，医师王某与患者家属分别处于哪种自我状态？医师王某的行为有何不妥之处？

随着医学科学的进步，现代化的检查仪器广泛用于医疗过程，医师获取诊疗信息的途径从传统的视、触、叩、听转化为更多地依赖高科技仪器的检查结果，医患双方沟通交流日趋减少。同时，由于许多医师认为患者对医学知识不了解，没有必要进行交流，患者只要按"我"说的做就行了。或者由于医患之间的沟通不畅或是沟通质量不高，缺乏有效沟通，医患之间容易发生纠纷。

案例 9-1 中，医师处于控制型父母自我状态，患者处于儿童自我状态。这一对话开始时，患者处于适应型儿童自我状态，向医师发出了刺激，希望医师能够像父母/权威一样地关心他、安慰他（渴望医师处于养育型父母自我状态）。但是由于医师没有准确地接收到患者的刺激，适时地满足患者的需求,而是以控制型父母自我状态出现,来批评、控制患者,患者受到刺激后情绪失控。因此矛盾激化,甚至造成医患纠纷。

医师在检查后确认患者的疼痛不是手术造成,建议患者转去精神科。从专业角度看,医师王某的行为是正确的;但从人文的角度看,患者已被疼痛折磨三个多月,身体和精神都遭受了重大的打击。医师在调解过程中表现出态度不耐烦,没有给予患者安慰和关怀,直接将其推到精神科。这样的行为极易引起患者的不满及误解。在这种情况下,医师要善于共情,站在患者的角度考虑问题,耐心地向患者解释目前的情况,争取对方的理解。同时,当医师面对患者的无理取闹时也应通过法律途径维护自己的合法权利。

第三节 | 医患沟通的常用技巧

医患沟通看似简单,但要实现短时间内与患者建立良好关系并获取有效信息,需要借助一定的方法与技巧。

一、语言沟通技巧

语言沟通是最基本的沟通方式。语言沟通是建立良好医患关系的重要载体,良好的语言表达能力是医护人员职业胜任力的基本要求。其中,有医德内涵的表达,有医疗水平的呈现,是医患沟通的基础。在繁杂的临床工作中,医护人员应当熟练运用职业性语言,包括医疗性语言、劝导性语言、鼓励和安慰性语言、积极的暗示性语言、指令性语言及朋友性语言等。医护人员每天面对患方,不但要善于使用美好的语言,避免伤害性语言,还要讲究语言技巧。

1. **运用得体的称呼** 合适的称呼是医患良好沟通的起点。称呼得体,会给患者良好的第一印象,为以后的交往打下互相信任、互相尊重的基础。医护人员称呼患者的原则是:尊重为先,要根据患者身份、年龄、职业等具体情况,因人而异,力求恰当表达出医护人员对患者的尊重。谈及患者配偶或家属时,适当用敬称,以示尊重。但在治疗和护理的关键环节上,应直呼其名,如术前核对手术患者、输液核实给药对象等。这样做的目的是核实患者信息,保证治疗准确无误。在非治疗过程中,不可用床号取代称谓。

2. **通俗表达医学术语** 对于没有受过正规系统医学教育的患者来说,过多的专业术语会阻碍患者理解医师所传达的信息。每一位患者都希望"清清楚楚就医,明明白白治疗"。所以医师应该通俗地阐述医学知识,保证患者能够清楚自己的病情,认同自己的治疗方案,理解医师所做的努力。对于必须使用的医疗专业术语,医师要多用图片、视频或模型,给予形象化的解释说明。

3. **讲究言语交流技巧**

(1)态度和蔼,语气亲切:态度亲切和蔼,语气平缓得当是良好沟通的先决条件。处在病痛中的患者总是比正常状态下更敏感、更脆弱。同一句话,以不同的语气并伴随不同的表情和动作,会使之产生完全不同的感受。一句生硬、冷淡的话语会使其产生悲观或激动的情绪,而随和亲切的语气会使患者感到温暖、关怀、鼓励和支持。

(2)主动倾听:在人际沟通中,倾听是准确获取信息、向对方表达尊重、促进对话与建立良好关系的核心技能。在医患交流对话中,医护人员需要保持倾听的状态,这是医患交流的基本要求。医护人员在交流中如能更多地倾听患者的陈述,将有助于准确、全面地收集患者信息,了解患者真实的状态,赢得患者的信任与合作。

良好的倾听姿态体现在:①温和的目光交流;②注视患者眼睛及面部;③观察患者肢体语言;④不随意打断或阻止患者的叙述;⑤伴随声音附和或表示"我知道了""是这样啊"等;⑥必要时提醒患者说明某个症状和问题。

(3)多用开放式提问:在与患者交流时,医务人员应多用"开放式"提问,适当用"封闭式"提问,必须避免"审问式"提问。"开放式"提问可以使患者主动、自由表达自己感受、经历和想法,便于医务人员全面了解患者的病情。"封闭式"提问只允许患者回答"是"与"否",便于医务人员快速有效地了解疾病的情况。医师可根据医患谈话情境交替使用这两种方式。"审问式"提问往往是以命令的口气要求对方"必须说",或者用反问的方式质问对方"你怎么……"这样的提问方式会让对方感受到压力,产生"被胁迫"的感觉。这种提问方式对医患关系具有破坏性作用。

(4)创设乐观语境:医务人员对部分患者可以适当运用幽默语言,营造出乐观向上、轻松诙谐的氛围,如使用善意、鼓励、得体的玩笑等。这会像阳光一样驱散患者心中的乌云,对患者产生意想不到的良好效果,增强患者的自信心,重新树立自我。

4. 杜绝伤害性语言 在整个医疗过程中,医护人员要有意识地使用保护性语言,避免因语言不当引起不良的心理刺激。医护人员对预后不良的患者告知病情要谨慎,以减少患者的恐惧。医护人员可以先和家属沟通,以得到患者家属的配合。伤害性语言会通过大脑皮层与内脏相关的机制扰乱内脏与躯体的生理平衡,可引起或加重病情。医患沟通时应杜绝使用以下几种伤害性语言。

(1)直接伤害性语言:如"你怎么这么不懂道理呢?"

(2)消极暗示性语言:如"你怎么这么迟才来看病呢?晚啦!"

(3)窃窃私语。

5. 不评价他人诊疗工作 每个医院的条件不同,医师的技术水平不同,对同一疾病认识可能也有不同,因而医务人员对同一疾病的处理方法也有可能不同。更何况疾病的诊断和治疗是一个复杂的过程,在不同的病程疾病的表现也不尽相同,因此,医护人员不要随便评价他人的诊疗,否则可能导致患者的不信任,甚至引发医疗纠纷。

二、非语言沟通技巧

非语言沟通主要是指非语词性沟通,包括面部表情、目光、身体姿势、肢体动作、行为、空间距离和方位等方面。在医患沟通中,医师如能准确识别、理解并运用非语言信息,对提高医患沟通效率有重要帮助。

1. 仪表举止 仪表是人的容貌、神态、体形、姿势、发型、服饰等方面的综合表现,在一定程度上反映了一个人的精神面貌。对人们的初次交往来说极为重要,即所谓"第一印象"。人们往往会"先入为主"。仪表甚至还会影响以后的交往。医师的举手投足都影响着医患沟通。因为在医患接触时,患者首先感受到的是医师的举止、风度、语言等外在的表现,和蔼可亲的言谈举止可使患者产生尊敬、信任的心理,增强战胜疾病的信心。医务人员必须养成举止谦和、文明礼貌的行为习惯。

2. 目光与面部表情 一方面要善于发现患者目光所提示的信息,感觉到患者的反馈信息,并能予以正确解释。另一方面,医师要善于运用目光接触反作用于患者,使其受到鼓励和支持,促进良好交往。临床上,医师和患者交谈时,要用短促的目光接触以检验信息是否被患者所接受,从与对方瞬间的目光接触等方面来判断对方的心理状态。医师应善于通过面部表情表达自己,更要细心体察患者的面部表情变化。"微笑是最美好的语言",医师的微笑可以转化为患者心底的一缕阳光。尤其是面对不同文化背景和疾病的患者及家属,适度表现微笑这一重要的肢体语言十分重要。

3. 身体姿势 身体姿势常能传递个体情绪状态的信息,能反映沟通双方的态度、关系和交谈的愿望。记住一些特殊姿势及其在不同环境下代表的含义是必要的,如微微欠身表示谦恭有礼等。合理使用肢体语言,能以最有效的方式使患者感到医师对他们的关心与重视。医务人员应读懂患者身体姿势的含义,引导会谈的方向,控制节奏,体谅、理解患者并及时纠正其消极的心态,以利于有效沟通。

4. 语调表情 语调表情就是指人们说话时所用的语调、声音的强度、所强调的词、说话的速度、流畅性以及抑扬顿挫等,它会起到帮助表达语意的效果。医务人员应留意判断,并重视这些信息在交谈中的意义。在言语沟通中,语调表情并不是孤立存在的。在医患交谈过程中,它与语词及其他非言语信息相互渗透、相互结合、共同发挥作用。在与患者沟通时,医务人员要注意语速和语态,要以亲切的语言和平缓的语速与患方沟通。

5. **距离与方位**　人际距离是交往双方之间的距离。人际距离分为四种:亲密距离,约 0.5m 以内,可感到对方的呼吸、气味,甚至体温;朋友距离,约为 0.5～1.2m;社交距离,即相互认识的人之间,约为 1.2～3.5m。医患交谈的距离应根据双方的关系和具体情况来掌握。一般情况下,医患之间交谈,双方要有适当的距离,约一个手臂的长度,以避免面对面的直视。这种位置使患者和医师的目光可以自由地接触和分离,而不致尴尬和有压迫感。医护人员对患者表示安抚、安慰时距离可近些。此外医师和患者间的性别、年龄、身份不同也应该有不同的距离和方式。

6. **肢体接触**　医护人员对患者直接实施医疗行为时,通常会有肢体接触。如果医护人员善于运用肢体接触,比如作身体检查时手法轻柔、寻找病灶时接触位置准确等,就能够传达医护人员对患者的关怀,快速建立起信任关系,对患者治疗疾病、康复身心发挥重要的作用。

医学,作为一门关注生命健康与疾病防治的科学,其人文精神的彰显不仅是医学进步的基石,更是医疗实践的灵魂。在医患沟通中,我们不仅要关注医学技术的运用,更要注重人文精神的渗透。良好的医患沟通不仅能够有效传递医疗信息,还能在精神层面给予患者安慰和支持,提高患者的治疗满意度和信任度。因此,掌握和运用医患沟通的常用技巧,包括语言沟通技巧和非语言沟通技巧,对于提高医疗质量、构建和谐医患关系具有重要意义。

推荐阅读

1. WASHER P. 临床医患沟通艺术. 王岳,译. 北京:北京大学医学出版社,2016.
2. 汤其群,孙向晨. 医学人文导论. 上海:复旦大学出版社,2020.

思考题

1. 如何理解医患沟通与医学人文的关系?
2. 医学人文素养是怎样体现在医患沟通中的?

（刘　昌）

思考题解题思路

第十章 以叙事医学促进医学实践

"故事"是人类文化活动中最基本的一种形式。我们赖以生存的世界实际上是由一连串"故事"组成的,"叙事"简单说来就是故事。世上的一切,不论是发生的事情,还是人们内心的不同体验,都是以某种叙事形式展现的,各种观念也是通过叙事深入人心的。叙事医学(narrative medicine)认为医学具有叙事属性,体现为时间性、独特性、因果性/偶然性、主体间性和伦理性,这"五性"分别表现为时间对疾病进程的重要性、每个患者的独特性、疾病成因的因果性或是偶然性、医疗活动中医患之间(主体间)的互动,以及医疗决策所涉及的伦理性。"叙事医学"一词是美国哥伦比亚大学内科医生兼文学学者丽塔·卡伦(Rita Charon)在2001年提出的,2011年正式进入我国。叙事医学是个新概念,其创始人卡伦对这个概念也在不断修正;进入我国后,学者们对它也有各种不同的定义。综合各种观点看来,叙事医学就是由具有叙事能力的医务工作者实践的医学,为的是能够听到诊疗活动中各方的观点,在医学实践中建立良好的医患关系,改善医疗活动中各方的体验,实现人性化医疗;而叙事能力则是认识、吸收、解释、回应疾病的故事,被故事触动,并为讲述者采取行动的能力。叙事医学主张医疗活动中要关注患者,了解患者疾病背后的心理和社会原因,强调采取行动,给痛苦中的患者以关爱和抚慰,缓解患者的身心疾苦。因此可以说叙事医学是医学人文在临床落地的工具,也是助力医学实践从生物医学模式向生物-心理-社会医学模式转变的推手。

第一节 | 叙事医学的哲学基础

现代生物医学是一个建立在理性基础之上的事业,是现代性的产物,它追求确定性、唯一性。在很多人看来,它就是一门以科学的方式研究和"修复"身体的学科,其着眼点在"身体",但支撑它的却是来自"心灵"的理性,以及由理性产出的科学和技术。

一、生物医学的哲学基础

现代生物医学肇始于19世纪末,以解除人类的痛苦为目标。17世纪解剖学的确立、生理学的兴起、血液循环理论的提出、显微镜的发明,以及18世纪病理解剖学的建立,都为19世纪以实验为主要手段的现代医学的兴起奠定了基础,而19世纪生理学、病理学、细胞学、病原微生物学、药理学的发展则最终促进临床医学具有了现代的样貌。潜移默化地指导这一发展进程的,就是笛卡尔的"身心二元论",以及受其影响的机械唯物主义(机械论)。在笛卡尔看来,人之所以能够对他所存在其间的世界进行研究,是因为他具有理性,身体只是理性暂存其间的居所。这种抑身扬心的二元对立思想来自柏拉图:身体平庸,灵魂高贵;身体致恶,灵魂向善;身体低俗,灵魂神圣;身体感性,灵魂理性;身体贪婪,灵魂纯净;身体易朽,灵魂永存。这里"灵魂"可看作是"理性"的代名词,而把理性推到无以复加高度的正是笛卡尔,他把柏拉图的二元论绝对化,认为理性是普适的、唯一的,因此他认为能够在理性基础上建立一门唯一的、统一的科学;对所有时代的所有人来说只有一个理性,因此对所有时代的所有人来说,只有一个真理。笛卡尔的核心思想是"我思故我在",认为"我"这个在思考的人才是真的,身体则被他完全抛弃,成了一个机械装置,理性才是建立统领自然界原则的前提,这个原则也可称为"知识"或"科学",这个科学排除了主体的感受,被当作"真理"。笛卡尔将身心彻底地分离,成功地把身心的对立作为知识本身的基础,科学就此建立在相互对立的二元论之上。

二元论带来的一个不可避免的后果就是身体机械论。在当时的历史背景下,机械唯物主义具有先进的意义:身体是独立的实体,不是教义或灵魂的附属品;身体就像机器,使用的时间长,它就像机器一样会磨损,因此生病是身体必然会面对的结果,不是天谴。笛卡尔认为,医生要像排查机械故障一样,查明并研究病因。他的思想为采用机械方法研究疾病提供了哲学基础。机械唯物主义对生物医学的影响是深远的,如法国机械唯物主义的代表人物拉美特里(La Mettrie)本身就是一位临床医生,他的代表作《人是机器》深刻地影响了临床医学和医学研究。人们认为疾病和身体的研究可以孤立于周围事物,这在客观上促进了医学研究的深入发展以及医学专科化的形成;但是医学的这种指导思想也带来了至今可见的结果:人的身体被当作了机器,哪里出问题就修补哪里,修补不好就换一个"部件";人就是一个客体,对人身体的研究可以从器官、组织一直还原到分子水平,完全忽视了患者的个人特质、环境因素和疾病经历,把疾病跟患者分离了。

二、叙事医学的哲学基础

叙事医学理论建立在后现代的哲学基础之上,从身体现象学、叙事诠释学、后现代科学知识的认识论、工具理性和价值理性等方面的论述中汲取养分,注重身体的感受和身体对心灵的影响,强调身心合一。叙事医学认为医生的诊断行为也是一种诠释过程,需要听到患者对自己疾病的诠释;医生应认识到现在的医学知识不是永恒的真理,要尊重来自患者的叙事知识;在临床决策时,医生不仅要关注医学知识的工具理性,也要关注患者叙事的价值理性。具体说来,叙事医学是建立在以下四种后现代哲学理论基础之上的。

(一)身体现象学

医学直接作用的对象是身体,因此,关于身体的哲学一直影响着医学实践。从尼采、胡塞尔,到海德格尔、福柯,身体哲学越来越受到重视,到了莫里斯·梅洛-庞蒂(Maurice Merleau-Ponty),已经形成了比较成熟的身体哲学,称为"身体现象学"。笛卡尔认为思考才是人存在的标志,但梅洛-庞蒂认为"身体的存在"才是人存在的标志,我们关于世界的知识和认识都是通过身体的感受获得的,也就是说知觉是"身体性"而非"心灵性"的,这对笛卡尔的"知识来自于思考"的观点发起了根本性挑战。梅洛-庞蒂的哲学推崇"具身性经验"(embodied experience),也就是因身体的感受而得到的经验,"embody"意为"身体经受和经历的"。借由身体的感受,他重新定义了人和抽象科学之间的关系,使抽象性从属于人的主观经验。梅洛-庞蒂认为,"我所知道的关于世界的一切,都是从我自己的视角获得的,或是从我关于世界的经验获得的,没有这个经验,科学符号就是无意义的;整个科学世界建立在生活世界上,如果我们想严格地去思考科学、准确地理解其意义和范围,就必须先唤醒我们自己关于世界的经验,而科学只是这个经验的二阶表达。"因此,知识不是来自理性抽象的思考,而是通过身体与世界的接触、感知而得到的,身体与世界的互动构成了我们全部的意识。可以说是这一思想指导了叙事医学关注患者的疾病经历及其感受。此外,梅洛-庞蒂认为,身体让思想的产生成为可能,因为在动作、展示和讲述之前,思想是不存在的。

这种对具身性和语言关联性的理解跟笛卡尔的主体完全相反,笛卡尔的主体是个"灵魂",是非具身性的,完全孤立地存在于身体之外。笛卡尔主义认为思想的本质是内在的,语言是思想的外在表现,身体只是"自我"偶然落入其间的"容器"。现象学则认为,我们对思想的理解依赖于语言。因此,对梅洛-庞蒂来说,语言也是一种身体表达,这也是叙事医学最有力的哲学支持。

(二)叙事诠释学

叙事诠释学与经验主义、实证主义等科学哲学思想不同,它关注的是人类如何通过理解、解释、互动和意义建构塑造"现实"的,它探讨意义是如何以及多大程度上是通过叙事实现的,强调意义建构是一个动态诠释的过程,关注的是人以身体经历故事的方式,个人如何在叙事实践中体现文化对他/她的影响,以及每个人的叙事诠释活动如何共同塑造了他们的文化。譬如,身患重病的人需要找到生病的理由,理解疾病的意义,"为什么是我"是他们对过往经历的梳理和对疾病的归因解释。癌症患者经常会把恶疾与惩罚联系起来，一些在经历了深入思考之后仍不得其所的患者最为痛苦："我一直做善事，我们小区的流浪猫都是我喂的，老天为什么对我这么不公平！"这是我们的文化中"善有善报、恶有恶报"在解释因果关系时的体现，也解释了为什么一些癌症患者不愿意让他人知晓自己所患的疾病。这需要医生从正面的、不同的角度进行诠释，缓解患者的心理压力。

叙事诠释学也关注语言的重要性，认为语言不仅仅是思想的再现，它还是一种行动。语言传递的不是"事实""事件"或"数据"，而是一系列试图理解自己和他人的经验、意图、情感的解释行为。叙事医学关注患者叙事，因为叙事就是语言，是全方位展示患者个人独特性的过程和行为。

此外，叙事诠释学也认为，虽然现代医学建立在经验科学提供的理论基础之上，但医生对症状和体征的理解具有解释属性，因此临床上对疾病的理解不完全是客观的——需要解释就意味着主观性、模糊性和不一致性。医患双方经常会对疾病的病因、治疗方案、优先考虑事项理解不一致，医生基于查体、实验室检查结果得到的信息与患者从疾病经历当中得到的感受往往不一致。为取得最大成效，二者的叙事需要协调，通过语言这一流动的解释行为，医患双方可以尽量达成一致理解；在这个叙事过程中，如果医生的解释完全忽视患者叙事中包含的价值观，患者很可能不接受医生的建议，从而导致"不依从"。

(三) 后现代科学知识理论

后现代主义的特点是怀疑论、主体化、相对主义。法国哲学家让-弗朗索瓦·利奥塔（Jean-Francois Lyotard）认为，科学知识并不代表知识的全部，它只是与叙事知识并存的一种知识，科学知识通过超越特殊揭示普遍真理，而叙事知识则通过展现特殊而揭示普遍真理。后现代科学知识理论抛弃了理性主义构建的宏大叙事，转向微小叙事，利奥塔更是声称对元叙事（meta narrative）的质疑和否定就是后现代。后现代主义挑战科学和医学所声称的客观性，利奥塔认为科学知识也是一个按照语言游戏规则建立起来的系统。如此一来，所有的科学知识都可以被认为是文化的产物，跟所有的故事一样，都是建构的，以后也许不会再有意义——中国古代的服石养生、西方古代常用的放血疗法就是这样的例子，这些知识曾经都被当作真理。因此，如今我们奉为圭臬的某些科学和医学知识日后也许会面临同样的命运。接受知识的建构性，就要接受除了元叙事（或称"主导叙事"，master narrative）之外，其他叙事也各有其意义，不能一概拒绝。

后现代思想指出，每个存在于社会中的人都受制于主导叙事的影响。我们无意识地援引的元叙事就是我们生活和思想的主导叙事，它告诉我们某种行为和事件必然导致某种结果，它提供了解释框架、意义和价值观。主导叙事也为我们的日常行为指引了方向，使我们的一些行为和思想成为"自动"的行为和思想，我们越服从于主导叙事，就越难做出其他选择，采取其他行动的可能性也就越低，并且会对其他行动表示怀疑。例如，神经内科医生对癫痫的科学性解释是大脑细胞异常放电现象，一般由脑部疾病、头部外伤、遗传性疾病、精神刺激和创伤等原因引起，但某个村落对癫痫的带有封建迷信色彩的解释可能是祖先的"灵魂"没有得到"安放"，通过"附身"子嗣来提醒他们修葺祠堂、认真祭祀。二者都遵循着自己的主导叙事，但如果这个村落的患者来看神经内科医生，二者的主导叙事必定发生冲突，如果各自都坚守自己的主导叙事、不去理解对方的叙事，结局很可能是悲剧性的。

(四) 工具理性与价值理性

德国社会学家马克斯·韦伯（Max Weber）将理性分为工具理性和价值理性，他认为现代文明的全部成就和问题都来源于工具理性与价值理性之间的张力。工具理性是客观的、可以计算的、可以作事实判断的，是非个人化的、可以达成一致的；而价值理性是主观的，无法计算，也没有标准答案，虽然它也用理性作判断，但是因为涉及价值观，因此是个人化的、难以达成一致的。举一个简单的例子，如果说"冬季是一年中最冷的季节"，生活在北温带和北寒带的人都会同意，但如果说"冬季是一年中最好的季节"，就是见仁见智的事情了，因为这里涉及个人好恶。德国法兰克福学派哲学家尤尔根·哈贝马斯（Jürgen Habermas）对韦伯的工具理性和价值理性作了进一步阐释，同时对工具理性提出了批评，他认为工具理性的害处在于"把问题本身的合理性变成了解决问题的程序、方法和手段的合理性，把一件事在内容上是否正确的判断,变成了对一种解决方法是否正确的判断"。

哈贝马斯对工具理性的批判可以用来解释临床医疗决策中为什么有时医方观点与患方观点会出现较大分歧。很多时候,医生抱怨患者和家属"不可理喻":医生经过认真权衡利弊,推荐了对患者目前的身体状况和经济状况来说最佳的治疗方案,但患者和家属就是不采纳,其背后的原因很可能是这个方案与患者及其家庭的价值观和优先考虑事项是相悖的。

生物医学中工具理性占统治地位,一种治疗方案好不好的判断标准是它对患病部位的作用效果,以及风险受益比,因此是对解决问题手段正确性的判断。但纯粹的工具理性思维吞没了价值理性,工具理性的扩张使我们忘记了它只是工具,在治疗方案的选择上出现了"手段压倒目的"的现象。医务人员一定要谨记,治疗疾病是为了让患者过上他们想要的生活,而不是必须消灭疾病。患者和家属对治疗方案好不好的判断更多的是基于价值理性的判断:治疗会如何影响患者的生活以及他/她与家人、工作的关系,患者是否能承受治疗带来的不良反应,治疗会给家庭带来什么影响,会给工作带来什么影响,等等。因此,在制订临床决策时不要一味地关注工具理性——不能只关注技术最优,而是要结合患者的价值理性来判断治疗方案的优劣。

第二节 | 叙事医学的来源

叙事医学不是凭空出现的,它是人文社会科学领域的概念方法与医学领域新思想"交叉授粉"产生的结果,这些思想共同为理解临床医患互动带来了启发和借鉴。具体说来,叙事医学的来源主要有以下六个,前三个来自人文社会科学,后三个来自医学领域。

一、疾病叙事

凯博文是最早使用"疾病叙事"(illness narrative)一词的学者,他明确区分了"病征"(disease,也译成"疾病")和"病感"(illness,也译成"病痛")两个词,这两个词也是医生和患者对疾病的不同解释模型。对医生来说,"疾病"或"病征"是狭窄的生物学意义上的词汇,仅指生物结构和功能的改变,强调"病";"病痛"或"病感"则是患者对疾病的感受,对他们来说,疾病是经历、是意义,是如何应付疾病带来的人际关系和日常生活的变化,强调"痛"。疾病叙事把患者个人对生病过程的感受和讲述置于突出地位。

由于医患双方对疾病持不同的解释模型,很多接受了生物医学教育的医生认为患者的叙事没有价值、不靠谱,听患者讲自己的故事是"浪费时间",不如各种检查结果更可靠。医生们不愿意听,但患者有倾诉的欲望,这在很大程度上激发了患者叙事的大量涌现。二十世纪八九十年代以来,西方经历了疾病叙事的大爆发,正式出版了不少此类书籍,我国也有不少疾病叙事书籍出版;现在,随着社交媒体的兴盛,网上出现了海量的疾病叙事。患者通过疾病叙事发出声音,战胜病耻感,自我接纳,自我赋能,自我疗愈,让健康人了解患者,与其他病友进行交流。这些疾病叙事也为医患双方对疾病的不同解释模型作了生动的注释,为医务人员打开了一扇窗口,可以了解患者的疾病体验、求医体验、康复体验,或是逐渐坦然面对死亡的心路历程。耐心地倾听他们的讲述对患者具有疗愈作用,通过倾听,医务人员也会理解患者的处境和想法。

二、文学理论

医学与文学有密切的关系,文学与医学一个关注人的情感,一个关注人的身体,可以说二者都是"人学",国内外不少医学院校都开设了文学课程。对没有多少生活经历的年轻医学生来说,文学提供了一个可以近距离探索人的情感、价值和人际关系的模拟环境;此外,仔细阅读文学作品,探索各种文本线索如何推动情节的发展,有助于医学生养成关注细节的能力。20 世纪 80 年代以来,具有文学素养的医务工作者开始探索如何利用文学批评理论改进医学实践。

文学批评理论历来关注的不外乎作者的创作意图、读者的阐释过程,以及文本是否是独立于二者存在的实体。不论其焦点如何,细读文本、从文本中找到支持自己观点的"证据"都是文学学者的基本工作方法。20世纪文学批评理论的主要冲突即所谓的"形式主义阅读模式"和"非形式主义阅读模式"之间的冲突。形式主义的阅读模式关注文本的构成形式,倡导精细式、聚焦式地阅读文本本身,理解其复杂性,不关注文本的语境、作者的认识经验,以免出现"意图谬误"和"情感谬误",从而错误地影响对文本的理解,这种方法试图将阅读系统化,形成对文本的科学分析。非形式主义的阅读模式受其他人文社会科学理论的影响,如人类学、语言学、马克思主义历史学、后弗洛伊德精神分析、福柯的权力分析理论等,挖掘作品中隐藏的社会权力、个人身份认同等历史、政治、心理维度。两者的共同基础其实都是对于文本机理及其所体现的意义的细致关注,两种阅读模式及其提出的一些概念都对叙事医学的兴起具有指导作用。

三、人文社会科学研究的叙事转向

叙事学是文学批评的一种理论方法,是研究叙事结构的学科。20世纪80年代以来,叙事作为一种研究范式得到了学术界的广泛青睐,出现了所谓的"叙事转向",这一转向将故事讲述研究从虚构的、文学性的、文本的,甚至语言学领域向外延伸,把叙事当作人类沟通和意义建构中无所不在的方式,叙事从文学批评领域迅速扩展到人文社会科学研究的方方面面,如历史学、心理学、哲学、社会学、政治学、法学、教育学等。叙事研究的主要特点是:①把人的叙事作为研究对象;②用叙事分析来研究对象;③用叙事来呈现并解释研究的发现。作为一个热门词汇和研究方法,叙事及其相关概念,如叙事时间、可靠及不可靠叙事者、叙事视角(叙事焦点)等,为研究医患之间的互动带来了很大的启发。

四、以患者为中心的医疗

第二次世界大战以后,随着医学知识和医疗技术的极大发展,医学实践中只见病不见人的趋势愈演愈烈,"去人化"的现象日趋严重。虽然医学知识和技术提供了更多新的选择,但在各种眼花缭乱的治疗选择中,医生要做什么、怎么做、怎么做最好,这些内容似乎只限于医生之间讨论。长此以往,医学就会陷入"做得越多,感觉越差"的怪圈。究其根本,就是患者和家属的感受被忽视了。在这种情况下,"以患者为中心的医疗"这一概念横空出世了,它呼吁医务人员以及医疗卫生系统将关注点由疾病转移到患者和家属身上,强调更好地理解患者的疾痛经历和需求。作为一种改进医疗卫生服务质量的根本方法,其定义是"尊重个体患者的喜好、需求和价值观,并对此有所回应;确保患者的价值观指导一切临床决策"。以患者为中心的医疗体现在以下几方面:愿意倾听患者的叙事,尊重他们的价值观、喜好和需求;注重患者和家属教育,在教育中提供高质量的信息;照顾到患者的身体舒适,包括疼痛的控制;提供情感支持,包括减轻患者和家属恐惧和焦虑的行动。以患者为中心的医疗既是一种工作方法,也是医疗服务的目的,对制定叙事医学的目标有重要启发作用。

五、关系性医学

关系性医学(relational medicine),也称为"以关系为中心的照护"(relationship-centered care),这是对临床工作的一种新定位。与"以患者为中心的医疗"不同,关系性医学不只关注患者,它认为临床工作中所有参与方都是重要的,医务人员与患者、患者所处的社区和其他医务人员之间的关系对各方体验和患者结局都非常重要;医生只有与患者建立了良好关系,才能关注到每一个患者及其背后的复杂性,因此,不能仅仅关注他/她的疾病或器官系统。任何治疗活动的基础都是患者、家属和医务人员之间的互动。良好的医患、医护关系对临床结局至关重要,对患者满意度和医务人员满足感也非常重要。后来的研究者又提出关系性医学应遵循的四个原则:①医患互动的双方都是完全的人,具有各自的需求、观点和价值观;②必须要认识到医患互动过程中的情感因素;③医疗关系中的互动对所有参与方都有影响;④为患者建立疗愈性的关系是医务人员的道德责任。关系性医学对叙事医学关注的焦点及其所关注的四种关系有很大的借鉴作用。

六、医患共同决策

医患共同决策是指患者在健康的十字路口,面临会改变命运的医疗干预措施时,由医生、患者和家属参与的共同决策过程,希望以此为患者做出最优选择。这个过程是医生和患者或家属的对话过程,借此一起厘清患者的情况,并思考如何解决其问题。对话的过程需要覆盖以下内容:①向患者或家属详细讲清楚患者目前的状况;②告知下一步需要采取行动的地方;③告知有多种应对患者目前状况的方法;④告知每种选择的优缺点;⑤理解患者或家属在这些选择中最看重什么,以及为什么。在面临重大医疗决策,特别是有多种治疗选择时,医生和患者分享现有的最好证据,患者在理解各种治疗选择时能获得必要的支持,在理解的基础上与医生共同做出临床决策。

如果说“以患者为中心的医疗”是临床医疗的目的,“关系性医学”是对临床医学本质的定位,那么“医患共同决策”就是实现上述二者的手段,它们与叙事医学关注个体患者的目的论十分契合。医患共同决策也推动医务人员在重视循证医学证据所提供的“工具理性”时,能关注到患者和家属的价值理性,从而一起决定对每一个患者来说“怎样做最好”。

第三节 ｜ 叙事医学的基本概念模型

叙事医学这一概念来自国外,进入我国后,面临着如何与我国文化、社会现实和医疗现实相结合,从而最好地改善医疗卫生实践的问题。在国外,叙事医学更多地应用于医学教育,而在我国,叙事医学的理念和方法更多运用于临床实践,这势必与国外叙事医学的侧重有所不同。据此,我国学者提出了适用于我国国情的叙事医学基本概念的“小红花”模型(图 10-1),“22334”五个花瓣分别指培养叙事能力的两个工具——细读和写作,实践叙事医学的两个工具——医者的自我和在场,叙事医学的三个焦点——关联性、共情和情感,三个要素——关注、再现和归属,以及四个关系——医生(及所有的医务工作者)与患者、与自己、与同事和与社会的复合信任关系。

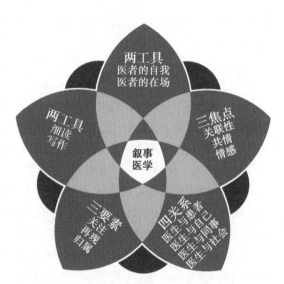

图 10-1　叙事医学基本概念的小红花模型

一、培养叙事能力的两个工具

(一) 细读

细读被称为“叙事医学的标志性方法”,是培养叙事能力的重要工具之一。叙事医学的细读与一般的娱乐性阅读不同,其阅读对象一般为复杂的文学文本、电影或绘画等视觉艺术作品。在阅读过程中要注意到体裁、措辞、时间结构、空间描述、隐喻、叙事者、叙事视角等如何影响故事中人物的关系、事件发展的环境、事件的走向、人物的性格命运等,以及在没有确定结果的情况下,人物之间如何妥协、人物如何与环境妥协、如何容忍由此产生的不确定性和多重解释,等等。2013 年《科学》杂志的一个研究发现,细读文学作品有利于读者对他人意图的理解和再现,即能更好地理解他人的言外之意,并能更好地描述出这些意图。培养医学生、医生学会细读,并不是要把他们培养成文学学者。细读培养的是关注细节的能力,以及看到多重视角、做出多种解释、理解并表述言外之意的能力,而这正是临床工作所需要的能力。

(二) 写作

培养叙事能力的第二个工具是写作,包括反思性写作和创意写作两种。

反思性写作记录个人对自己所经历的事件、人物、场景和新信息的想法、感觉和理解,重在反思。现阶段我国叙事医学教育的主要形式就是反思性写作,即书写平行病历(parallel chart)。"平行病历"是与医院标准化病历不同的、以一般性语言书写的关于患者和自己的故事和反思,一般包括三个部分:①介绍:包括时间、地点、人物、场景;②主要情节:一定要包括危机事件或事情的转折点,这是作者为什么选择写这个故事的主要原因;③评估/反思:讲述故事后,写作者从故事中抽离出来,反思总结这个事件的意义,表达自己的观点和情绪,以及这个故事带给自己的启发,不论长短,这一步是平行病历的灵魂。

创意写作是细读文学作品的延伸,是叙事医学三部曲"阅读—写作—讨论/分享"的重要步骤之一。通常在分析过文本的形式和情节(特别是形式)后,学习者会得到一个开放式的、与文本相关的写作题目,然后发挥想象,写作一个与自己的经历相关的小故事或一首小诗,放下科学性写作以实证为本、数据导向的信念,参与到没有正确答案的练习中。

不论是反思性写作还是创意写作,都是思想外化的行为,我们借由词语表达出此前模糊的想法,助力我们理解外部世界和自己,审视和理解自己的行为,理解患者和医疗情境的独特性、不确定性、模糊性和多重解释、多种决策。

二、实践叙事医学的两个工具

细读和写作培养了叙事能力,但面对患者时,由读写培养出的叙事能力是隐而不现的,展现出来的是医者真切感受患者意图,并能进行回应的能力。因此,实践叙事医学的主体是医务工作者本身,医者的自我和在场就是实践叙事医学的两个工具。

(一) 医者的自我

实践叙事医学的主体是带有叙事能力的医者,这就是医者的"自我"。清空自己的偏见和预设,把自己当作疗愈工具,听到患者的恐惧、担忧,并对此有所回应,这些做法对患者的作用不可低估,这也是关系性医学所倡导的"疗愈性的医患关系"。

(二) 医者的在场

"在场"并不仅仅意味着人的身体在某个场景中,仅仅坐在患者面前不是在场,医者要全身心地沉浸在患者的讲述中,感受和读懂场景中的情感,吸收患者给出的疾病信息、情绪信息,理解他们的苦难。实践叙事医学要从耐心倾听患者开始,但一些医生不给患者讲述的时间,嫌他们"啰唆"而打断讲述,只急于"处理"疾病,这就是"不在场"的表现。

叙事医学的实践对医者有两个要求:第一,尊重患者在医患互动当中的贡献,愿意倾听患者的故事,同时愿意回应患者叙事;第二,医者要有反思的习惯,愿意关注过程中的细节,不但要反思诊疗计划的优缺点,也要反思和关注医患互动的过程中,哪些行为和话语患者的接受度好、更有效,如何调整。这两个要求反映的是"主体间性",即把患者当作和自己一样具有主观能动性的主体,而不是等待认识的"客体"(疾病)。主体间性要求医者愿意与患者建立连接,这也是"关系性医学"的内容。

三、叙事医学的三焦点

叙事医学的三焦点就是在医学实践中会深度影响医患关系和患者就医体验的三个方面,即关联性、共情和情感,特别是负性情感。

(一) 关联性

医患共同决策和关系性医学都强调医患之间的关联性,关注医患之间的互动对患者的作用。关系性医学认为,临床医学的本质是医患的互动。叙事医学认为,如果医生可以倾听患者的故事,了解故事背后的意义,他/她不但可以了解患者对疾病的理解,还能了解患者在心理和社会方面的需求,就可以为患者创造具有疗愈效果的治疗关系;临床工作一方面是人与病的关系,但本质上是人与人的关系。患者不希望医生把他们当作要完成的"工作量",而是希望医生显示出对一个活生生的、处于痛苦中的人的关心。

那天,作为科主任的我像往常一样,带着医生们去查房。这个大病房里住了6个患者,其中一个刚刚化疗完,端着一个盆呕吐,吐得停不下来。我走到她的床前,看她吐成这样,决定等她好点再查。我没有跟她打招呼,也没说什么,就移到旁边另一个患者床前,而这张床正好就挨着门口。正在说话间,呕吐的患者突然哭了起来,我就问她怎么了。原来,她看我们站在门口,以为我们不看她就要走,感觉自己被忽视了,我赶紧解释,她这才止住了哭泣。(引自沈琳、戴志悦的《在人间:肿瘤科女医生亲历记录》)

这位老医生以一种"忏悔"的心情,记录了自己年轻时忽视患者感受的一个事件。早查房的医生们讨论的只是患者治疗后各项生物学指标如何,而忽视了眼前活生生的患者正在经历的痛苦。也许在医生们的眼中,呕吐是化疗的必然反应,不必大惊小怪,大家冷静地继续进行下面的工作,没有想到要去跟患者建立关联。其实,一句"看你吐得这么难受,我们等你好一点再过来啊",就会让患者感到痛苦被看见、被承认,而不是感到被忽视了。

(二) 共情

关系性医学和医患共同决策都要求临床工作者能够站在患者的角度看问题,即能够与他们共情。共情的定义多种多样,至今尚未有被广泛接受的、唯一的定义。简言之,共情就是能够把自己投射到他人的境遇中,想象自己处在他人的立场该如何看待问题。虽然学者们非常希望共情能力可以让我们做到"能够理解他人的情感而无需自己投入其中",但研究发现,共情并不是纯粹的认知能力,因为人类一旦认识到他人的想法和情感,就会以适当的情感回应。因此,共情可以分为认知共情和情感共情两种,情感共鸣是共情的产物。但共情与同情不同,共情是视角交换,能够想象站在不同视角会如何感受、思考和行动,与共情对象处于平等地位;同情更多是一种悲悯,是境况好的一方居高临下的怜悯。医务工作者更多的是需要共情,理解患者和家属的感受和立场,并以适当的方式回应,而不是为每一个患者悲伤难过,最终导致情感耗竭。

一位乳腺内科主任医师自己患上了乳腺癌,发现自己使用了紫杉醇之后,最关注的副作用不是白细胞下降、血小板降低、感染、肝功能损害和其他致命的过敏反应,而是头发会不会掉,皮肤会不会变黑,会不会呕吐,这曾经是作为医生的她认为最不重要的症状。作为一名乳腺癌患者,最让她崩溃的不是转氨酶高,也不是白细胞低,而是皮肤反应!虽然使用了各种方法,但黯黑和极度干燥的皮肤就像戴上一层铠甲般的面具,令她极其痛苦。作为患者的她这时才真正理解了自己的患者。

医患关系是代表着健康人的医生与脆弱和艰难处境中的患者的关系,医患处于两个不同的世界,一个是"科学"的世界,一个是"生活"的世界,医患之间对病因、疾病、治疗、副作用和死亡的认知都存在巨大的分歧。如果医生不努力去共情患者的疾苦,只在生物医学意义上理解疾病,那就很难与患者建立关联。上述案例生动地展示了作为患者的医生,切身地体验了患者所经历的病痛、焦虑,甚至恐惧,有了具身性体验,才切实理解了患者的感受。但不是所有的医生都会患上自己擅长治疗的疾病。如果医生能够与患者共情,不把他们的痛苦视作理所当然,见证他们的苦痛,那么不需要亲历疾病,甚至都不需要为他们感到难过,就能理解他们。当然,鉴于医学的高壁垒,患者可能很难亲身体会医生工作的不易,但当他们在社交媒体和医疗纪录片中看到了医生真实的工作状态,切身地感受到了医生的辛苦和付出,也能更好地理解医生,双方就在自己的经验和对方的经验之间建立了连结。

(三) 情感(特别是负性情感)

医院是经历生老病死的地方,因而也是经历强烈情感的地方,而医院里的情感大部分都是负性情感体验。在医学生成长为医生的过程中,很少有专门的课程训练大家如何应对各种情感,特别是负性情感。患者和医生都会经历担心、痛苦、愤怒、恐惧、困惑、沮丧、内疚、无助、不被认可等负性情感。负性情感得不到关注和疏导,对医生、患者和家属都有害。对患者和家属而言,会使他们不信任医生,对治疗和医患关系都有消极影响;对医生来说,负性情感的累积会导致职业倦怠的增加和共情能力的下降。叙事医学关注每一个人,特别是人的情感,是在技术中心主义、理性主义和实证主义的医学中关注人的情感的医学实践。叙事医学鼓励讲述和书写"疾病的故事"。一方面,医生通过倾听患者的疾病故事可以了解他们患病的生物、心理和社会因素,全方位地了解患者,并能站在患者的角度看待问题,从而实现与患者的共情。另一方面,医患双方都可以通过讲述自己的故事为自己的负性情感找到出口,在把经历建构成故事的过程中就产生了意义,而"意义"对身处其中的医患双方都是重要的。

四、叙事医学的三要素

"关注、再现、归属"这三要素是叙事医学的核心概念,要实践叙事医学,必须要了解和掌握这三个要素。其中,关注和再现是行动,归属是前两个行动产生的结果,是伙伴关系的建立。

(一)关注

关注患者是医疗活动的起点,倾听是关注的开始。关注患者,不仅要关注患者讲的症状是什么,有时,还需要了解患者的生活故事,这很可能会得到很多有利于诊断的信息,因为诊断往往就隐藏在患者的讲述之中。国外有文献研究发现,在很多病例中,有时只靠认真倾听患者讲述就能做出正确诊断,有时还需要医生讲述自己的故事来引出患者的故事。关注患者,需要医务工作者把自己作为倾听的工具,敞开头脑,接收患者给出的信息,不仅是疾病的信息,也包括情绪的信息,让患者真正感觉到医生的在场。

(二)再现

再现是实践叙事医学的第二步。再现是一种思想外化行为,是创造性地为所见、所闻、所思、所感赋予形式、秩序和意义的过程。没有关注肯定无法再现,没有再现也不是完全意义上的关注。临床工作中,有时患者主诉不清、逻辑混乱,为了理解"发生了什么"和"想要什么",医生往往需要用自己的逻辑加工所见所闻,然后向患者求证。在医学生学习问诊的过程中,有一步是"总结",这其实就是再现的过程,以保证医患双方对所发生的事情和患者诉求达成一致理解。

再现的另外一种形式就是平行病历,通过书写、分享、讨论、点评平行病历,医务工作者可以进行自我反思,与患者建立关联、改进自己的工作、增加职业认同感,从而得到工作的满足感。

(三)归属

关注和再现之后螺旋上升产生的信任关系就是归属,即伙伴关系。关注和再现是行动,归属是实践叙事医学的美好结果。叙事医学的归属关系不仅限于医患之间,还包括与自己建立的职业认同关系,与同事建立的职业集体关系,以及与社会建立的公众信任关系,这就是叙事医学中四对重要的关系:医生与患者、医生与自己、医生与同事、医生与社会。当然,我们可以把"医生"替换为"医务工作者",即所有与患者打交道的人都要面对这四种关系。下面结合这四种关系阐述归属的意义。

五、叙事医学的四关系

(一)医生与患者的关系

叙事医学创立的初衷就是为了在医患之间建立信任关系,因此医患关系在叙事医学四对关系中处于核心地位,是医学实践的主体关系。在这对关系中,医务工作者处于主导地位,但他们需要把患者视作伙伴,与之共同面对疾病。良好的医患关系具有互惠作用,可以提升患者依从性,带来更好的医疗效果、更佳的就医体验,也能够为医生带来更大的职业满足感。

(二)医生与自己的关系

医生与自己的关系即医生与自己职业的关系——对自己的职业是否有认同感,这是医学实践的内在动力。职业的成就感和良好的医患关系是职业认同感的基石,但职业认同感与叙事医学其他关系也是休戚相关的:如果医患关系紧张,社会对医生职业产生了不信任感,医生与同事的关系紧张,个人成就感就会降低,并产生职业倦怠;而职业倦怠又会导致一系列负面结果,包括共情意愿降低、医疗错误增加;对职业没有认同感、归属感,又会使医生与患者、同事关系紧张,从而形成恶性循环。

(三) 医生与同事的关系

医生与同事的关系有纵横两向:纵向有科室、医院内各层级之间的关系,在教学医院中还包含师生关系;横向有医、护、技、药、管等全院的合作关系。叙事的工作方法要求每一个岗位都要有共情能力,能理解其他岗位的不同视角和观点,不固执己见,能够保持谦卑的态度、听得进他人的叙事,理解他人想要表达的意图。医生与同事的良好关系是医院作为一个社区的发展动力。研究显示,叙事医学培训有助于改善医务工作者与患者、同事、自我之间的关系,有利于临床诊疗活动中的医患沟通,也有利于医务工作者在临床工作中提升平衡人际关系、处理复杂问题和各类矛盾的能力。叙事的工作方法有利于在科室、医院建立起和谐满意的工作关系。

(四) 医生与社会的关系

医生与社会的关系反映着从医环境的好坏。在某种程度上,医务人员主动向社会发声有助于塑造尊医重卫的社会环境。医学的壁垒决定了医学知识的专有性,但这也往往是导致公众误解的原因。随着社交媒体的发展,越来越多的医院和医务工作者开始用叙事的方式面向公众科普医学知识,承担起了医学界的社会责任,成为推动公众健康素养提升、社会健康观念改变的力量,使公众更好地理解了医学的不确定性和局限性,适度降低公众对医学"无所不能"的期待,在某种程度上有利于降低医患纠纷的发生概率。同时,越来越多的医院对医疗纪录片的拍摄打开大门,通过"揭秘"的方式把医生的工作、专业精神和奉献精神展示给公众,一方面有利于公众了解疾病和治疗的知识,另一方面也有利于增加公众对医务工作者的理解和信任。

第四节 │ 叙事医学的临床实践

叙事医学是医学人文落地临床的工具,它不是在常规临床工作之外强加给医务人员彰显"情怀"的点缀,而是一种认识论和工作方法,是切实可行的临床实践途径,包括但不限于以下几个方面。

一、用叙事的原则指导问诊

大部分患者是在门诊与医生接触,很多时候,患者对医生这个职业和某个医院的印象和评价是由他们在门诊的经历塑造的。问诊是门诊工作的重要环节,也是落实叙事医学实践的重要环节。医学生学习的常规问诊方式是以医生为中心的标准化问诊程序,目的是快速从患者的讲述中捕获对诊断疾病"有用"的信息。一旦患者讲述的是医生认为与疾病诊断"不相关"的信息,医生会立即打断他们,把对话拉回到自己的问诊逻辑中。以患者为中心的问诊模式则要尊重患者关于自己疾病的病因、进程的思考,也允许他们讲出自己的想法、担心和期望。如果能够把以医生为中心的问诊和以患者为中心的问诊结合起来,认真倾听患者讲述自己的故事,有时会给诊断带来非常有用的线索。有经验的医生会告诫医学生"要听患者讲述,因为患者会告诉你他/她的诊断",这样就结合了以医生为中心的问诊和以患者为中心的问诊,有利于医患双方共同决定诊疗方案并采取下一步行动。

二、用叙事医学伦理协助医患共同决策

叙事医学的来源之一是"医患共同决策"。研究表明,由医生向患者单向的信息传递或者常规的患者教育,并不能有效提高患者的依从性;但如果医患双方交流不仅仅限于信息交换,而是包含医生主动倾听患方的提问,用非专业性术语解释、提供各种治疗方案的信息,理解患方的价值观和优先考虑事项,这种内容丰富的医患双向交流会使患方更容易参与到临床决策当中,其依从性就会有较大的提高。国内有研究显示,我国医患纠纷的主要原因是沟通不到位,医患双方对病情和治疗的认知不一致,治疗效果没有达到患方预期。如果在临床决策时,特别是面临住院患者的重大临床决策时,详细

告知患方当前身体和疾病的状况,倾听患者或家属讲述他们最担心和最关心的事项,以及在现在的病情下,经过治疗后希望能有什么改观,就会知道患者、家属可能会接受什么方案、拒绝什么方案;如果患方有错误的理解和不切实际的期待也能及早发现,并告知实情,这样就能有效降低医患纠纷的发生率。

此外,临床决策中经常会遇到两难问题,仅靠生命伦理学四原则的指导很难做出决定。学界对伦理学四原则也有各种批评,因其过度强调用同样的原则指导不同的实践,也被称为"原则主义伦理学"。此外,运用到具体病例时,原则之间有时会相互矛盾、相互掣肘,如果原则之间发生冲突,那么这些原则只应该被当作指导原则,这时就要引入叙事医学伦理。叙事医学伦理要求医生在面对临床决策时,既进行伦理观察,又进行叙事认可,认识到每一个伦理情境都是独一无二的,不寻求用普适法则和原则解决具体的伦理问题,注重对患者生命故事的叙事理解,尊重患者故事的独特性,在理解的基础上想象患者的处境和难点,就此与患者或家属进行讨论,听他们讲述最关心和担心的事情,在他们充分理解治疗方案利弊的基础上,与他们共同做出临床决策。

三、叙事作为一种治疗干预

叙事不仅是一种工作方法,使医生可以倾听、关注患者,得到更多诊断线索,更多地与患者共情,从而更好地为诊疗工作服务;叙事还是一种干预方式,用来辅助治疗,改善患者病后生活质量。在评估患者获益时,一般使用"临床结局"和"患者结局"。临床结局指经过一定时间,某种健康问题、治疗方案和医学干预所显示的临床结果。患者结局指的是医学治疗或干预给患者带来的结果或后果,包括临床终点(症状和体征、实验室数值、死亡)、功能(生理、心理、社会角色)、总体主观幸福感(健康感知、体力、疲劳、疼痛、生活满意度)、照护满意度(可及性、方便性、经济负担、照护质量)等。国内外有不少研究表明,通过自由讲述、写作性表达、叙事访谈、听故事等方法,患者的生理和心理都会获益。如一项研究发现,在随机对照试验中,表达性书写负性生活经历有助于减轻哮喘患者和类风湿关节炎患者症状。另一项针对住院儿童的研究发现,相比于猜谜语的对照组,听故事的试验组儿童催产素水平升高,唾液中的皮质醇水平明显减少,并报告疼痛减轻了,在讲述医院经历时使用了更多的积极词汇标记。目前,叙事干预研究越来越多,也产生了越来越多的证据,表明叙事干预在改善临床结局和患者结局方面有积极的作用。

叙事医学是由后现代的哲学思想指导的医疗实践,受人文社会科学方法和医学领域新趋势的影响,通过倾听、理解患者叙事,纠正医学实践中只关注疾病、不关注患者的偏差。进入我国后,结合我国的实际情况,发展出了中国叙事医学的理论框架和实践方法。叙事医学还有待于不断发展,根据我国的国情、文化和医疗特色,进一步探索发展其理论和实践方法。

推荐阅读

1. 郭莉萍. 中国叙事医学案例与实践. 北京:北京大学医学出版社,2022.

2. 施祖东. 门诊医患沟通指引 2024:构建以患者为中心的沟通结构和技巧. 北京:北京大学医学出版社,2024.

思考题

1. 某带教老师在患者面前对实习生说"你怎么不早点叫我?""你这样操作,患者肯定受不了"。请分析这对叙事医学的四关系有什么影响。

2. 医生为什么要倾听患者的讲述? 关注患者对于医疗实践有什么作用? 请举例说明。

思考题解题思路

(郭莉萍)

第十一章 | 医疗实践与临床研究伦理

伦理学,又称道德哲学,是对道德现象的系统研究,旨在对道德观的理论化和系统化。医学伦理学(medical ethics)是运用伦理学原则来解析医疗卫生实践和医学研究过程中存在的医学道德现象,开展道德评价并倡导合乎道德规范行为的一门学问。它旨在考察临床诊疗活动、护理实践、公共卫生干预、高新医学技术、医学研究等领域的伦理问题/难题,开展分析论证,给出伦理解答。本章将在识别医疗实践及临床研究中突出的伦理问题基础上,结合基本的伦理原则,提出具体的伦理要求,倡导以患者健康为中心的价值医疗;负责任地开展医学研究,培育医学生的伦理素养。医学伦理是医学人文的重要组成部分,前者要求医务人员履行职业操守,开展医疗行为时要符合道德规范,保障患者/受试者的权益,而后者要求医务人员不断提升人文素养,弘扬医学人文精神,全生命周期地关心、关怀患者。

第一节 | 医疗实践的伦理蕴含

日常的医疗实践包含了一系列该不该、正当与否、善恶的现象或行为。医学伦理学提供了一套包括原则、准则或规则在内的道德规范体系,用于协调人与人、人与自然、人与社会之间存在的各种道德关系。本节将着重讨论诊疗活动中突出的伦理问题及伦理要求。

一、诊疗伦理问题及应遵循的伦理准则

(一) 临床实践中的常见伦理问题

临床诊断是疾病治疗的第一步。医生要观察患者,倾听患者主诉,采集并分析数据资料,由此才能给出正确的诊断结果。临床诊断中存在的常见伦理问题突出表现在如下四个方面。

第一,医生因主客观因素而导致误诊,由此延误病情,给患者带来身心伤害。

第二,医生执业态度不佳,缺乏人文关怀,泄露患者隐私,患者的就医体验感较差。有医生在未经患者同意的情况下,将患者的病历、照片或隐私信息分享到了社交平台,侵犯了患者的隐私权。

第三,在经济利益的驱使下,个别医生开不必要的检查项目,加重患者就医经济负担。例如,某青年患者因轻微咳嗽就诊,医生却开具了昂贵的检查项目,最终检查结果并未发现明显异常,但患者却为此支付了较高费用。

第四,医生尊重患者自主权与坚持专业自主性之间也存在冲突情形。为了全面了解病情,医生建议患者作进一步的检查,但患者因为嫌麻烦或担心费用过高而不愿意配合。此时,就需要医生在尊重患者自主权的同时,积极沟通并解释进一步检查的必要性和不作检查的风险。

临床治疗中存在的常见伦理问题突出表现在下列五个方面。

第一,医生没有践行以患者为中心的医疗理念,制订的治疗方案背离了临床指南,延误了患者最佳的治疗时机,或没有达到最佳的治疗效果。例如,某终末期癌症患者因病情需要接受常规放疗,但医生却推荐了费用昂贵但效果不佳的非临床指南推荐的治疗方案,导致患者病情恶化。

第二,医生没有充分履行告知义务,对备选方案的风险与受益交代不清,患者及家属对治疗方案的利弊未充分理解,或者医生代替患者本人作决定。例如,医生在术前未详细告知手术风险及可能的并发症,患者在术后出现严重并发症时,引发了医患纠纷。

第三,在突发公共卫生事件紧急应对过程中,由于缺乏共识性的分配标准,或公认的分配标准没有得到很好的贯彻实施,使得稀缺医疗资源(如ICU病床)未得到公平分配。

第四,个别医生过度治疗,收受红包与回扣,败坏了白衣天使的形象。比如在为患者进行手术时,故意夸大手术难度或增加不必要的手术步骤以收取更多费用;或者接受医药公司的贿赂,为患者开具高价药品或检查项目等。

第五,临床工作繁重导致工作倦怠或人文关怀缺失。例如,有医生在接诊时态度冷漠、语言生硬,病情和治疗方案交代不清楚;对患者的疑问和担忧置之不理,导致患者的治疗依从性差,加剧了医患不信任。

需要指出的是,临床科室在具体诊断和治疗中的伦理问题往往是彼此交织,难以区分的。例如,ICU的医生见惯了生离死别的情境,也面临诸多的临床伦理两难选择。假如一位患者的病情已到不可逆的濒死状态,而家属出于孝道或其他原因而要坚持有创的积极抢救,此时医生会在遵从患者家属意愿与维护患者生命尊严之间难以取舍。另一个例子是妇产科中涉及的母婴权益保护问题。现实生活中,一些孕产妇的悲剧事件表明,面对突发的不确定决策风险,部分医生可能会忽略孕妇本人的意愿而听从患者家属的意见,从而导致孕产妇权益受损。因此,在妇产科实践中,医生需要关注孕妇本人的意愿和权益保护,并与家属进行充分沟通以达成共识。又如,肿瘤科的乳腺癌患者为保命而切除乳房,而这样的乳房切除手术会显著影响到患者的身体形象、夫妻性生活,术前风险告知和术后的心理疏导显得尤为重要。

总之,临床诊断和治疗中存在着诸多需要临床医生注意及规避的伦理问题。

(二)临床实践应遵循的伦理准则

临床伦理思想源远流长,从《希波克拉底誓言》《大医精诚》到《日内瓦宣言》均有体现。汤姆·比彻姆(Tom Beauchamp)和詹姆斯·邱卓思(James Childress)的名著《生命医学伦理原则》系统阐述了四个伦理原则:尊重、有利、不伤害和公正。这些伦理原则对临床诊疗实践具有普遍的指导意义。此外,《中华人民共和国医师法》等法律法规也以法律强制性条款规定了临床诊疗中的伦理内容。在这些基本伦理原则及政策法律规定基础上,结合常见的临床伦理问题解析,提出如下四个临床伦理准则。

1. 尊重患者的自主决定权 医生要自觉维护患者人格尊严,尊重其自主性,保护隐私,信守承诺,保守秘密。有行为能力的人可以在不受干扰的情况下,按自己的意愿来选择行动。同样,患者对自身身体、生命和健康状况有理解和把握的权利,对治疗方案有自主选择的权利。患者有权利参与制订自己的治疗方案,自愿选择治疗方式。医生在采取医学干预措施之前,应当获得患者的知情同意。《中华人民共和国医师法》第二十五条规定:医师在诊疗活动中应当向患者说明病情、医疗措施和其他需要告知的事项;需要实施手术、特殊检查、特殊治疗的,医师应当及时向患者具体说明医疗风险、替代医疗方案等情况,并取得其明确同意;不能或者不宜向患者说明的,应当向患者的近亲属说明,并取得其明确同意。第二十九条规定:在尚无有效或者更好治疗手段等特殊情况下,医师取得患者明确知情同意后,可以采用药品说明书中未明确但具有循证医学证据的药品用法实施治疗。

2. 伤害最小化 医务人员应努力做到不作无关的辅助检查。在药物治疗中,要杜绝滥用药物给患者造成伤害。医务人员必须权衡手术治疗与非手术治疗的利弊及其界限,掌握手术治疗的适应证,避免因滥施手术而给患者带来不必要的伤害。医生应尽可能使用普遍有效的药物和诊疗设备,确保医疗安全,降低医疗纠纷以及减少医疗事故的发生。《中华人民共和国医师法》第二十七条规定:对需要紧急救治的患者,医师应当采取紧急措施进行诊治,不得拒绝急救处置。因抢救生命垂危的患者等紧急情况,不能取得患者或者其近亲属意见的,经医疗机构负责人或者授权的负责人批准,可以立即实施相应的医疗措施。国家鼓励医师积极参与公共交通工具等公共场所急救服务;医师因自愿实施急救造成受助人损害的,不承担民事责任。

3. 受益最大化 在诊断和治疗疾病的过程中,医生应选择代价最低而效果最佳的方案。医务人员力争尽快地对疾病做出诊断、迅速治疗,并认真适时地对患者的要求和疾病变化做出反应。医务人员要做出符合病情实际的判断,有效实施医学干预手段。《中华人民共和国医师法》第二十八条规定:医师应当使用经依法批准或者备案的药品、消毒药剂、医疗器械,采用合法、合规、科学的诊疗方法;第二十九条规定:医师应当坚持安全有效、经济合理的用药原则,遵循药品临床应用指导原则、临床诊疗指南和药品说明书等合理用药。医疗机构应当建立管理制度,对医师处方、用药医嘱的适宜性进行审核,严格规范医师用药行为。

4. **公平合理,平等对待**　医疗公平,就是根据生命权的要求,按合理的道德原则,人人应该享有基本医疗卫生服务的机会。医疗机构要制定公开、透明、合理的程序或标准,促进医疗资源的公平可及。医生要平等对待每一位患者,不受患者性别、病种、信仰、经济状况、受教育程度等方面的影响。医生要秉承职业精神,坚守道德底线。《中华人民共和国医师法》第三十一条规定,医师不得利用职务之便,索要、非法收受财物或者牟取其他不正当利益;不得对患者实施不必要的检查、治疗。此外,在非医学目的的驱使下进行的、超过疾病本身实际需要的医疗行为或过程,若造成人身或财产损害,应予以谴责,直至追责。

上述四个基本伦理原则之间有着广泛的内在联系。例如,伤害最小化和受益最大化是一对需要动态权衡的伦理原则。权衡利弊得失既是医生的基本技能和职业素养,也是患者及家属需要在就医过程中不断培养的能力。在临床决策中,风险与受益的告知及信息交流也是知情同意的重要方面。此外,在医患共同决策过程中,患者的非医疗方面的需求也应得到医生的重视,并尽量满足患者非医疗方面的合理要求。

二、临床诊断的伦理要求

(一) 主诊医师首诊负责,明确责权利,推动最佳医疗实践

主诊医师管理模式是一种由主诊医师负责,并履行相应的责任与义务的临床运行机制。首位接诊医师在一次就诊过程结束前或由其他医师接诊前,负责该患者全流程诊疗管理,以提升医疗服务质量,保障患者生命安全。首诊医师接诊患者后,应当对其实施的诊疗行为履行告知义务,并及时完成医疗记录。主诊组在三级查房中应发挥核心作用,衔接好临床全流程工作,保证医疗质量与患者安全。

2022 年,国家卫生健康委员会发布的《三级医院评审标准(2022 年版)》中强调:实行科主任领导下的三个不同级别的医师查房制度,明确各级医师的医疗决策和实施权限。首诊负责制明确了主诊医师的责权利。"责"是指:主诊医师对患者负责,对治疗过程及结果、医疗纠纷、主诊组考核等内容负责。"权"是指:主诊医师有单独收治患者,获得相应诊疗资源,参与绩效分配,发展特色专业,参与科室管理等方面的权利。"利"是指:主诊医师在提升患者服务质量及安全保障,以及自身学术发展、技术技能提升、收入待遇、专业荣誉等方面的收益。

(二) 识别并防范诊断错误、误诊,提高诊断安全性

任何一个医疗环节发生错误,都可能导致漏诊、延迟诊断或误诊。例如,诊断性检查的使用和执行中的错误可能会伤害患者,导致延迟诊断和漏诊,以及不必要的诊断性检查造成的可预防伤害。《黄帝内经》的《疏五过论》和《征四失论》讨论了临床诊断的"过与失"。在《疏五过论》中,要求医生在临床检查前,要了解患者的社会地位、经济状况、心理活动,分清脉候类别、发病始末等。《征四失论》提出:在开始看病时,要问清患者的饮食起居等情况。如果不根据以上变化来切脉,即使医术高明,诊断也不可能准确。

进入 21 世纪,美国医学研究所(Institute of Medicine,IOM)发布了《人非圣贤,孰能无过:建立一个更安全的卫生系统》(2000)、《跨越质量鸿沟:21 世纪的新卫生体系》(2001)、《提高医疗诊断水平》(2015)等研究报告,提出了改善医疗质量和安全的建议。为此,需要加强医护患之间的有效合作,加强教育和训练,提升诊断能力,减少诊疗偏见,提供适宜的医疗信息技术如临床决策支持(CDS),以降低误诊率和误治率。医疗机构要提倡一种非惩罚性的公开诊疗错误的文化,重视对诊断

结果准确性的反馈,确保诊断过程中的有效沟通,建立错误恢复机制以及不良事件上报的环境和医疗责任制度,通过从诊断错误和未遂错误中学习来改进诊断。

(三) 协调好诊断自主性与尊重患者自主性之间的关系

诊断是一门专业性强的技艺,需要受过专门训练的医生进行判断和正确操作。医生凭借所学的疾病知识以及整合和问题解决能力,独立自主地做出诊断,而不应受到外界特别是患者的干扰。敏锐准确的诊断是优秀医师的基本临床属性。例如,放射科医生如果在影像学检查中发现主动脉夹层动脉瘤,就不能简单地将这一结果发送给申请检查的医生了事,而是需要临床医生根据图像进行深入的细微解释和诊断。医生需要告诉患者诊断结果以及诊断对寻求治疗的患者意味着什么。

有些情形下,医生坚持专业自主性与尊重患者自主决定之间可能会存在冲突。患者的自主性取决于其理解信息的能力以及做出自愿决定的能力。患者应该具备获取、控制自身信息以及公共信息的能力、沟通理解分享的能力、在获取并理解信息后根据自身功能状态进行决策的能力,以及在医疗决策后能否按照共享决策的方案去执行的能力。医生需要在尊重患者自主性的前提下,协调好诊断自主性与患者自主性之间的关系。

三、临床治疗的伦理要求

(一) 融入伦理思维的临床决策

基于临床伦理原则的分析框架,有助于医生更人文地开展医疗干预。琼森(Albert R. Jonsen)、西格勒(Mark Siegler)和温斯莱德(William J. Winslade)所著的《临床伦理学:医学实践中的伦理学决策》提出了四主题模型(four box),即医疗适用性、患者偏好、生命质量和情境特质,以便从伦理视野来分析和解决实际的临床问题。该"四主题模型"体现了四个伦理原则的内容。

1. 医疗适用性,体现了有利/不伤害原则,为患者提供有利的医疗服务。
2. 患者偏好,体现了尊重患者自主权原则,充分告知、帮助理解并尊重其意愿。
3. 生命质量,既体现了有利/不伤害原则,又尊重了患者自主权。
4. 情境特质,体现了公平公正原则,考量所处情境对于患者决策的影响。

合适的临床伦理决策取决于四个要素:符合医学适应证,尊重患者意愿,关注治疗后生活质量,考虑社会经济因素。医生要提供精准的诊疗信息,了解患者偏好,帮助慢性病患者选择长期药物治疗方案,开展饮食指导及健康宣教。

(二) 临床科室的伦理要求

患者自主权的实现需要患者具备相关的健康素养,了解自身疾病状况、掌握常见疾病的预防方法和自我诊疗方法等。例如,外科手术治疗中的道德要求包括:严格掌握手术指征,确保手术动机正确;知情同意并签订手术同意书;制订最佳手术方案;帮助患者做好准备;严肃认真、一丝不苟、对患者生命负责;医务人员要密切配合和协作;术后要精心护理,严密观察病情,解除患者痛苦,防止并发症的发生。妇产科医生要理解和尊重患者:尊重患者的人格,格外注意保护患者的隐私权,重视对患者的心理疏导。儿科诊疗的患者年龄小,理解能力和语言表达能力较差,往往不能完整、准确地诉说发病的过程和细节;对于发病急、病情变化比较快的患儿,医生更要多加关心和体贴,除获得患儿家长的知情同意外,还要主动询问青少年患者的意见和感受。

(三) 遵循基本的用药伦理规范,合理开展超说明书用药

药物说明书是为了规范用药、安全用药而撰写的。进入临床的药物通常是要经过严密完整的临床试验阶段,对符合适应证的患者有安全保障,而随意使用"不对症"的药物可能会造成严重的不良后果。不过,一种药品(如二甲双胍)可能有两种及以上的用途,可以说超说明书用药由来已久。在尚无有效或者更好治疗手段等特殊情况下,医师在充分了解超说明书用药的药品作用机制及循证医学证据,并取得患者及家属明确知情同意后,可以采用药品说明书中未明确但具有循证医学证据的药品用法实施治疗。

(四)危重患者救治的伦理难题及应对

医疗机构要优化绿色通道管理,做好急危重症患者分类,完善抢救资源配置与紧急调配机制,保障各单元抢救设备和药品可用,确保急危重患者优先救治,提高危急处置的规范性。落实急危重患者抢救制度和疑难病例讨论制度,提升救治能力。急危重症患者收治过程中碰到的常见伦理难题是:该不该施救? 谁来做出生死抉择? 有些仍有存活机会的危重症患者,其家属可能拒绝继续施救;有些患者家属对疾病缺乏认识或抱有侥幸心理,企盼奇迹出现而强烈要求继续实施实则无效的治疗。当患者家属的意见偏离了基本的救治原则时,医生就面临着坚持专业自主性与尊重患者及家属自主权的两难选择。如果治疗措施可以提高生命质量或延长预期寿命,医生应了解患者家属放弃治疗的真实原因,并做出耐心的解释;假如患者及家属的医疗决定严重背离了最佳的治疗利益原则,医生可以依法依规选择继续治疗。

总之,面对临床诊疗中难以避免的伦理问题,医生群体要加强职业道德教育,加强医患沟通,以患者利益为中心,规范和提高诊疗操作水平,有效地提高医疗服务质量和水平;医疗机构要建立健全医疗规章制度,建立公正、透明的医疗资源分配机制,切实保障患者的权益和生命安全。

第二节 │ 临床研究的伦理问题及伦理要求

涉及人的临床医学研究中包含诸多的伦理问题,为此就需要医学科研人员不断提高伦理意识,负责任地开展研究,自觉接受伦理审查和监督管理。研究伦理(research ethics)就是要考察医学研究中伦理问题的表现、诱因和影响,进行伦理决策,提出伦理治理建议对策的学问。临床研究伦理决策要借助伦理原则,识别伦理问题,开展分析论证,提供对策建议。

一、中外临床研究伦理规范的制定与实施

医学的进步离不开科学研究,但医学研究必须保护受试者的利益和健康,有时这两个价值之间会发生冲突。20世纪初,美国的里德(Walter Reed)领导的科研小组在古巴开展了一项黄热病临床研究。研究者和受试者之间签署了一项合同,内容包括了研究目的、潜在风险和受益、自愿参加等条款,这就构成了现代生物医学研究中知情同意书的雏形。不过,该试验中较高金额的经济补偿也可能对受试者产生了不当影响。1946年,对在集中营犯下暴行的纳粹医生进行了审判,次年发布了人类社会第一个医学伦理国际准则《纽伦堡法典》。《纽伦堡法典》开宗明义地指出:人类受试者的自愿同意是绝对必要的,必须被明确告知风险受益比。

1964年,世界医学会发布了"涉及人体受试者的医学研究伦理原则",即《赫尔辛基宣言》,作为指导医生开展临床研究的伦理准则。此后该宣言历经多次修订,内容不断完善。然而,第二次世界大战以后的临床研究中违反伦理规范的人体试验仍然屡禁不止。1932年到1972年间在美国亚拉巴马州塔斯基吉(Tuskegee)开展的针对黑种人的梅毒试验就是明证。在公众的疾呼声中,美国政府于1974年专门任命了委员会,以期对如何保护生物医学及行为研究中的人类受试者提出可行的建议。该委员会于1979年发布的《贝尔蒙报告》提出了医学研究应遵循的三个伦理原则:尊重、不伤害/有利、公正,并由机构审查委员会来确保研究的伦理可接受性。这些伦理原则随后又上升为联邦政府的法规。英国政府于1966年要求教学医院建立研究伦理委员会,1991年又明确了地方伦理审查委员会的职责。2016年,国际医学科学组织理事会(CIOMS)发布了《涉及人的健康相关研究国际伦理指南》。

20世纪90年代以来,我国一些三甲教学医院为了顺应临床试验国际合作的需要而成立了伦理委员会。2003年,国家食品药品监督管理局颁布的《药物临床试验质量管理规范》(GCP),赋予伦理委员会对药物临床试验申请进行伦理审查及批准的重要职能;2010年出台了《药物临床试验伦理审查工作指导原则》。2023年,国家卫生健康委员会等四部委颁布了《涉及人的生命科学和医学研究伦

理审查办法》。我国医学科研人员也关注生物医学前沿引发的伦理问题,在反思中探索伦理审查和伦理治理途径,加强伦理监管,成立由跨学科人员组成的伦理考评制度。

二、临床研究中常见的伦理问题

(一)临床研究设计的伦理问题

临床研究设计过程中也涉及伦理问题,表现在如下方面。第一,临床研究方案缺乏科学依据,不符合科学原理,或者缺乏前期的实验室和动物实验研究基础。第二,受试者的入选和排除标准不合理,不符合利益和负担的公平分配原则。第三,对照药物的选择没有充分考虑到安全有效原则,没有做到风险最小化和利益最大化。第四,缺乏对受试者的补偿和赔偿标准及具体规定。临床试验设计方案不合理、违反科学原理、技术不可行,会增加受试者身心伤害的风险,也会浪费宝贵的医学科研资源。

(二)临床试验实施中的伦理问题

Ⅰ、Ⅱ期临床试验的安全性问题突出,容易给受试者带来伤害;Ⅲ期临床试验主要是安全有效性问题,主要存在不可接受的风险受益比。例如:有些研究者违背了设计方案中规定的受试者选择标准,人为放宽准入条件,导致研究结果不可靠;有些临床研究涉及儿童、孕妇等脆弱人群,研究者没有给予特殊的保护;有的研究参与者因参加试验而导致严重不良事件,甚至引起严重的损伤或致残,但申办方或研究者并没有给予应有的补偿或赔偿;某些研究在实施过程中侵犯了研究参与者的隐私,从而造成心理伤害。

(三)医学科研中的利益冲突

在医学研究中,利益冲突是指在一定条件下,关于首要利益的专业判断会受到次要利益的不当影响。例如,受试者的福利或研究的有效性可能会受到研究者希望尽快结题、发表学术论文、提升职业声望或资助方的商业利益之间相互冲突的影响。利益冲突包括经济和非经济利益冲突,以及个人、组织和社会利益冲突。利益冲突会影响到作为研究者的医生的判断和行为,使其难以履行职责和义务。面对不佳的研究数据结果的发表问题,跨国药厂可能会对其所资助的医学科研机构表达不愿公开发表的意愿,由此产生利益冲突。机构管理者、科研人员应了解个人和机构的利益冲突政策,并履行相应的职责。在申报课题、伦理审查、课题开展、成果发布等环节均要本着回避、公开等原则,减少利益冲突带来的不利影响。

三、临床研究应遵循的伦理准则

人体试验应首要考虑的是安全性、有效性、医疗需求、风险和潜在利益,以及其他替代方法。科学设计和统计方法要遵循可接受的标准并实现研究目标,方案设计合理,对受试者可能造成的风险最小化。有关临床研究伦理原则或准则的论著丰硕,如陈元方和邱仁宗联袂完成的《生物医学研究伦理学》,汤姆·比彻姆和詹姆斯·邱卓思(James Childress)的《生物医学伦理原则》,以及伊齐基尔·伊曼纽尔(Ezekiel J. Emanuel)等主编的《牛津临床研究伦理教程》(*The Oxford Textbook of Clinical Research Ethics*),书中提出了基于八个伦理准则的分析框架。

1. **合作伙伴关系**　确保研究者与受试者之间建立合作伙伴关系,明确各自职责和权益的公正分配,并尊重当地文化和社会价值。

2. **受益群体和社会价值**　研究应明确受益群体和预期的社会价值,并努力减少研究对受试者和社会可能产生的负面影响。

3. **科学有效性**　研究设计应符合科学标准和统计标准,确保研究目标的实现和受试者风险的最小化,并提供必要的医疗服务以确保方案的可行性。

4. **公正选择受试者**　受试者的准入和排除标准应合理公正,确保风险最低化和受益最大化,并特别关注脆弱人群的权益保护。

5. 适宜的风险受益比 对研究中的风险和受益进行全面评估,确保风险在可接受范围内,并追求最大化的受益。

6. 独立审查 伦理审查程序应独立、公开进行,确保审查人员具备胜任力,并妥善处理利益冲突问题。

7. 知情同意 研究者应充分告知受试者研究的目的、方法、风险和受益等信息,并尊重受试者的自主权和代理同意权。

8. 尊重与参与 研究应尊重受试者的意愿和选择,鼓励其积极参与研究过程,并确保其权益得到充分保障。

其中,"社会价值"和"科学有效性"是开展临床研究的前提。不具备潜在的社会价值或没有设计方案的科学有效性,就失去了科学研究的基础。"公正选择受试者""适宜的风险受益比""知情同意"和"独立审查"是确保临床研究合乎伦理的判断标准。伦理审查是保障临床研究科学有效性、实现社会价值的手段,也是确保研究者和受试者之间良好伙伴关系的重要环节。伦理委员会应按照具体的伦理指南和标准独立开展伦理审查工作,进行质量控制、现场核查和检查等,确保已备案的项目符合伦理要求,并保障临床研究的合伦理性。机构应当对临床研究项目进行立项审查、登记备案以及过程监管和风险管控。

四、临床研究应遵循的伦理要求

《涉及人的生命科学和医学研究伦理审查办法》(2023)包括以下内容:制定目的与适用范围;伦理审查委员会的组成、职责与管理;审查的方式、材料、基本要求和审查重点;知情同意的内容、方式;监督管理部门、监督检查的责任与处罚,等等。同2016年的版本相比,新版本强化了隐私权保护和数据管理,增加了免除伦理审查的情形,细化了审查时限,新增了递交初始审查资料、重点审查内容、批准标准和知情同意内容的要求,还新增了突发公共卫生事件紧急情况的应急伦理审查考虑,但也强调了不得为追求速度而降低审查质量。

该审查办法在第十七条提出了六项基本伦理要求:控制风险;知情同意;公平公正;免费和补偿、赔偿;保护隐私权及个人信息;特殊保护。其中,控制风险、知情同意、公平公正、保护隐私权属于明确的伦理要求,而免费和补偿、赔偿以及特殊保护,则属于蕴含了一定伦理意义的工作要求。保护个人信息会降低个人隐私泄露的风险。研究参与者应免费参与并得到适当的补偿,体现了回报公正。参与者因参与研究而导致的严重不良反应、致残致死,应获得赔偿,这就体现了风险与受益的公平分担。

(一)控制风险,寻求可接受的风险受益比

研究的总体风险不应该超过社会及个体能承受和接纳的限度;事先评估研究风险并进行风险最小化设计及应急处置预案。试验风险不超过日常生活、对受试者常规体格检查或心理测试的风险被定义为最小风险。研究者应上报严重不良事件;委员会应当及时审查,重新评估风险受益比,出具审查意见。伦理审查委员会主要根据研究风险大小来决定是采取会议审查、简易程序审查,还是免除审查。纳入科技伦理高风险科技活动清单的研究,还应当遵守高风险科技活动伦理审查的要求。研究方案的科学有效性和适宜的风险受益比是尊重受试者的底线要求。研究的总体风险受益比应在合理范围内;跟踪审查应持续关注风险受益比变化及应对措施。

(二)知情同意

知情同意体现了对受试者的尊重,体现了良好的伙伴关系。知情同意的要素包括:充分告知、理解、自主选择、授权。授权包括代理、同意、签字等。知情同意书的内容应包括:研究的益处及不适和风险;告知替代治疗的利弊等,要求尊重和保障研究参与者的知情权和自主决定权,严格履行知情同意程序,不得欺骗、利诱、胁迫,允许研究参与者自由退出。获得研究参与者再次同意的3个条件:研究内容发生实质性变化;与研究相关的风险实质性提高或者增加;研究参与者民事行为能力等级提

高。研究者与参与者往往处于信息不对称状态,两者对风险的感知也存在差异。为此,研究参与者应充分理解、自主做出是否参与的选择。涉及人的生物样本信息的采集、使用、储存和分享应纳入伦理审查范围,以确保生物安全及样本捐赠者的隐私保护。

(三) 公平公正

公平、合理地选择研究参与者,入选与排除标准应有科学依据,同时受益、风险和负担也应公平合理地被分配。研究不得向参与者收取任何研究相关的费用,并应适当补偿患者或健康志愿者因参与研究而支出的合理费用;研究参与者受到研究相关损害时,应当得到及时、免费的治疗,以及相应的补偿或者赔偿。

(四) 合理补偿与赔偿

出现严重不良事件时要及时组织抢救,采取积极的治疗措施,确保受试者的生命健康安全。受试者参加人体试验会承受一定的身体和精神痛苦,给予适当补偿符合公正原则。如果人体试验的实施者违反法律法规和操作规范,如事前未获得受试者的知情同意,或明知受试者有危险也不进行干预,发生相关损害,这就属于侵权行为。受试者有权要求申办者或研究者给予赔偿。《药物临床试验质量管理规范》(GCP)和《涉及人的生命科学和医学研究伦理审查办法》对临床试验的补偿也作了相关规定,并提及赔偿问题。为了保护受试者的权益,维护社会的公平正义,必须严格执行这些规定。

第三节 │ 高新技术临床应用伦理

一、人类胚胎基因编辑试验伦理

1990 年启动的人类基因组计划(HGP)单独设立了一个伦理、法律和社会影响(ELSI)研究项目。学者们从法学、社会学、哲学、卫生政策研究、人类学、伦理学等学科视角考察遗传基因检测、基因治疗、基因药物研发等领域中的伦理、社会和法律问题。21 世纪初横空出世的基因编辑技术引发了新的伦理挑战。

2012 年,珍妮弗·道德纳(Jennifer A. Doudna)和埃玛纽埃勒·沙尔庞捷(Emmanuelle Charpentier)解析了 CRISPR-Cas9 基因编辑的工作原理,首次发现了可以定点敲除大、小鼠基因的 CRISPR-Cas9 系统,可以对基因组 DNA 序列进行精确修饰。2013 年,张锋首次将 CRISPR-Cas9 基因编辑技术改进并应用于哺乳动物和人类细胞。CRISPR-Cas9 系统源自简单细菌免疫系统的组分,能够在多种细胞中进行靶向基因切割和基因编辑。这种新方法效率高、速度快、简便易行,因而备受科学家和产业界的青睐。

CRISPR-Cas9 技术具有无可比拟的修改人类基因组的潜能,但同时也具有显著的双刃剑效应。基因编辑技术的临床研究引发了诸多伦理问题,具体包括:知情同意、隐私和保密、生命尊严、临床试验中 "风险" 和 "受益" 的公正分配、伦理审查等。为此,2017 年 2 月,人类基因编辑研究委员会发布《人类基因编辑研究:科学、伦理与治理》报告重申,可以在现有的管理条例框架下,在实验室对体细胞、干细胞系、人类早期胚胎的基因组编辑进行临床前试验,但任何可遗传生殖基因组编辑应该在充分的持续反复评估和公众参与条件下进行。《中华人民共和国民法典》第一千零九条规定,从事与人体基因、人体胚胎等有关的医学和科研活动,不得危害人体健康,不得违背伦理道德,不得损害公共利益。因此,直接编辑人类胚胎基因并通过妊娠而产生后代的研究得不到伦理辩护。主要的理由有如下三个方面:不可接受的风险受益比、限制了后代拥有开放性未来的权利,冒犯了生命尊严。

1. **不可接受的风险受益比** CRISPR-Cas9 基因编辑技术靶向效率较低,脱靶突变率较高。基因脱靶效应是指 CRISPR-Cas9 系统本来要靶向编辑单个基因,但它有可能植入到基因组的不相关位点,导致基因突变或打乱基因与环境之间的固有平衡,诱发可世代遗传的医源性伤害,需要长期健康监测。在技术的安全有效性无法得到保障的情况下,贸然对人类胚胎内的基因组实施干预,势必会直接影响到后代的生命健康权,这也是影响代际公平的表现。

2. 限制了后代拥有开放性未来的权利 胚胎基因编辑为增强后代的生物性状和能力提供了技术上的可行性。很多父母不希望自己的子女"输在起跑线"上,有些父母更是会奢望借助基因编辑来增进后代的身高、容貌、记忆能力或延长寿命。这种想法展示了人类对自然基因构成的傲慢,难免会破坏个体在漫长进化中形成的高度复杂而微妙的身心平衡,甚至会出现赫胥黎在《美丽新世界》(1931)中所描绘的情景:人性被机械剥夺殆尽,被基因控制的人失去了情感和爱情、痛苦和激情。人类后代的基因组拥有不被人为干预的权利,基因编辑技术的临床使用应确保后代拥有开放性未来的可能性。

3. 冒犯了生命尊严 人有尊严首先意味着人有正确运用自己理性能力的义务,过上符合理性要求的生活。《我们的后人类未来:生物技术革命的后果》(2003)一书中主张:基因因素而非环境因素塑造了人种特有的行为和特征,对人类自然基因进行改造,则意味着人性尊严的丧失。科学家对人类胚胎基因的操纵,是在亵渎生命的神圣。任何一个人类胚胎、胎儿和婴儿,不论生命质量的高低,均有内在价值。随意编辑人类胚胎基因,会剥夺人类胚胎独立的尊严。

《中华人民共和国刑法修正案(十一)》规定:将基因编辑、克隆的人类胚胎植入人体或者动物体内,或者将基因编辑、克隆的动物胚胎植入人体内,情节严重的,处三年以下有期徒刑或者拘役,并处罚金;情节特别严重的,处三年以上七年以下有期徒刑,并处罚金。这一规定填补了转基因编辑婴儿的法律空白,旨在打击、遏制编辑转基因婴儿行为。

人类基因编辑研究委员会在 2017 年发布的报告中,特别就可遗传生殖系统基因编辑提出 10 条伦理要求:①缺乏其他可行治疗办法;②仅限于预防某种严重疾病;③仅限于编辑已经被证实会致病或强烈影响疾病的基因;④仅限于编辑该基因为人口中普遍存在,而且与平常健康相关、无严重副作用的状态;⑤具有可信的风险与可能的健康好处的临床前和临床数据;⑥在临床试验期间对受试者具有持续的严格的监管;⑦具有全面的、尊重个人自主性的长期多代的随访计划;⑧符合患者隐私要求的最大程度透明度;⑨在公众的广泛参与和建议下,持续和反复核查其健康与社会效益以及风险;⑩建立可靠的监管机制来防范其治疗重大疾病外的滥用。

机构伦理委员会对于任何涉及人类基因编辑的临床研究都应进行严格审查。伦理委员会应该通过评估研究中的风险和受益,来评价研究者提供给受试者的信息是否充分,以及受试者的知情同意是否有效。医学科研机构应当对基因编辑研究项目进行立项审查、登记备案和过程监管。科研人员要加强伦理培训,树立伦理意识,加强自律,负责任地开展涉及人类胚胎的基因研究。同时,应开展基因编辑伦理教育,接受公众的监督,培育一个鼓励创新、开放透明、诚实守信、肩负责任的科研环境。

二、人工智能用于临床诊疗伦理

(一)医学 AI 的双重效应

人工智能(AI)拥有巨量的信息储存、多数据库信息联网调取能力和数据处理速度,AI 对信息的处理具有很高的标准化、稳定性和一致性。在心脑电图、X 线检查、磁共振、病理切片、视网膜扫描等图像识别方面,AI 强大的医疗数据处理技术有助于提高医疗数据分析和利用率。医疗 AI 既能促进患者的健康福祉,推进医学诊疗手段的革新,也有可能会给患者带来伤害,引发技术的误用和滥用。在正效应方面,医疗智能化有望减轻医生常规性的工作负荷,有效地降低人力和时间成本。全智能化的 AI 诊断医生,可自动收集患者的症状、病史、实验室结果和临床数据,自主做出初步诊断并给出治疗建议。但 AI 辅助诊断过程中还存在风险控制、成本效益比较、算法偏见、责任归属和社会公平等方面的问题。AI 的大规模应用可能会降低医生的专业能力,造成医生大量失业。为了正确认识和应对医疗 AI 带来的风险和伦理挑战,有必要做出正确的伦理判断。

(二)责任划定

责任是指"分内应做的事"和"没有做好分内应做的事,因而应当承担的过失"。假如机器人医生推荐危及患者生命的诊疗方案,而人类医生没有表示异议,并实施了治疗方案,最终导致严重不良事件发生,引发医疗纠纷,那么,机器人医生是责任主体吗?人类医生、机器人生产商及厂家分别应该承担怎样的责任呢?

AI辅助治疗中存在风险及归责问题,如诊疗失误、产品缺陷、患者接受程度低、行业标准和监管缺失等。例如,手术机器人由于自身技术设计的缺陷可能会出现失误,医生的操作也可能出现失误,导致患者存在残疾或者死亡的风险。缺乏医疗领域AI的准入和质量标准,难以确保AI整体水平,无法保证AI的安全可靠性。在责任适用上存在着法律上的竞合关系:适用产品责任归责原则,也适用医疗责任的归责原则。

医疗机构是医生执业的场所,也是诊疗行为发生的场所,AI机器人参与诊疗的前提是所在医疗机构的批准。诊疗行为的过错主体应该是人类医生,同时调查AI机器人生产厂家是否有产品质量上的问题。当然,医疗机构首先要承担赔偿患者及其家属的第一位责任。AI的问题多与内在的本质逻辑相关,算法和数据安全衍生出的伦理问题是基于机器学习这一属性的,而安全性问题则基于互联网特性。如果算法涉及治疗方面的算法歧视问题,技术层面的要求包括数据质控、算法研究和临床风险等,这也是审查关注的重点;而法律层面的要求则包含知识产权等内容。

(三) 遵循伦理规范,促进医患共同决策

人工智能无法取代人类医生。尽管AI在临床诊断方面已经显现出了取代人类医生的端倪,但基于AI的诊疗活动也是在医生的操控下完成的,与医生一道来共同提高诊疗的精确度和效率。另外,医生应该尊重患者自主性,鼓励患者参与到基于AI的临床诊疗活动之中,实现医患共享决策。患者的症状体验并不总能用完美的医学术语来描述,了解患者的完整病史仍是完成临床诊断的关键技能。医生要尊重患者的知情同意权,详细告知医疗AI的相关信息,再让患者做出选择。医生与患者之间的交流沟通仍是必不可少的,要让患者了解制订的治疗计划,包括AI诊断可靠程度、干预的安全性或疗效等。欧盟于2019年发布的《可信AI伦理指南》和《算法责任与透明治理框架》中对AI设计、研发、生产和利用所提供的伦理要求,确保可信AI应具备三个特征:合法性、合乎伦理和稳健性,让医疗AI的运行符合法律法规、安全标准和伦理原则,实现技术创新和伦理规范之间的动态平衡。为此,医学专业人员需要掌控AI技术在临床应用中的价值,遵循受益最大化和风险最低化相结合的原则,改进技术,避免诊断过程中的算法歧视。

三、高新技术临床研发与应用的伦理治理

(一) 科技伦理治理的含义及基本原则

伦理治理(ethical governance)是指利益相关者主体多元、自上而下与自下而上相结合、监管与自律并重、审查与督查共行的过程。科技伦理是开展科学研究、技术开发等科技活动需要遵循的价值理念和行为规范。治理不仅仅是一套规则,更是一个持续的过程,它强调不同社会角色为了共同目标的协调行为,包括非正式的合作、协调,同行的监督,公众参与等方式,以促进负责任的研究和创新。伦理审查是伦理治理的核心环节。机构伦理委员会需借助明确的伦理规范和程序,严格审查医学科研项目,以保护受试者权益,促进医学研究健康发展。同时,应塑造科技向善的文化理念和保障机制,实现伦理与科技的良性互动,妥善应对科技发展所提出的道德问题和挑战。

2022年,中共中央办公厅、国务院办公厅发布的《关于加强科技伦理治理的意见》是指导我国科技伦理治理工作的纲领性文件。它明确了具体的治理要求和科技伦理原则,健全了科技伦理治理体制。科技伦理所秉持的基本原则包括增进人类福祉、尊重生命权利、坚持公平公正、合理控制风险以及保持公开透明。2023年,科技部等十部委联合发布的《科技伦理审查办法(试行)》进一步规定了科技研究活动的审查主体、审查程序和监督管理,强化了科技伦理风险防范,促进负责任创新。当前,科技伦理学教育亟待加强,包括科技伦理课程的设置,以提升人们对伦理原则的认识,提高决策能力,并树立牢固的科技伦理观。同时,应积极探索伦理培训和效果评价的有效方法。

（二）机构科技伦理治理的具体要求

医学科研机构在科研规划、课题申请、评审、开展、结果提炼、成果发表、临床转化和应用等各个环节中，均需严格遵循技术标准和伦理规范，恪守科研诚信，倡导负责任的医学研究和应用。

机构层面应明确伦理职责，自觉接受外部监督和指导。针对部分机构缺乏遵循伦理规范的环境氛围的问题，应予以重视和改进。机构应尊重和鼓励科研人员的科学探索自由，关心并满足其合理需求，保障其福利和权益，提高其工作满意度。同时，机构要加强科研人员的道德水平培养，定期开展研究伦理培训，确保人类受试者的安全和权益得到充分保护，促进有益于人类健康和具有潜在意义的科学研究的开展。

机构应努力建立与各利益相关者(如申办者、受试者、伦理审查委员会等)之间的信任关系。机构科研人员开展新药人体试验时，应积极与申办者、伦理审查委员会进行沟通和协商，公开透明地介绍试验的目的、方法、风险和预期效益，最终获得各方的信任和支持。机构应秉持公平公正、公开透明、诚实守信的原则，严格遵循相关法律法规。对于出现的违反伦理的行为，要及时进行调查和处理。此外，机构还需对科研经费的来源和使用进行严格的审查和监督，并规范科研废弃物的安全和环境保护管理，以营造良好的外部伦理氛围。

推荐阅读

1. 汤姆·比彻姆，詹姆士·邱卓思. 生命医学伦理原则：8 版. 刘星，译. 北京：科学出版社，2022.
2. 邱仁宗. 生命伦理学. 北京：中国人民大学出版社，2020.

思考题解题思路

思考题

1. 举例说明，某一具体临床科室常见诊疗伦理问题的表现、诱因及对策。
2. 以某一种具体的医疗新技术的临床应用为例，考察其中引发的伦理问题并给出伦理建议。

（张新庆）

本章数字资源

第十二章 | 医学人文与患者权利保护

一直以来医务人员都被视为拥有重要技能的专业人员,公众十分信任这一学科,法律很少介入医疗行业事务。社会在很大程度上允许医师们设置自己的行业标准,进行集体专业评估,只要标准能被同伴广泛接受。然而,巨大商业利益诱惑下的医疗行为固有的侵袭性,会让公众越发质疑那些传统的医学伦理原则是否足够,转而诉诸后果更为严肃和实用的法律问责和赔偿救济。公众希望医疗行为施于自己时,自己作为基本权利的生命健康能得到妥当安排与保障,各种医疗专断行为都能受到法律的管控;更为重要的是,一旦受到伤害可以获得法律救济和赔偿。由此医事法在世界范围内开始兴起,但法律的介入并不意味着医疗活动理应变得冷漠无情,医学的温情绝不应当远离;恰恰相反,医事法带给医学界的是更为生动与明显的"触动",一个个判例倒逼着医学界不断反思,不断改进。法律从另外一个维度捍卫了医学应有的人文关怀与利他精神。

医者应该时刻铭记:尊重与保护患者权利,才是预防与避免医疗纠纷的正道。

第一节 │ 医事法的基本原则

医事法的基本原则,是指反映医事法立法精神、适用于医疗法律关系的基本原则,是医事法立法和适用的指导思想和基本依据,也是医事法所确认的医疗服务法律关系主体及其医疗服务活动必须遵循的基本准则,同时在医事司法活动中起着指导和制约作用。

一、患者至上原则(patient first)

医患关系本质上是一种信托关系,而信托法律关系要求代理人必须以委托人的最大利益做出决定,必须遵循委托人利益至上的基本原则。早在《希波克拉底誓言》中就有:"对传授我医术的老师,我要像父母一样敬重。"2017年10月通过的第8版《日内瓦宣言》(Declaration of Geneva)继承了上述传统:"我将给予我的老师、同事和学生应有的尊重和感激。"这种伦理原则实际上也已经在医事法上得到认可与体现。

二、意思自治原则(autonomy)

医事法律关系以民事法律关系为主,所以民法的意思自治原则亦为医事法的基本原则之一。所谓意思自治原则,是指民事主体依法享有在法定范围内广泛的行为自由,并可以根据自己的意志产生、变更、消灭民事法律关系。在医事法上,意思自治原则赋予医事法律关系的主体在法律规定的范围内享有广泛的自由。医事法律关系当事人有权依法从事某种医疗活动和不从事某种医疗活动。医事法律关系当事人有权选择其医疗行为的内容。医事法律关系主体有权选择其行为的方式、有权选择补救方式。意思自治原则,允许医事法律关系当事人通过法律行为调整他们之间的关系;允许医事法律关系主体通过自己的意志产生、变更和消灭医事法律关系。

保护患者权利的观念是医事法的基础,而患者的自治是患者权利的核心。所谓患者自治是指患者自己决定和处理医事法赋予患者的权利。一般认为在卫生服务中对患者做出各种限制是不可避免的,但这些限制原则上须经患者同意,并尽可能减少至最低程度,而且这些限制应当具有法律基础。意思自治原则明确了行政机关干预与医事法律关系主体的行为自由的合理边界,即法无明文禁止即

NOTES

109

为自由。也就是说只要不违反法律、法规的强制性规定和公序良俗,国家就不得对医事法律关系进行干预。医师、行政机关和法律也不得限制和干预医事法律关系主体依据医事法享有的财产自由和人身自由。应该注意的是,意思自治的前提必须是意思真实。由于医学的专业性,经常会发生医患双方知识不对称而导致的患者意思表示不真实现象。所谓意思表示不真实,是指患者表现于外部的意志与其内心的真实意志不一致,即患者表示要追求的某种民事后果并非其内心真正希望出现的后果。患者意思表示的不真实,可能由患者主观上的原因引起(如对医务人员的不信任),也可能由某种客观原因引起(如医学专业知识方面的误解)。

《中华人民共和国民法典》第一百四十二条对意思表示的解释做出规定,有相对人的意思表示的解释,应当按照所使用的词句,结合相关条款、行为的性质和目的、习惯以及诚信原则,确定意思表示的含义。无相对人的意思表示的解释,不能完全拘泥于所使用的词句,而应当结合相关条款、行为的性质和目的、习惯以及诚信原则,确定行为人的真实意思。所谓意思表示不真实,是指行为人表现于外部的意志与其内心的真实意志不一致,其具体体现为重大误解、受威胁胁迫做出虚假意思表示等。

20世纪70年代以来,医事法发生了一个新的变化,即许多国家越来越重视患者权利的保护问题,有的甚至制定了专门的患者权利保护法,如荷兰、丹麦、美国等。与此同时,还出现了两个比较明显的趋势:一是患者的权利迅速扩大,一些传统的观念和惯例发生了改变,如患者享有可以查阅甚至控制本人病历资料的权利等。二是把医师的职责转化为患者的权利。传统上患者的权利往往成为医师的职责,但医师的职责并不直接构成患者的权利。这一情况的改变与卫生人员的道德规范的影响力下降有直接关系。

三、不伤害原则(nonmaleficence)

所谓不伤害,是指不使患者身心受到损害。这一原则最早源自《希波克拉底誓言》中的医师职责——最首要和最基本的是不伤害患者(first do no harm)。不伤害患者原则,是每一位医师在从事医疗工作时,都应严加遵守的义务。但要注意这里的"不伤害"并不是绝对性的,因在临床的各种医疗处置中,会有程度不一的风险存在,要完全做到不伤害是不可能的。例如放射治疗,虽可杀死肿瘤细胞,但对周围的正常组织也可能造成伤害。在医疗处置上如何掌握使行善的好处大于对患者的伤害,是非常重要的。所以不伤害原则可以解读为医师对患者的一种"不加重患者病情"的义务。

不伤害原则原本是伦理上的原则,但随着患者健康权利和医师的职业义务法制化后,这一原则已经上升为医事法上的基本原则之一。这里要处理好不伤害原则与伦理上的行善原则间可能发生的冲突。不伤害原则强调应维护患者的生命安全,而行善原则则强调应做对患者有正面意义的事。

不伤害原则对医师而言应当包括下列义务:①不杀害患者;②不可因故意或过失,造成对患者生命的危害;③尤其对那些无力保护自己的人,例如幼童、老年人、智力障碍者和重度伤残者,更不可施以伤害;④应预防患者受伤害;⑤应事先评估并预测发生伤害的可能性,采取适当的防护措施,以防止患者受伤害;⑥应除去伤害因素。

不伤害原则在临床上的应用包括:①强调维护患者的生命安全:医师应维持个人的临床能力,使自己能预测发生伤害的可能性,并提供符合水平的服务。②执行医疗上必要的处置:凡是医疗上对患者是无益的、不必要的或是属于禁忌证的,医护人员强行去做,一定会使患者遭受损害,所以应谨慎评估及在必要时才执行,绝对不做不必要的用药、手术或治疗。③应以"权衡利害原则"为基础:即在医疗处置时,应先衡量其利弊得失,必要时应进行风险和受益分析(risk-benefit analysis),当利大于弊时方可执行。如果同时有数种方法可实行,但每一种都有某些风险或副作用,则应一一比较,最后选取风险少、优点多的方案。

四、公平正义原则(justice)

公平正义一直被视为人类社会的美德和崇高的价值理想。"公平正义"无论在中国还是在西方都是一个古老的概念。但对于什么是公平正义,至今仍莫衷一是。或许正因为如此,公平正义才以其迷人的魅力令古今中外无数的思想家为之痴迷。直到今天,它仍然吸引着众多思想家去试图揭开其神秘的面纱。柏拉图、亚里士多德的正义理论虽各有不同,但都有"给每个人以其所应得"的基本内涵。西塞罗也曾把公平正义描述为"使每个人获得其应得的东西的人类精神取向"。可见,公平正义是一个标志合法性、合理性、合情性的最高范畴,其基本内涵就是给予每个人应得的东西。公平正义是人类社会追求的永恒价值理想,在人类历史上,思想家们设计出许多正义社会的理想模式。从古希腊柏拉图的《理想国》,到近代莫尔的《乌托邦》,从古代中国的大同社会,到人类命运共同体,都反映了不同时代人们对理想公平正义社会的追寻。

不同的学术领域关于正义概念及内涵的诠释,其观察面均有差异。法秩序应符合正义理念的要求,而医疗秩序既然作为法秩序的一种,也应遵循公平正义原则,以落实医疗人权的保障。医事法上的公平正义包括:国民在医疗社会中都平等享用合理医疗资源的权利;国民对于医疗资源的运用与分配,具有参与决定的权利;对于医疗活动所发生的责任归属,则应落实医疗人权的保障,医务人员在医疗活动中敢于主持公道,对于人类的生命尊严敢于坚持。

第二节 │ 患者的权利

患者除享有作为自然人享有的普遍意义上的人身权和财产权外,还享有患者特有权利以及特殊患者权利。从我国立法来看,患者权利分散于各个法律条文,包括生命权、健康权、身体权、隐私权、平等医疗保健权、自主决定权、查阅和复制病历权等广泛的权利。特殊患者权利是基于患者特殊身份状态或所患特殊疾病,如儿童、孕产妇、老年人、残疾人、精神病患者等而产生的权利,是普通患者权利的必要延伸,国家对特殊患者给予特别保护。本节重点学习患者特有权利。

一、生命权

《世界人权宣言》明确指出,"人人有权享有生命、自由与人身安全"。《中华人民共和国民法典》规定,自然人享有生命权。生命权是自然人享有的一项最基本的人格权,是指自然人享有的以维护生命安全与生命尊严为内容的权利,其以自然人生命安全利益为权利内容,以维护人的生命活动延续为基本内容。自然人的生命安全和生命尊严受法律保护,非经正当法律程序,任何组织或者个人不得随意侵害或剥夺他人生命权。

我国法律没有明确规定"胎儿"。根据现代医学辞典解释,胎儿是指已受孕满8周开始的生命体,此时四肢明显可见,手足已经分化。而在此之前的细胞组合被称为是受精卵和胚胎,不是胎儿。国内法学界对这一定义态度不一,有学者认可这一定义,并主张胎儿具有生命权。而大多数学者并不接受医学上胎儿的界定,主张"自受胎之时起,至出生完成之时止,谓之胎儿"。

《中华人民共和国民法典》第十三条规定:"自然人从出生时起到死亡时止,具有民事权利能力,依法享有民事权利,承担民事义务。"依据该条规定,胎儿尚未出生,还不具有独立的法律主体资格,不具有民事权利能力。

但在现代社会中,对胎儿进行伤害进而威胁到其生命的因素也与日俱增,如交通事故、医疗药物、环境污染,非法性别鉴定后有选择性地人工终止妊娠等。事实上胎儿已经具有了一定的生命特征,是未来的民事主体。如果胎儿在其孕育的过程中因受到损害,或其父母因受到某种人身伤害而丧失劳动能力或父亲死亡而导致其抚养权受到损害,其出生后的利益就会受到不同程度的减损。《中华人民共和国民法典》第十六条规定:"涉及遗产继承、接受赠与等胎儿利益保护的,胎儿视为具有民事权利能力。但是,胎儿娩出时为死体的,其民事权利能力自始不存在。"该条在法律上明确规定了胎儿在特定情形下视为具有民事权利能力,但对胎儿生命权、抚养权、损害赔偿请求权等未作出规定。

二、健康权

健康权,是指自然人享有的以维护自己的身心健康为内容的权利,是以自然人维护其机体生理机能正常运作和功能完善发挥为内容的权利。《中华人民共和国民法典》《中华人民共和国基本医疗卫生与健康促进法》规定,自然人享有健康权,自然人的身心健康受法律保护。任何组织或者个人不得侵害他人的健康权。国家和社会尊重、保护公民的健康权。国家实施健康中国战略,普及健康生活,优化健康服务,完善健康保障,建设健康环境,发展健康产业,提升公民全生命周期健康水平。可见,健康权不仅是一项人格权,也是一项社会性的权利。

患者健康权是指患者在接受医疗服务过程中维护自己身体组织与器官结构完整、功能正常及维护自己精神心理免受恶性伤害的权利。在诊疗过程中,要求医务人员应遵守诊疗规范,以最善良的注意义务开展诊疗活动,并依法尊重和维护患者的生命与健康利益,不应对患者生命健康造成疾病之外的、医学上认为不应有的伤害。完全民事行为能力的患者对其自身健康享有自主决定权;限制民事行为能力或是无民事行为能力的患者,其健康权及自主权由其监护人行使。如果医务人员未经患者知情同意而采取诊疗行为,即使是善意,也会侵害患者的健康权。患者健康权是其自身生存发展和行使其他权利的基础,也是《中华人民共和国基本医疗卫生与健康促进法》的出发点,关系到社会公共利益。因而具有平等性、基本性、自主性和社会性。

三、身体权

《中华人民共和国民法典》首次规定身体权作为民事权利。身体权以保护身体组织的完整及对身体组织的支配为内容。身体包括头颈、躯干、四肢、器官以及毛发、指甲等,也包括镶装、配置的人工制作的残缺身体部分的代替物,如心脏起搏器、义肢等。

从民法的角度来讲,镶装、配置的人工制作的残缺身体部分的代替物,具有物的属性;但当该代替物经加工与人体结合而成为人体的非天然组成部分时,便不再是单纯的物,而具备了一定的生物属性和社会属性,损坏这些代替物而造成自然人精神和身体利益的损害,可视为对身体权的侵害。

镶装、配置的人工制作的残缺身体部分的代替物,如义肢、义齿、义眼、隆胸而注射入胸部的凝胶、人工心脏瓣膜、人工关节、助听器等,能否都构成身体的组成部分,需区别判断。心脏起搏器、需要专业人员的技术才能拆卸的义肢、已植入牙床的义齿、骨折后需暂时固定骨骼而使用的钉子或钢板、植入体内的人工关节,以及隆胸手术而注射入胸部的凝胶,显然都是身体的组成部分;不需技术即可自由拆卸的辅助医疗器具仍属于民法上的物。

患者移植的器官和其他组织是否为身体的组成部分?移植以后的器官和其他人体组织与受移植人成为一体的,即成功的移植,应为受移植人身体的组成部分,他人不能再主张这些器官、组织的身体权。

当他人侵害自然人的身体已达到使其组织和功能不正常时,侵害的是自然人的健康权,而非身体权。当他人侵害自然人的身体,但未侵害其组织和功能时,侵害的仅是自然人的身体权,而非健康权。

患者的身体权是指患者在医疗服务的过程中,依法拥有对其身体完整并支配其肢体、器官组织、血液、精子或卵子、冷冻胚胎、切除的病变组织、胎盘等的权利。对于这一权利目前卫生法律并未以详细法条予以明确。

四、隐私权

隐私权是人类文明发展的标志。隐私权是指自然人享有的私人生活安宁与不愿为他人知晓的私密空间、私密活动、私密信息等依法受到保护,不受他人刺探、侵扰、泄露和公开的权利。

所谓患者隐私权,是指患者在医疗活动中拥有保护自身的隐私部位、病史、身体缺陷、特殊经历、遭遇等隐私,不受任何形式的外来侵犯的权利。隐私权的内容除了患者的病情之外,还包括患者在就诊过程中只向医师公开的、不愿意让他人知道的个人信息、私人活动以及其他缺陷或者隐情等。

《中华人民共和国民法典》第一千二百二十六条规定："医疗机构及其医务人员应当对患者的隐私和个人信息保密。泄露患者的隐私和个人信息，或者未经患者同意公开其病历资料的，应当承担侵权责任。"《中华人民共和国医师法》和《中华人民共和国基本医疗卫生与健康促进法》均规定：医疗机构及其医务人员应当关心爱护患者，尊重患者人格尊严，依法保护患者隐私和个人信息。患者隐私权保护范围包括：①患者隐私信息，如个人生理、病史、心理、家族以及其他个人信息等；②患者隐私空间，即医疗机构应尽可能为患者营造就医的隐私空间，并尊重和保护该空间的使用，未经患者同意，不擅自、草率侵入这些私密空间；③患者隐私行为，即除法律法规特别规定外，患者具有行动自由的权利。

需要注意的是，医疗机构及其医务人员为患者提供涉及隐私的诊疗服务时，若有实习人员在场，应事先明确告知患者或其家属本单位负有教学科研的任务，患者享有知情同意权。

我国法律规定了艾滋病病毒感染者和艾滋病患者享有隐私权。《艾滋病防治条例》规定，任何单位或个人都不得随意公开艾滋病病毒感染者、患者及其家属的个人信息；该法第四十二条规定："对确诊的艾滋病病毒感染者和艾滋病患者，医疗卫生机构的工作人员应当将其感染或者发病的事实告知本人；本人为无行为能力人或者限制行为能力人的，应当告知其监护人。"依此规定医方未经患者本人同意，不得将其感染或者发病的事实告知患者家属及其他人。但基于预防艾滋病的利益权衡，一些地方性法规对艾滋病患者的隐私权作出了限制。如有的地方性防治条例规定，艾滋病病毒感染者和患者应当将感染艾滋病病毒的事实及时告知其配偶或者性伴侣；本人不告知的，医疗卫生机构有权告知。

五、平等医疗保健权

平等医疗保健权是指每位患者在国家提供的基本医疗卫生服务中享有一律平等的权利。《中华人民共和国基本医疗卫生与健康促进法》规定，"基本医疗卫生服务，是指维护人体健康所必需、与经济社会发展水平相适应、公民可公平获得的，采用适宜药物、适宜技术、适宜设备提供的疾病预防、诊断、治疗、护理和康复等服务"，"基本医疗卫生服务包括基本公共卫生服务和基本医疗服务。基本公共卫生服务由国家免费提供"。可见，基本医疗保健权是公民享有从国家和社会公平获得的维护健康必需的、与经济社会发展水平相适应、适宜的医疗服务的权利。因此，基本医疗服务权具有国家义务性、公平性、健康所必需、与经济条件相适应、与医疗条件相适宜等特点。

《中华人民共和国基本医疗卫生与健康促进法》规定，公民接受医疗卫生服务，应当受到尊重。医疗卫生机构、医疗卫生人员应当关心爱护、平等对待患者，尊重患者人格尊严，保护患者隐私。因此，国家应保证人人平等地获得医疗资源，享受基本医疗卫生服务，实现社会公平与效率的职能，不得基于经济、居住地、疾病类型或者获取医疗服务的时间而区别对待患者，禁止歧视。医疗机构一般应遵循"先来先接受服务的原则"。患者依先后顺序就诊，既不允许有特殊社会身份的人作为特权阶级不遵守就医秩序；也不允许患者受到医疗机构的歧视。但也有例外，即危急重症优先原则，遇有病情危急重的患者时应优先处置。

六、自主决定权

自主决定权是民事主体享有的基本民事权利，是权利人支配自己人格利益的一般性权利。《中华人民共和国民法典》规定："民事主体按照自己的意愿依法行使民事权利，不受干涉。"患者自主决定权是指患者对自己的身体和生命相关利益的自己决定权。任何人都不得侵害或者剥夺患者的自主决定权。

这一权利起源于美国。1914 年美国纽约州地方法院法官卡多佐（Benjamin Nathan Cardozo）在一起医疗纠纷案件的判决中首次明确提出了患者自主决定权这一概念："所有具有健全精神状态的成年人,都有决定对自己身体作何处置的权利。医师未经患者同意而对其进行手术,则构成伤害罪,应承担损害赔偿的责任。"从此,这一概念逐渐被现代文明国家所普遍接受。里斯本世界医学大会通过的《病人权利宣言》《促进欧洲患者权利宣言》等文件都对患者的此项权利作出了规定。患者自主决定权体现了对患者生命健康和人格尊严的尊重,也是医疗活动中权力制衡、防止医务人员滥用权力的重要因素。

根据我国现行法律法规,患者自主决定权主要包括以下内容:有权自主选择医方及医疗服务方式;有权自主决定接受或不接受任何一项医疗服务;有权拒绝非医疗活动;有权决定出院时间;有权决定转院治疗;有权自付费用与其指定的专家讨论病情;有权拒绝或接受任何指定的药物、检查、处理或治疗,并有权知道相应的后果;有权自主决定其遗体或器官如何使用;有权在遵守医院规章制度的基础上享受来访及与外界联系;以及其他依法应当由患者自主决定的事项。

当然,完全民事行为能力的患者可授权委托近亲属代行自主决定权,该受托人应以委托患者利益最大化原则作出医疗决定,当受托人决定与患者本人意思表示有冲突时,应以委托人的意思表示为准,因为即使签署了授权委托书,本人也并未丧失自主决定权。实践中患者自主决定权主要体现为知情同意权。尊重患者自主决定权是对医疗服务活动中"人是目的而不是手段"这一人本精神的回归。医务人员应站在患者角度,以符合患者最佳健康利益或最大利益为考量前提,给出较为明确的推荐治疗方案和替代治疗方案,充分解释说明之后,再由患者或家属履行知情同意权和自主决定权。

七、医疗文书的查阅、复制与封存权

《中华人民共和国民法典》《医疗事故处理条例》《医疗纠纷预防和处理条例》等均规定,患者有权复印或者复制其门诊病历、住院志、体温单、医嘱单、化验单(检验报告)、医学影像检查资料、特殊检查同意书、手术同意书、手术及麻醉记录单、病理资料、护理记录以及国务院卫生行政部门规定的其他属于病历的全部资料,也规定了患者对病历资料的封存权。查阅和复制病历是患者知情权、医疗自主权的基本要求,也是医方履行说明义务的一种方式。

第三节 │ 医师执业规则

一、医师执业规则概述

医师实施医疗、预防、保健措施,签署有关医学证明文件,必须亲自诊查、调查,并按照规定及时填写病历等医学文书,不得隐匿、伪造、篡改或者擅自销毁病历等医学文书及有关资料。医师不得出具虚假医学证明文件以及与自己执业范围无关或者与执业类别不相符的医学证明文件。医师在诊疗活动中应当向患者说明病情、医疗措施和其他需要告知的事项。需要实施手术、特殊检查、特殊治疗的,医师应当及时向患者具体说明医疗风险、替代医疗方案等情况,并取得其明确同意;不能或者不宜向患者说明的,应当向患者的近亲属说明,并取得其明确同意。

医师开展药物、医疗器械临床试验和其他医学临床研究应当符合国家有关规定,遵守医学伦理规范,依法通过伦理审查,取得书面知情同意。对需要紧急救治的患者,医师应当采取紧急措施进行诊治,不得拒绝急救处置。因抢救生命垂危的患者等紧急情况,不能取得患者或者其近亲属意见的,经医疗机构负责人或者授权的负责人批准,可以立即实施相应的医疗措施。国家鼓励医师积极参与公共交通工具等公共场所急救服务;医师因自愿实施急救造成受助人损害的,不承担民事责任。

医师应当使用经依法批准或者备案的药品、消毒药剂、医疗器械,采用合法、合规、科学的诊疗方法。除按照规范用于诊断治疗外,不得使用麻醉药品、医疗用毒性药品、精神药品、放射性药品等。医师应当坚持安全有效、经济合理的用药原则,遵循药品临床应用指导原则、临床诊疗指南和药品说明书等合理用药。在尚无有效或者更好治疗手段等特殊情况下,且医师取得患者明确知情同意后,可以

采用药品说明书中未明确但具有循证医学证据的药品用法实施治疗。医疗机构应当建立管理制度，对医师处方、用药医嘱的适宜性进行审核，严格规范医师用药行为。

执业医师按照国家有关规定，经所在医疗卫生机构同意，可以通过互联网等信息技术提供部分常见病、慢性病复诊等适宜的医疗卫生服务。国家支持医疗卫生机构之间利用互联网等信息技术开展远程医疗合作。医师不得利用职务之便，索要、非法收受财物或者牟取其他不正当利益；不得对患者实施不必要的检查、治疗。遇有自然灾害、事故灾难、公共卫生事件和社会安全事件等严重威胁人民生命健康的突发事件时，县级以上人民政府卫生健康主管部门根据需要组织医师参与卫生应急处置和医疗救治，医师应当服从调遣。在执业活动中有下列情形之一的，医师应当按照有关规定及时向所在医疗卫生机构或者有关部门、机构报告：发现传染病、突发不明原因疾病或者异常健康事件；发生或者发现医疗事故；发现可能与药品、医疗器械有关的不良反应或者不良事件；发现假药或者劣药；发现患者涉嫌伤害事件或者非正常死亡；法律、法规规定的其他情形。

执业助理医师应当在执业医师的指导下，在医疗卫生机构中按照注册的执业类别、执业范围执业。在乡、民族乡、镇和村医疗卫生机构以及艰苦边远地区县级医疗卫生机构中执业的执业助理医师，可以根据医疗卫生服务情况和本人实践经验，独立从事一般的执业活动。参加临床教学实践的医学生和尚未取得医师执业证书、在医疗卫生机构中参加医学专业工作实践的医学毕业生，应当在执业医师监督、指导下参与临床诊疗活动。医疗卫生机构应当为有关医学生、医学毕业生参与临床诊疗活动提供必要的条件。有关行业组织、医疗卫生机构、医学院校应当加强对医师的医德医风教育。医疗卫生机构应当建立健全医师岗位责任、内部监督、投诉处理等制度，加强对医师的管理。

二、知情同意

知情同意是医疗活动中的一项基本规则，离开了患方的知情同意，医疗行为就失去了其合法基础。知情同意规则在维护患者生命健康权益的同时，更重要的是体现了对患者个人自主和尊严的尊重，对于缓解医患矛盾、重建医患信任、解决医疗纠纷、建立和谐医患关系等都具有重要的制度意义。《中华人民共和国民法典》第一千二百一十九条明确规定了医务人员说明义务和患者的知情同意权，第一款是关于告知同意义务内容的规定，第二款是关于未尽到告知同意义务造成损害应当承担侵权责任的规定。知情同意作为一种特殊的权利，具有其独立的利益设计，因为侵犯知情同意权可构成承担责任的基础和行使请求权的根据。

同意的形式有明示和默示两种，《中华人民共和国民法典》第一千二百一十九条规定：医务人员在诊疗活动中应当向患者说明病情和医疗措施。需要实施手术、特殊检查、特殊治疗的，医务人员应当及时向患者具体说明医疗风险、替代医疗方案等情况，并取得其明确同意；不能或者不宜向患者说明的，应当向患者的近亲属说明，并取得其明确同意。书面形式、录音或录像等方式都可以认为是"明确同意"通常采用的方式。《中华人民共和国民法典》第一千二百一十九条修改了关于患者知情同意规则的规定，医务人员在履行说明义务后，应取得患者或患者近亲属的"明确同意"，替换了《中华人民共和国侵权责任法》第五十五条的"书面同意"，这也标志着我国知情同意从形式上的"知情同意"过渡到实质意义上的"明确同意"。

【案例 12-1】

一位路人在大街上发现路边倒卧一中年男子，神志不清，口吐白沫，赶忙拨打 120。一辆救护车将该男子接到附近一家三甲医院的急诊科检查。该院急诊内科医生称，44 岁的刘先生（化名）送来时已陷入深度昏迷，有明显酗酒迹象；急诊 CT 检查发现，他的大脑右侧颞叶出血，出血量约为 60ml，血液流入脑室系统及蛛网膜下腔；患者情况危急，"必须马上进行手术，否则有生命危险"。随后，刘先生的两个姐姐赶来医院。她们表示，弟弟没老婆、没工作、长期酗酒，家人多次劝阻仍我行我素，终于出事了。医生对两名家属详细介绍了刘先生的病情，她们听完后，拒绝医生进行任何救治，甚至不同意办理入院手续,最终还签字放弃治疗。无奈,医生按常规给予刘先生保守治疗,但因病情过重,刘先生挨到第二天凌晨2时死亡。

【案例 12-2】

一名 29 岁的临产孕妇被转送至某医院进行抢救。此前,该产妇被另一家医院诊断为"无胎心",并怀疑有胎盘低置。医生检查发现,胎心很微弱,产妇下体一直在少量流血,却没有痛感。医生分析认为,产妇已有胎盘早剥症状,如果不尽快手术,将导致胎儿宫内缺氧窒息死亡,并引发母体大出血,造成"一尸两命"的严重后果。但产妇却情绪激动地表示:"要自己生,不要手术。"医生反复说明情况的严重性,但产妇始终没有"松口"。后来,医院相关负责人出面解释,其丈夫同意手术,并在手术知情同意书上签字。但产妇本人仍坚决拒绝签字,甚至在手术台上大喊"要自己生"。眼看再不手术,产妇就有性命之虞,医院本着"生命权第一"的原则,在征得其家人同意,并由医院相关负责人签字同意的情况下,行使医生处置权,强行为其进行剖宫产,挽救了产妇生命。遗憾的是,由于延误手术时机,宝宝一出生就出现重度窒息症状,出生数小时后不幸夭亡。产妇则因出现心衰症状,仍在医院进行抢救。

在医疗紧急情形下,探求患者的意见已不再实际。在危急情况下,法律推定患者同意的内容应当是医师救助自己的健康和生命,而医师未经患者同意而实施的救助行为也符合患者的本来目的,因此在患者生命受到严重威胁时推定医师的行为获得了患者的同意。紧急情况下的推定同意,必须符合以下三个条件:①患者当时由于客观情况无法给出同意;②患者正面临不能拖延的严重危险;③以理性人的标准判断,患者在此种情况下会表示同意。《中华人民共和国民法典》第一千二百二十条也明确规定:因抢救生命垂危的患者等紧急情况,不能取得患者或者其近亲属意见的,经医疗机构负责人或者授权的负责人批准,可以立即实施相应的医疗措施。

三、医疗注意义务

医疗注意义务,是指医务人员在实施医疗行为时谨慎行事,以避免损害发生的作为或不作为义务。在诊疗过程中,医务人员的注意义务十分广泛,包括提供适当诊疗服务、提供合格的药品和医疗设施等主给付义务,转诊义务,制作、提供病历资料义务等从给付义务,以及保密、说明、保护等附随义务。在不同的诊疗环节和治疗措施中,如诊断、治疗、手术、麻醉、注射、输血、用药、护理等,医师所承担的注意义务不尽相同,其具体义务主要取决于法律、法规、规章,以及诊疗规范、常规和诊疗惯例的规定。同时,医患双方在医疗合同中的特别约定,也构成医疗注意义务的来源。

【案例 12-3】赵某诉 A 医院医疗损害责任纠纷案

赵某(化名)于 2002 年 1 月 26 日在 A 医院出生。病历记载:孕 32 周早产,剖宫产,阿普加评分 1 分钟、5 分钟均为 10 分,为进一步诊治转入儿科。入院诊断为:早产儿、极低出生体重儿、小于胎龄儿。诊疗计划之一为头罩吸氧。其中氧气罩给氧共用氧 16 天,每天 24 小时持续用氧。2002 年 7 月 1 日,赵某父母带赵某前往 B 医院检查。B 医院医生建议赵某父母带赵某去 C 医院治疗。2002 年 7 月 7 日赵某父母带赵某前往 C 医院检查,C 医院医生建议将赵某转往国外某医院进行手术治疗。2002 年 7 月 21 日,赵某父母带赵某前往国外医院联系手术事宜。2003 年 8 月 27 日,术前检查最终结果显示,赵某的眼睛状况并无进一步手术的可能。2006 年 6 月 12 日,赵某将 A 医院诉至法院。

A 医院认为:卫生部《早产儿治疗用氧和视网膜病变防治指南》颁布于 2004 年 4 月 2 日,患者治疗时间为 2002 年 1 月,医疗行为实施时,指南尚未发布,因此医方没有进行用氧监测的义务,所以无过错。

赵某监护人认为:A 医院不提供护理记录,不能证明其对用氧进行了监测。赵某监护人还提供了一篇 2000 年《中华儿科杂志》刊发的关于就早产儿视网膜病变与用氧关系的论文,且作者就是 A 医院两名医生,以此证明新生儿用氧监测属于当时医疗水平可预见、可预防的医疗风险,医方未尽到合理注意义务,所以有过错。

一般认为,医疗注意义务包括结果预见义务和结果回避义务。前者要求医务人员在诊疗过程中集中注意力、保持足够的谨慎,认识到医疗行为可能产生危害结果;后者要求医务人员在预见到可能发生损害后果时,还应积极采取合理措施以避免损害后果的发生,包括舍弃危险行为,或者采取积极措施防范损害的发生。舍弃危险行为要求医务人员在预见到自己行为将产生危害结果,且无法采取合理措施避免该结果发生时,应放弃危险行为的实施。例如,对于风险较大、疗效不确定的医疗措施,医务人员应审慎而为,特别是在不具备医疗条件、治疗能力的情况下,应舍弃危险性过高的诊疗行为。不管是结果预见义务还是结果回避义务,前提条件是医务人员具有相应的预见能力——法律不能要求医务人员去预见、回避自己无法认识和避免的医疗风险。那么,如何认定医务人员已经尽到相应的注意义务呢? 这就涉及医疗注意义务的认定标准问题。《中华人民共和国民法典》一千二百二十一条规定:"医务人员在诊疗活动中未尽到与当时的医疗水平相应的诊疗义务,造成患者损害的,医疗机构应当承担赔偿责任。"根据该规定,"当时的医疗水平"构成医疗注意义务的判定基准,医务人员在医疗活动中应尽到与当时的医疗水平相应的注意义务。实践中,这一抽象的标准往往要求医务人员的诊疗应符合法律、行政法规、规章以及其他有关诊疗规范的要求,如果符合上述规范要求,也就认为医务人员的诊疗达到当时的医疗水平,从而尽到相应的注意义务。当然,这一注意义务标准不应绝对化,也应考虑患者病情的紧急程度、患者个体差异、当地的医疗水平、医疗机构与医务人员资质等因素。

推荐阅读

1. 王岳. 医事法. 3 版. 北京:人民卫生出版社,2019.
2. 黄丁全. 医事法新论. 北京:法律出版社,2013.

思考题
1. 举例简述临床中侵犯患者隐私权与身体权的具体情形。
2. 案例分析题。

一急诊已婚急腹症患者某甲,疑腹内出血,穿刺抽出不凝血。患者主诉已有 2 个月未见月经来潮。就诊过程中,患者突发休克。医生诊断"宫外孕破裂失血性休克",昏迷,需手术。患者的丈夫在外务工,已有半年多没有回来过,目前联系不上。陪同前来就诊的是患者的婆婆和小姑子。

问题:医生该向谁告知病情并签署《手术知情同意书》?

(王　岳)

思考题解题思路

第十三章 | 护理人文实践

2020年,国家卫生健康委员会发布《关于进一步加强医疗机构护理工作的通知》。《通知》强调,高质量护理工作是实施健康中国战略、增进全民健康福祉的重要举措。要求各级卫生健康部门充分认识进一步加强护理工作的重要性,坚持"以患者为中心"的理念,夯实护理基础,提高护理质量。

俗话说"三分治疗,七分护理",临床医学与护理专业之间存在紧密而不可分割的联系,二者共同构建了全面协调的医疗体系。患者个人层面上,临床医学和护理的协同在促进患者康复和疾病预防中起关键作用;整体医疗层面上,医护协同可有效提高整体医疗服务水平。因此,作为临床医学生,理解临床医学与护理专业之间的协同作用不仅是职业道德和实践的需要,更是政策层面关于医疗体系优化的明确要求。

护理人文作为护理学科的一个重要分支,贯穿疾病预防和康复的全过程。在护理实践中,关注患者的心理、社会和文化需求,是构建以患者为中心的全人护理的核心理念。在医护协同实践中,护理人文可进一步培养医学团队的综合医学视野,提高人际沟通技能和多学科协作能力。护理人文教育则是培养医学生全面发展的关键环节,不仅能够提高医疗质量,更能使医学生具备更为全面的医学素养,成为具备关怀之心、技术过硬的全能医学人才。

第一节 | 护理学科的人文特点

护理学是一门以自然科学和人文社会科学为理论基础,研究有关预防保健、治疗疾病及康复过程中护理理论、知识、技术及其发展规律的综合性应用科学。从定义来看,护理学科是一门既有艺术性又有科学性的应用类学科。本节将介绍护理学科的历史发展、价值理念及相关理论,以凸显护理学科的人文特点。

一、护理学科历史与人文传统

在人类文明发展的进程中,护理学科的人文属性逐步显现。1840年之前,护理活动主要围绕家庭和社区展开,护理实践的主要执行者为家庭成员和社区居民。19世纪中叶,弗洛伦斯·南丁格尔(Florence Nightingale)作为现代护理理念的奠基人,在克里米亚战争中带领志愿者积极改善卫生条件,强调环境对康复的重要性,为患者提供个性化护理,从而显著降低伤员死亡率,这不仅凸显了护理工作在医疗实践中的关键作用,同时也奠定了现代护理人文实践的基础。20世纪,护理学成为一门独立学科,护理工作正式被纳入医疗体系中,并涌现出代表不同价值理念的护理理论。

我国的人文关怀精神自古有之。从古代的"民为邦本"治国理念到儒家的"民贵君轻"思想,再到清末严复等人的"主权在民"民本思想,一直延续至今。在新时代,《"健康中国2030"规划纲要》提出,要加强医疗服务人文关怀。2022年,国家卫生健康委员会在《全国护理事业发展规划(2021—2025年)》提出强化护理人文关怀。人文关怀是护理学的核心,不能缺位。尽管在1997年人文社科内容开始融入护理教育,但护理人文学科尚未形成系统完善的理论实践体系。

2015年,我国首个护理人文的学术组织——中国生命关怀协会人文护理专业委员会成立,跨学科领域专家从不同角度不断探索护理人文的本质,制定了人文关怀规范共识标准,推广应用于全国的医院。此外,该分会还起草了一系列团体标准,如2022年发布的《病区护理人文关怀管理规范》,

并开展国际合作、学术研讨、师资培训等活动，为推动护理人文学科的建设和发展作出了积极贡献。2023年，《人文护理学》问世，这是国内第一本完整阐述护理人文理论、系统性介绍临床护理人文实践的专著。

随着护理学科与其他学科的相互渗透，国务院学位委员会办公室于2024年1月公布，护理学涵盖八个二级学科，其中护理人文社会学成为二级学科之一，强调了现代护理以患者为中心、跨文化护理、伦理护理等以人为本的核心观念。系列举措持续完善了护理人文理论建设，创建了系统化的护理人文实践规范。

二、护理人文实践的理念与价值

(一) 护理人文实践的核心理念

1. **尊重和尊严**　在医疗护理工作中，护理工作者应将患者视为有尊严有个性的个体，认真倾听患者的需求和建议，尊重其个人的价值观和决策权。

2. **文化敏感性**　护理人员应充分了解并尊重不同患者的文化背景和价值观念，为其提供与其文化背景相匹配的护理服务，减少文化差异带来的障碍。

3. **关怀和支持**　护理人文实践要求护理人员注重对患者的情感关怀，关注其心理和情感需求，倾听患者困扰和担忧，提供安慰和支持。

4. **沟通和倾听**　良好的倾听技能是理解个体的重要前提，护理人文实践要求护理人员注重倾听，了解其需求和期望，与患者建立良好的信任关系。除倾听外，还要求护理人员具备良好的沟通技巧，包括言语表达能力和非言语技巧等。

(二) 护理人文实践的价值与意义

通过患方、医疗团队和医疗机构三个层面，对护理人文实践的价值与意义进行阐述。

1. **患者层面**　提升诊疗体验，同时促进康复。

护理人文实践实现了从疾病护理向整体护理的过渡。整体护理强调，护理人员在关注患者身体健康的同时，更关注其心理、社会适应感和精神健康，充分尊重患者的尊严和个性，为其制定个性化护理服务，增强患者对诊疗服务信任感和满意度的同时，促进疾病治疗和康复。

2. **医疗团队层面**　促进团队协作，提升人文素养。

护理人文实践可保证医疗服务的协调性和连续性，提高医疗团队的凝聚力和合作意识，提高医疗质量和效率。护理人员强调始终以患者为中心，关注患者的身心健康需求，护理人员的身体力行可有效提高跨学科团队成员对患者的关怀意识，提升医护人员的人文素养，从而改善医患关系，提高诊疗质量和效果。

3. **医疗机构层面**　提升医疗服务品质。

护理人文实践强调护理人文环境建设。护理人文环境建设旨在为不同诊疗人群提供多样化、温馨、舒适、安全的医疗环境，以增强患者及家属对医疗机构的信任度和认可度。此外，护理人文实践秉持"以人为本"的核心思想，弘扬职业道德，推动医疗服务品质的不断提升，促进医疗机构的健康发展。

三、护理人文实践的理论支持

(一) 南丁格尔环境理论——护理人文理念的起点

1859年，南丁格尔在其编写的《护理札记》中提出关于护理的四个假说，这四个假说分别围绕"人、环境、护理、健康"四个方面展开描述。其中，环境假说的核心内容认为人作为一个整体，受物理、心理、社会三个环境所影响，护理工作通过改变这三个环境从而使机体处于最佳状态。环境理论的内容除通风、温度、房屋卫生、噪声、光线、个人清洁卫生等物理环境的基本要求之外，还包括装饰变换、饮食多样化、精细管理、有希望和劝慰性谈话、观察患者等社会心理关怀措施。

环境理论作为临床护理中应用范围最广、开创最早的护理理论，其重要意义在于将患者和环境视为一个整体,从而探讨环境对患者康复的促进作用。环境理论推动了护理学科的发展以及护理理念的转变,强调非治疗性行为促进机体康复,并传达以人为本、整体护理、心理护理等护理人文理念。环境理论作为护理学科理论研究的起点,将心理学、人文学、社会学、环境学等多学科理论融合进护理学科中。

(二)奥瑞姆自理理论——以需求为导向的护理

1971年,著名护理理论家多萝西娅·奥瑞姆(Dorothea E. Orem)提出自理理论。该理论包含三个子理论,即自理理论、自理缺陷理论和护理系统理论。奥瑞姆在三个理论中重点阐述了"什么是自理""人什么时候需要护理""如何帮助个体满足其治疗性自理需求"三个问题。该理论将自我满足的患者需求作为核心出发点,强调护理工作为患者提供以需求为导向的实质性护理。

奥瑞姆自理理论合理看待患者自身能力,为患者提供最合适的护理康复方案,摒弃"为患者做所有"的盲目护理思维,使护理工作更加精准化,在保证患者最大健康利益的同时,维护患者治疗尊严。

(三)关怀科学理论——护理是人文与科学的结合

关怀科学理论(caring science)最早出现于美国科罗拉多大学护理学院教授、美国护理科学院院士华生(Jean Watson)的《护理:关怀的哲学和科学》(*Nursing: The Philosophy and Science of Caring*)一书中。关怀科学理论主要包含三个部分:十大关怀照护要素、超越个人的关怀关系以及关怀时刻。关怀科学理论主要以人本主义价值体系为基础,以关怀为核心,是首个将护理理论与护理实证研究相结合的关怀模式,也是首个将人文精神与科学研究相结合的理论。

关怀科学理论与南丁格尔提出的"人、环境、护理、健康"四个概念环环紧扣。华生强调个体应该是有价值的、应该得到照顾、尊敬、理解和帮助的;强调环境尤其是社会环境是促进健康的一个重要因素;强调护理的职责是促进健康,预防疾病,照顾服务对象,恢复健康;强调健康不仅是没有疾病,而是个体有健全的生理、心理功能以及良好的社会适应能力。

护理学科发展在很大程度上是依附于传统临床医学范式和生物医学模型。传统医学模式重点强调以任务为导向的技术性生物医学实践。然而,华生认为,如果护理学不提出自己的范式和学科特点,那么将无法体现出护理作为独特学科与医学的区别。关怀科学理论则刚好对应护理学科该有的特点,对应护理学科的人文属性,将护士区别于传统医疗系统中的"机械工人"。

(四)人本主义理论——肯定患者人格价值

人本主义理论是美国当代心理学的主要理论之一,由美国心理学家马斯洛创立,代表人物主要包含马斯洛和罗杰斯。该理论兴起于20世纪50年代,目前该理论在护理学中被广泛用于指导护理实践。人本主义理论主要强调人的自我尊严、自我实现以及自我价值。马斯洛提出人的需求是分层次的,构建金字塔需求层次结构,主要包含生理、安全、社交需要、尊重和自我实现。罗杰斯则提出人格的"自我理论",倡导以患者为中心的心理疗法。人本主义理论充分肯定人的尊严和价值,不仅对当代心理学产生深远的影响,也成为护理学的主要人文理论基础,从而指导护理人文实践。

第二节 │ 护理人文实践技术

《"健康中国2030"规划纲要》明确提出,应积极完善全生命周期、全人群健康管理服务,健全治疗—康复—长期护理服务链,加强医疗服务人文关怀,构建和谐医患关系。护理人文实践应实现从宏观医疗场景到微观人群或病种的关怀全覆盖。本节将重点阐述医护协作实践如何体现人文关怀以及全生命周期的护理人文实践技术。

一、医护协作人文实践

在医疗卫生领域,医护协作是确保患者获得高质量护理服务的重要因素之一。而医护协作人文实践强调,在医疗护理过程中,医务人员与护理人员之间建立良好的合作关系和沟通机制,以及在患者诊疗护理中加入人文关怀是非常重要的。本节将重点介绍患者就医全过程的医护协作实践模式。

通过深入了解和学习医护协作人文实践,医务人员和护理人员能够共同为患者提供更为全面、高效和人本的医疗护理服务,建立起更加和谐、信任的医患关系。

(一) 门诊:医护联合门诊模式

在许多需要长期控制与监测的慢性病领域,疾病症状控制与并发症管理等延续性护理显得尤为重要。医护联合门诊可以改变以往医生独自坐诊的状况,加强医护之间的协作,共同对门诊患者进行敏感指标监测、高危因素排查等评估工作,评估后给予患者针对性、个性化的健康教育。目前医护联合门诊模式诊疗范畴包括血液透析患者的血管通路选择与一体化管理、常见慢性病(如糖尿病、冠心病等)的危险指标评估、个性化治疗管理方案制订与健康教育。医护联合门诊发挥多学科医疗专家与专科护士的特长,为需要长期护理的患者提供标准化评估以及个性化管理方案。联合门诊减少了护理人员的冗余工作,提高了医疗系统效率,患者可以在同一地点获得多种医疗服务,节约了时间和精力。

(二) 入院:医护联合制订治疗方案与护理计划

入院时的医护合作是为了确保患者在医院内获得全方位的治疗和护理。在患者刚入院时,医护应参考双方诊断和评估,通过讨论协商,为患者制订个性化的治疗方案与护理计划,包括药物管理、护理措施、营养计划等。在治疗方案告知的过程中,医护一同为患者讲解诊疗方案,以促进患者对临床实践操作的理解。入院时的医护合作可以为患者提供一体化、全方位的医疗护理方案,增强患者参与感和满意度。

(三) 住院:医护联合查房

医护一体式查房模式将疾病知识与护士床旁护理结合,保证医疗护理服务链的完整性、连续性。医护联合查房不仅积极推进医疗管理,深化医疗护理服务内涵,还对医疗水平也起到很好的监督、促进作用;医护联合查房可以促进两者对患者病情的讨论,包括病情发展、治疗计划和药物管理等,双方同时更新病情管理信息,避免其中一方因信息滞后而导致诊疗或护理操作的差错;医护联合查房可以让医生和护士同时向患者解释治疗计划和提供健康教育,帮助患者更好地理解和管理病情,提高其依从性;医护联合查房促进医护双方以各自专业视角探讨病情,医生和护士可以相互学习和分享各自领域的专业知识,提升团队的专业水平。

(四) 出院:医护联合健康教育

为帮助即将出院的患者更好地适应疾病治愈后的社会日常生活,出院前采用医护联合健康教育模式可以有效提升出院后生活质量,降低再入院率。在患者出院阶段,医护联合为患者制订个性化康复计划,以确保方案的协调性和全面性,为患者提出非医疗环境中切实可行的康复计划,比如居家康复锻炼、饮食建议等。医护联合健康教育从多个方面来说均有意义,从患者角度来说,患者可以获取更全面更专业的健康知识;从医护角度来说,有利于激发医护双方的合作意识,从而实现健康教育效率、效果的同步提升;从整体意义来说,医护联合健康教育可以提高健康教育的整体深度和广度。

(五) 随访:医护一体化联合追踪

随访是通过通信或其他方式了解出院患者的病情变化和康复现状的方式,属于延续性医疗服务中的一项重要内容。传统随访主要以护理为主,由护士询问患者出院后身体状况。但目前我国多家医疗机构已将随访方式修改为医护一体化联合追踪随访,多由临床主诊医生和专科护士联合开展随访。医护联合的新颖形式不仅在躯体健康水平上给予患者指导,还会提供社会适应、心理和康复等多方面的全方位关照。对于慢性病等需要严格自我管理的疾病而言,医护定期随访可以有效降低复诊率和再入院率。对于整体医疗服务而言,医护协同随访可提高患者满意度,建立患者对医疗团队的信任感。

二、全生命周期护理人文实践

全生命周期分为五个阶段:生命孕育期,幼儿、儿童及青少年期,成年期,老年期和生命终末期。

通过五个时间节点的划分,以人文环境建设和人文关怀技术为切入点,可探讨不同生命阶段的特异性护理人文实践技术,并重点阐述每一阶段护理人文实践对于临床医学的意义和价值所在。

(一)生命孕育期护理人文实践

生命孕育期包含妊娠期、分娩期、产褥期三个阶段。

1. 人文环境建设

(1)提供舒适温馨的产检环境。配置适合孕妇的特殊舒适座椅,提供孕期健康宣教手册,让候诊的时间变得轻松而愉悦。采用色彩及面积大小合适的窗帘、隔板等设施,确保孕妇在产检过程中得到充分的隐私保护。

(2)合理规划产科病区设计。合理规划产科病区通道和走廊,提供无障碍通道、扶手和栏杆等设施,确保孕妇安全方便出行。在病区走廊上张贴有关孕产妇保健的知识宣传栏,张贴分娩后的相关注意事项,比如母乳喂养方法及孕产妇体操等图画教学。

(3)设计舒适、温馨和家庭友好型的分娩室。可根据国内外多种分娩形式设计个性化分娩室。提供令人放松的照明亮度、音乐、气味等,使室内温湿度适宜,以帮助孕妇缓解紧张的情绪,创造和谐的分娩氛围。在保证放松分娩的同时,配备先进的分娩设备和检测仪器,确保分娩安全。

(4)提供舒适完备的病房环境。病房环境应满足产妇和新生儿的基本需求,促进产妇休息和恢复。采用纯棉亲肤材质的床单被套,卫生间内采用安全设备,病床采光应宽敞明亮。提供家属陪伴与支持设施,鼓励孕产妇家属陪伴,如病房设计为套间式,设置家属休息区等。

2. 护理人文关怀技术

(1)妊娠期人文关怀:传达详细信息与健康教育。

妊娠期孕产妇要接受许多产前健康筛查,护士应为其详细解释各种检查的目的、操作方法、注意事项等,以防止孕产妇产生恐惧、焦虑的情绪,导致检查指标出现异常。孕期应向其阐释孕期保健、胎动检测、孕期休息与运动、饮食营养等方面的知识。

(2)分娩期人文关怀

1)详细告知注意事项,给予心理准备。助产护士应全程陪伴产妇待产,主动向产妇及其家属讲述分娩注意事项,询问产妇需求并尽可能满足,缓解产妇紧张不安的情绪,做好分娩准备。

2)指导产妇分娩技巧,有效缩短分娩时间。护士应学会用语言及动作帮助产妇顺利分娩,指导产妇的呼吸及放松运动,正确利用宫缩间歇,合理利用腹压以缩短第二产程时间。宫缩间歇期给予高热量食物,为产妇补充能量。

3)疼痛管理和心理支持。分娩全程要随时询问产妇的感受,善于利用沟通技巧分散产妇的注意力,消除或减少紧张恐惧的心理,增加其分娩自信心和安全感。并利用自身专业知识提供高效的分娩全阶段疼痛管理方案。例如:采用拉玛泽分娩呼吸法,通过神经肌肉控制和呼吸技巧训练,让产妇将注意力转移到自己的呼吸控制上。

(3)产褥期人文关怀

1)产后健康教育。护理人员应向产妇及其家属讲解产后常见生理恢复现象和注意事项,避免造成不必要的惊慌。

2)协助母婴亲密关系建立。产褥期应促进新生儿与产妇充分接触,帮助母亲适应角色。护士应密切观察产妇产后恢复情况,认真听取产妇的主诉,告知其母乳喂养、新生儿护理等方面的健康知识。

3)给予心理支持,促进家庭陪伴。告知家属给予产妇陪伴的必要性,引导产妇及家属理解由激素引起的情绪波动,防止产后抑郁症的发生。建议家庭成员重视产妇感受,多给予陪伴。

3. 生命孕育期护理人文实践的重要性　对于临床医护人员来说,了解生命孕育期护理人文实践技术可帮助他们有效应对本阶段人群的各种生理和心理变化。本阶段护理人文实践在关注孕产妇身体变化的同时,注重其心理和情绪上的变化,并给予其关怀、理解和支持。因此,本阶段除日常诊疗技术外,临床医护人员应了解相关护理人文关怀实践技术。例如:利用情感支持和沟通技巧,可有效减

轻孕产妇的焦虑和不安。这些技术和技巧也有助于临床医护人员与患者建立良好医患关系。另外，本阶段需要产科医生与助产士、麻醉医生等多个专业人员合作，临床医护人员了解该阶段护理人文实践技术有助于提升其团队合作与协调能力，从而共同为患者提供全面的医疗服务。

（二）幼儿、儿童及青少年期护理人文实践

结合皮亚杰认知发展理论，综合阐释幼儿期、学龄前期、学龄期、青春期四个阶段的护理人文关怀实践技术。

1. 人文环境建设

（1）选择明亮的色彩与装饰。儿科病室采用明亮柔和的色彩，选择富有童趣的装饰，比如卡通图案和动物形象，营造轻松、愉悦的环境。

（2）提供患儿友好的基础设施。科室公共区域选择符合儿童体型与需求的家具，确保床铺、椅子等设施能够给予其舒适感与安全感。

（3）提供适龄性游戏区及娱乐设施。设立专门的游戏区，为不同年龄阶段儿童提供适龄性玩具、图书、游戏等娱乐设施，促进儿童及青少年在医疗环境中的放松和娱乐。

2. 护理人文关怀技术

（1）幼儿期：0～2岁被称为幼儿期，这个阶段与皮亚杰认知发展理论中的感知运动阶段相对应。该阶段孩子依赖性强，对亲密关系需求大，主要通过感觉和运动认知世界。

1）促进母婴接触，减轻分离焦虑。在婴幼儿阶段，促进母婴接触是关键。通过皮肤接触、观察亲子互动，强调母爱的温暖和安全感，有效减轻婴幼儿的分离焦虑。鼓励母亲主动参与护理过程，提供支持和教育，加强母婴间的情感联系。提供母婴的私人空间，培养亲子间的信任。

2）增强感官刺激，建立安全依恋关系。在为幼儿开展护理工作时，护士应通过温暖触摸、柔和音调、丰富色彩刺激幼儿感官。积极倾听并回应幼儿需求，提供亲近关怀，建立安全依恋。为幼儿创造富有趣味性且安全的诊疗探索空间，在刺激其环境认知的同时增强医疗环境适应性。

（2）学龄前期：医学上将学龄前期定义为3岁至6～7岁将要步入小学前这一阶段。该阶段对应皮亚杰认知发展理论中的前运算阶段（2～7岁）。这一阶段儿童思维发育程度最大，但缺乏一定共情能力，以自我为中心，无法客观认识事物。且认为所有事物都是有生命的，对游戏和幻想有浓厚兴趣。

1）巧妙运用游戏，建立融洽护患关系。在沟通过程中，护士应学会利用游戏或玩具，建立互相信任的护患关系的同时，还能够通过游戏让患儿懂得规则的重要性，以此获得控制感，如采用角色互换或角色扮演的游戏。除互动型游戏之外，可设计以患儿为主角的游戏，让患儿自身作为游戏领导者控制游戏的发展走向，以培养其情绪控制能力以及为他人考虑的能力。

2）允许自我意愿的表达，力争主动配合。学龄前期儿童的自我认知通常是偏激而片面的，且具备较强的自我意愿。不可避免地，这样的认知特点使其在医院就诊时会出现抗拒治疗操作的情况，并且会肆意宣泄自己的情绪，如常表现为大声哭闹。面对这样的情况，护士应允许患儿表达情绪，并采用其能够接受的方式进行沟通，在操作前讲明操作目的，试图建立信任关系，以取得配合。

（3）学龄期：学龄期是指从上小学（6～7岁）到青春期的阶段，是接受科学文化教育的主要时期。这个阶段与皮亚杰认知发展理论中的具体运算阶段相对应，此阶段思维具有可逆性，思维能力得到迅速提升，且患儿重视同伴关系，对挑战和竞争有强烈兴趣。

1）维护自尊，保护隐私。护士应尊重患儿的个人空间，始终与其建立开放、尊重的沟通。在诊疗护理过程中，使用适当的隐私屏障，在检查和更衣时提供私密环境，确保隐私得到最大程度的保护。同时，鼓励儿童参与决策过程，让他们感到被尊重和需要，促进其自尊心的建立。处于学龄期的患儿通常已具备客观认知事物能力，在诊疗过程中应让患儿知晓一定病情，建立正确的疾病认知，以提高其治疗配合程度，努力克服恐惧感。在面对敏感问题时，护士要以平和的态度沟通，用简单而尊重的语言解释情况，让学龄期儿童明白并感到被理解。通过这种关怀方式，满足儿童身心健康的需求，建立积极的护患关系。

2）促进和谐同伴关系的建立。学龄期儿童的情感支持包含家庭支持和同伴支持。因此,在安排病床时应将年龄相仿、兴趣爱好相似、性格互补的儿童安排在同一病房,促进同病房患儿交流玩耍,建立新的伙伴关系,更好地适应医院生活。同时,在患儿病情允许的情况下,鼓励学校同伴探望,以减轻其在医院的孤独感。

（4）青春期:青春期是儿童生长发育到成年的过渡时期。女孩的青春期是11～12岁到17～18岁,男孩的青春期是13～14岁到18～20岁。在此阶段,青少年体格生长迅速,生殖系统发育逐渐成熟,第二性征逐渐明显。青春期少年更加关注自我形象和同伴关系。

1）协助身心适应改变,倡导积极身份认同。在这个阶段,青少年会开始探索和形成自身身份认同,即对自己是谁、有着怎样的价值观、兴趣爱好、社会角色等方面的思考和认知。作为护理人员,协助青少年形成健康积极的身份认同至关重要,尤其是患病的青少年。首先,护理人员应建立信任和开放的沟通渠道,倾听他们的感受和疑虑,提供积极的反馈,强调个体的优点和成就,帮助青少年树立自信。其次,在面对困扰时,引导他们寻求专业心理支持,以解决身份认同的困惑。

2）引导正确应对压力,开展生命教育。青少年通常面对各种各样的压力,比如学习压力、家庭压力、同伴攀比压力等,这些压力容易造成极端性格和自杀事件的发生。作为护士,应该密切观察青少年情绪,观察其有无出现异常行为,在院期间注重生命教育,让其意识到生命的宝贵之处。鼓励青少年寻求专业帮助,让他们明白寻求帮助是勇敢的表现。

3. 幼儿、儿童及青少年期护理人文实践的重要性　护理人文实践为临床医护人员营造了一个儿童友好的医疗环境,包括温馨舒适的诊疗室和儿童适宜的医疗设备等,从而减轻儿童的恐惧和紧张情绪,提高医疗效果。并且,护理人文实践让临床医护人员更加敏锐地感知和理解儿童的心理需求和情感体验,包括对医疗环境的恐惧、对治疗过程的焦虑、对疾病的理解等,这有助于医护人员提供更亲切、人性化的护理服务。

（三）成年期护理人文实践

成年期是25～60岁的年龄段。该阶段人的身体发育成熟,生理活动稳定,但是随着年龄的增长,人体功能逐渐衰退。成年期大部分时间处于上有老、下有小的生活模式,这样的生活模式通常为个体带来巨大的现实压力和情绪压力。

1. 人文环境建设　此阶段中的人主要是作为一个"社会人"的身份存在,多数患者都具有多重身份,社会、工作、生活压力巨大。因此,医院环境应尽量提高就诊效率,为其提供便利快捷的就诊设施,提供轻松的环境氛围,尽量减少其诊疗压力。在治疗护理过程中,医护人员应帮助成人尽快适应患者角色。在科室走廊中放置预防保健知识的宣传手册,减少亚健康人群。

2. 护理人文关怀技术　成年人通常面对来自多方面的压力,但许多成年人不会意识到或逃避自己的低落情绪,从而成为一个恶性循环。因此,护士平常应多倾听他们的诉求,多与其沟通,为当代成年人提供情绪帮助,引导成年人保持乐观、积极的心态,合理释放压力。处于更年期的女性容易产生烦躁、焦虑或抑郁的情绪,护士应做一个积极的倾听者,满足其合理需求。

3. 成年期护理人文实践的重要性　成年期护理人文实践中,更加注重成年期人群的"社会人"属性,多专注于其心理和社会适应方面的健康。因此,临床医护人员可通过护理人文实践了解成年期患者的个性化心理、社会需求,避免只关注躯体健康,从而综合评定其健康状态,提高诊疗和护理效果。

（四）老年期护理人文实践

我国通常将65岁作为老年人的生理划分标准。在老年期,人们通常出现机体各方面能力下降、处理信息的能力变慢等特征。许多空巢老人通常会出现孤独感和丧失感。

1. 人文环境建设

（1）家庭化与适老化设计。科室整体环境应舒适、明亮、通风,具有家居的温馨风格,采用适老化、无障碍设计,使老年人感到安心。例如,设施布局应简单易行,方向标识清晰明了,病区或走廊应设置防滑地砖,走廊上设置扶手;卫生间采用适老化马桶,且安装响应铃,安装防滑系数最高的地砖,以防止老年人在厕所摔倒;在科室中营造欢快放松的氛围,让老年人感受到温暖和亲情。

（2）定期开展文娱活动,营造健康科普氛围。科室应积极开展老年人健康科普,定期举办形式多样的文娱活动,营造健康愉悦的氛围。同时,为老年人提供丰富的康复课程、健康科普展示等。

2. 护理人文关怀技术

（1）提供认知支持。在诊疗护理过程中,避免采用复杂的医学术语,使用简单清晰的语言,保证老年患者充分理解。在面对记忆障碍、认知障碍的老年人时,可以使用记事本、图片、视频、日历工具等帮助他们有效组织记忆。

（2）关注情感需求,建立亲密关系。老年人通常面临丧失和孤独,作为护理人员应努力与其建立亲密而尊重的关系,认真倾听他们的感受,弥补丧失感和孤独感,为他们提供温暖、关怀和陪伴,让他们感受到被重视和被关爱。

（3）鼓励参与社交活动。促进老年人参与社交活动,有助于减轻社交孤独感。护理人员应经常组织一些适合老年人的社交活动,如老年俱乐部、康复体育等。

3. 老年期护理人文实践的重要性　对于老年期的患者而言,护理人文实践技术强调身心的双重护理和延续护理,即包含患病期间护理和常规生活护理,这要求护理人员对老年患者的长期陪伴和生活管理。在该阶段,临床医生可从护理人文实践中了解护理人员延续性护理模式、与老年患者的沟通技巧等方面知识,有助于医生提供更加个性化的慢性病管理方案。

（五）生命终末期护理人文实践

生命终末期患者通常会经历漫长而复杂的心理变化历程,多数患者在承受躯体痛苦的同时,也会延伸出许多负面情绪,这严重摧残着患者机体与自我尊严。因此,对于生命终末期患者,不仅要关注患者躯体症状的缓解,更要关注其生命质量。

1. 人文环境建设

（1）设置心愿墙,促进叙事表达。宜将一面空白墙设置为心愿墙,提供可张贴便签和马克笔,以供患者及其家属表达疾病叙事与想法。

（2）设置谈心室,促进情感沟通。谈心室旨在为医患双方提供一个安静、私密的场所,让患者及其家属可以自由表达想法、顾虑和希望。选择合适的心理评估工具,评估患者及其家属的心理健康状态。

（3）设置告别室,致敬生命最后的时光。告别室为患者和家庭提供了个人化的、私密的空间,是一个尊重患者权利和尊严的场所,是一个让家属可以安心的角落,让即将离世者能在安宁中度过生命的最后时刻,让家属能够平静地面对死亡。

2. 护理人文关怀技术

（1）舒适护理。有效控制疼痛是保证终末期患者生活质量的主要措施之一,除了按照阶梯药物镇痛法缓解疼痛之外,护士应利用相关循证方法学习非药物减轻疼痛的方法,如分散注意力、冷敷、热敷、按摩等。除症状管理外,日常的生活护理、饮食护理也应做到全面细致,以提高其生活质量。

（2）预前沟通。预立医疗照护计划是指在终末期患者意识清醒的状态下,与家人、医护人员和/或决策代理人谈论关于终末期临终治疗护理意愿的沟通过程。预立医疗照护计划可为患者提供沟通的机会,可有效保障患者决策自主权,以提高其终末期生活质量,在生命最后一公里维护患者的尊严。生前预嘱是预立医疗照护计划的正式签署文本形式。

（3）善终护理。护士应尽自我所能协助患者将未尽事宜交代好,告知患者家属需要准备的东西。作为护理人员应保持临终者皮肤清洁、完整,摆放好体位,环境安静、卫生,维持死者最后的尊严。

（4）居丧护理。严重的居丧期反应会影响健康和生活,导致社会适应障碍。作为护理人员应该充分理解遗属的悲伤情绪,给予情绪支持,协助解决实际困难,协助培养新的兴趣,鼓励参与各种社会活动,协助家属重新建立新的生活方式,去寻求新的经历与感受。

3. 生命终末期护理人文实践的重要性　生命终末期的人文实践是医护人员综合能力的体现和医患关系的重建。在此阶段,医护人员需要展现出高度的专业素养和人文关怀,为患者及其家属提供全方位的情感支持。护理人文实践在此阶段可为医护人员提供关于患者生命观念、心理状态、家庭支持、决策期望等方面的重要信息,帮助医护人员更好地了解患者及其家庭的价值观念。

第三节 ｜ 护理人文的发展趋势与挑战

一、人类疾病谱系改变背景下的护理人文

疾病谱是指不同疾病在不同人群、不同时期的发病率与死亡率,并按照其高低排序。由于全球人口结构、经济进展、生活方式的变化以及医疗技术的进步,人类的疾病谱也随之发生改变。2019 年,心脑血管疾病、慢性阻塞性肺疾病等慢性疾病的死亡率大幅上升,位居全球疾病谱前列。同时,造成中国人口死亡的疾病前五名也全部为慢性病。2015—2019 年,国家卫生健康委员会开展了中国居民慢性病与营养监测调查,并编写《中国居民营养与慢性病状况报告(2020 年)》。报告显示,我国居民健康意识增强的同时,慢性病死亡率逐年下降。然而,在老龄化极速发展以及疾病谱改变的背景下,我国慢性病防控工作仍面临巨大的挑战,以慢性病为主的护理人文实践成为当前工作的重中之重。

(一) 护理人文实践提高全民健康素养

2017 年,国务院办公厅发布《关于印发中国防治慢性病中长期规划(2017—2025 年)的通知》。通知指出,医院、社区、基层医护人员应全面向我国居民普及健康科学知识,积极促进慢性病全程防治。提高全民健康素养对于慢性病防治十分重要,而其中关键一步是医护人员的健康宣教。深入人心的健康宣教离不开护理人员"以人为本"的人道主义思想,离不开护士始终"以患者为中心"的人文素养。正是因为护理工作本身的人文价值与人本定位,护理人员在提升全民健康素养的艰难进程中担任核心角色。

此外,"以患者为中心"的人文素养强调健康宣教应注意区分不同类型的慢性病,并寻求因地制宜与文化适应的干预策略。我国医学人类学教授余成普在《中国农村疾病谱的变迁及其解释框架》一文中指出,慢性病防控与干预更需要明确慢性病与社会制度、生计模式、身体习性、文化心态之间的关系。建立在以人为本与社会文化适应性之上的护理人文实践有利于全民健康素养促进政策的精准干预与合理实施。

(二) 延续护理提升慢性病人群生活质量

慢性病的治疗是一个长期、复杂的综合管理过程。慢性病及其并发症的防控和治疗耗费大量时间和精力,管理过程十分精细而艰难。目前,我国已开启多种延续护理模式和方案,如医院-社区-家庭联动方案、远程护理方案、虚拟护理模式等。

通过医院-社区-家庭联动方案,护理人员能够更贴近患者的生活环境,了解他们的实际情况和需求,为他们提供更为全面、更为贴心的护理服务。远程护理方案和虚拟护理团队利用现代通信技术,实现护理的远程监测和远程指导,在这个过程中,护理人员不仅提供专业指导,更是通过视频会议、在线聊天等方式与患者进行互动,为他们提供情感上的支持和鼓励,从而让患者感受到关注和被重视,增强了他们对治疗的信心和依从性。

这些新模式和新方案不仅仅在技术层面解决了慢性病患者的医疗需求,更是将护理服务延伸到社区及家庭,实现远程监测与护理。在切实提高护理效率的同时,为偏远地区或行动不便的慢性病患者提供个性化护理服务,帮助他们更好地管理疾病,为他们提供身心关注和关爱,提升生活品质和幸福感。

二、护理人文与现代医疗技术的融合

在数字化和自动化的时代,医疗和护理行业涌入大量新技术和新仪器。尽管现代医疗技术在一

定程度上可以提高医疗诊断率、降低误诊率、提高医护人员工作效率,但冰冷的仪器设备始终无法代替护患之间的情感交流。因此,医疗护理技术只有与护理人文理念相结合才能有效发挥技术上的优势,切实解决当代医疗难题,实现居民健康医疗全覆盖,改善患者就医体验。本节将介绍智慧护理这一概念,着重阐述智慧护理的两种主要形式,即智慧护理服务信息平台和智能护理设备。

智慧护理,是指患者入院、治疗、出院、康复以及随诊的整个护理流程中通过信息技术对医疗护理数据进行采集、存储、分析、应用以及共享,并制订出最优的医疗临床决策、护理解决方案、健康管理指导方案等,为广大患者和家庭提供服务。智慧护理的内容包含临床综合护理、护理管理、智慧病房、延续护理等领域。

(一)智慧护理服务信息平台——"互联网+"与延续护理

"互联网+"作为一种互联网信息技术在各大领域已经被大规模地应用,其核心理念是通过互联网技术与传统产业深度融合,推动各行业创新、提升效率和服务水平。在此战略框架下,各行业开始探索如何运用互联网技术来提升服务水平、优化管理流程,并更好地满足用户需求。医疗护理作为其中的一个重要领域,也逐渐开始应用"互联网+"理念,提出了"互联网+护理模式",实现了互联网技术与护理资源的融合,形成了智慧化的线上健康管理平台。

目前,"互联网+护理模式"已在肾内科、肿瘤科、骨科等多个临床专科科室应用,为患者提供个性化生活饮食指导、复诊提醒、心理辅导和康复指导等。"互联网+护理模式"将护理延伸至患者的日常生活,提供更加个性化、便捷和连续的护理服务。同时,强调患者参与、医护沟通、情感支持等人文关怀元素,全面提升护理体验,推动医疗服务向数字化、智能化的方向发展。

(二)智能护理设备——智慧守护老年护理

智能护理设备应用涵盖多个方面,本节主要介绍智能护理设备在老年人群中的应用。老年领域的智能设备主要包含智能健康监测、可穿戴技术、智能药盒、智能导管等。通过智能健康监测,可为老年人提供更加全面和即时的生理数据,让医护人员更精准地制订个性化护理计划,同时增强老年人对健康的主动关注。可穿戴技术的应用使老年人能够随身携带智能设备,实时监测生理活动。智能药盒不仅是提醒老年人按时服药的工具,更是在提供关怀的同时降低了老年人用药的风险。智能导管通过实时监测生理功能和治疗情况,为老年人提供更为舒适的护理体验。智能设备不仅使医护人员更为高效地管理护理流程,也让老年人更好地参与自身健康管理,强化了医患、家患关系,创造出更加温馨、贴心的护理环境。

三、护理人文在特殊医疗领域中的挑战

在特殊医疗领域中,护理人文实践面临着独特的挑战和需求。精神健康护理、残障人士护理以及跨文化护理是其中的重要方面,它们涉及患者群体的特殊需求和多样化的文化背景,对护理人员的专业技能和人文关怀能力提出了更高的要求。

(一)特殊医疗领域的护理挑战

1. **理解和沟通障碍** 理解和沟通障碍在特殊领域的护理中是一项重要而复杂的挑战,这一挑战可能由多种因素导致,包含语言障碍、文化差异、认知障碍、情绪和心理状态、社会文化障碍等。如果护理人员不能处理好这些因素,可能会导致护患双方沟通误解或冲突。例如,在进行护理工作时,护理人员提及疾病或死亡可能会被视为不吉利的话题,导致患者不愿讨论相关问题。残疾患者和精神疾病患者可能存在认知障碍、记忆障碍等,这可能导致他们无法理解护理人员的指示。除此之外,精神疾病患者通常表现出较强烈的情绪波动,从而导致护患双方无法建立有效的沟通。

2. **患者需求多样性** 残疾患者、精神疾病患者和跨文化患者的医疗需求和护理要求因个体差异、病情特点和文化背景而有所不同,这就需要护理人员能够灵活应对,提供个性化的护理服务。首先,残疾患者的护理需求可能涉及身体功能障碍、行动能力障碍和自理能力障碍等方面。例如,行动不便的患者需要额外的移动和转移支持,失去语言能力的患者需要特殊工具表达自我需求等。其次,

精神疾病患者可能涉及情绪管理、行为干预和社会支持等方面,他们通常会出现情绪不稳定或行为异常,这要求护理人员充分关注其情绪变化。最后,跨文化患者由于文化差异和价值观影响,需要护理人员关注不同文化背景,给予符合其文化习惯的护理服务。

3. 资源匮乏和社会支持不足　在特殊医疗领域的护理中,资源匮乏和社会支持不足是一项严重挑战,常常影响护理工作的开展和患者的生活质量。首先,资源匮乏通常导致医疗设备和物资的不足,例如,一些地区的医疗机构缺乏必要的设备,如轮椅、助行器等,导致残疾患者无法获得必要的辅助设备支持。其次,特殊医疗领域患者十分需要家庭和社会的支持,然而目前对于这一群体患者的关注存在较大地域差异,一些地区对于特殊群体关怀和支持不足,导致患者感到孤独无助,从而影响其康复和生活质量。

(二) 应对特殊领域的护理挑战

1. 践行"以患者为中心"的护理人文理念　在特殊医疗领域,以患者为中心的护理人文理念是确保患者得到最佳护理的关键。这一理念强调将患者置于护理过程的核心,尊重他们的尊严和权利,关注他们的身心健康和生活品质。护理人员应尝试理解他们的处境和感受,积极倾听其话语和表达,采用多元化的沟通方式,如利用沟通工具、图像辅助、手势表达等,以弥补语言障碍。同时,护理人员可以参加相关培训和专业发展课程,学习跨文化沟通和理解技能。

2. 提供个性化护理方案　为最大程度满足特殊医疗领域患者身心健康和生活品质需求,为他们定制个性化护理方案是关键。首先,在提供护理服务之前,应对患者进行全面的评估,包括身体健康状况、心理情况和社会环境等方面的评估,以全面了解其健康状况和生活情况。其次,根据患者的特殊需求和偏好,以及他们的目标和期望,制订个性化护理计划,例如,精神疾病患者可能需要医护人员制订特定的药物治疗计划和心理支持方案,跨文化患者则需要医护人员充分了解他们的语言和文化习惯等因素。

3. 建立支持体系　特殊医疗领域患者同样面临身体、心理和社会方面的挑战,因此需要全面的支持来应对他们的需求和困难。首先,建立一个多学科医疗团队,包括医生、护士、康复师、社会工作者、心理医生等,不同学科的专业人员可以为患者提供全面的护理服务。其次,帮助患者建立家庭支持也十分关键,作为护理人员应为患者家属提供疾病康复相关教育和培训,增强家人的护理能力和信心,更好地支持患者。除此之外,为家庭提供相关的信息和资源,包括医疗机构、社会服务和支持团体等,帮助家庭找到合适的支持和帮助。

推荐阅读

---

1. 潘绍山,张新庆,孙宏玉. 人文护理学. 北京:人民卫生出版社,2023.
2. 李惠玲,周晓俊. 医学人文关怀. 北京:北京大学医学出版社,2021.

思考题
1. 护理人文实践的价值与意义包含哪些?
2. 请阐述全生命周期护理人文实践,并说明其对临床医护人员的重要性。

(邓仁丽)

思考题解题思路

文化是一个复合的整体,包含知识、信仰、艺术、道德、法律、风俗,以及社会成员的能力和习惯。广义的文化是指人类在社会实践过程中所获得的物质、精神的生产能力和创造的物质、精神财富的总和。狭义的文化是指精神生产能力和精神产品,包括一切社会意识形式,如科学、技术、意识形态,有时又专指教育、科学、艺术等方面的知识与设施。

第一节 | 医院文化概述

一、医院文化的基本内涵

(一) 医院文化的概念

医院文化(hospital culture)是指处于一定经济社会背景下的医院组织,在长期从事医疗服务的过程中逐渐形成和发展起来的,具有本医院特色的基本信念、价值观念、道德规范、规章制度、行为准则、服务理念、经营战略、人文环境、生活方式以及与此相适应的思维方式和行为方式的总和。医院文化的内涵可以从两方面来理解:广义的医院文化泛指特定群体在医疗以及与之相关领域的社会实践中所创造的物质财富和精神财富总和;而狭义的医院文化是指全体医务人员在医疗服务、社会生活与交往等实践活动中形成的以人为核心的观念形态和行为规范等。

医院文化的形成既与中华民族传统文化相关,又具有时代化特征。虽然它受到社会、政治、经济、文化等方面的影响与制约,但医院文化又具有相对独立性。它是一个医院总体水平、综合实力在观念形态上的反映,产生于医院全体员工的整体精神素质,不仅带有这个医院的独特烙印,并且通过作用于全体员工的精神素质,对医院各方面的实践发挥持续的影响。它是医院长期以来形成的一种稳定的文化传统,能将医院内部各种力量统一于共同的指导思想和组织哲学之下,汇聚到一个共同的目标和方向上,对促进医院全面发展有着重大的现实意义。

(二) 医院文化的主要特征

1. **时代性和人文性** 医院文化蕴含着时代精神,是时代精神的具体化。医院文化是在一定的时代背景、历史文化、科学技术和现代观念的共同作用下,在医院管理领域中形成并发展起来的。它受一段时间范围内医院所在区域的政治、法律法规、经济情况、社会环境、文化等因素的影响,具有鲜明的时代性特点,是某一阶段时代精神的具体反映。

医院文化不仅要对患者展现人文属性,同时也要对医院的全体医务人员展现人文关怀。一方面,医院文化将带有"人文"色彩的信念、价值观等根植于全体医护人员心灵深处,形成一种和睦相处、同舟共济的文化环境,从而为患者提供贴心、细心、精心的医疗服务,营造和谐温馨的医患关系氛围。另一方面,医院文化关怀全体医护人员,倡导建立和谐友爱、互帮互助、信任亲和的同事关系,形成团队精神,努力激发医护人员的责任感、使命感、自豪感,重视并积极应对各层次的医护人员个人需要,包括自尊、自我价值实现等高层次心理需求。

2. **社会性与传播性** 医院是社会集体中的一个细胞,医院的生存和发展离不开它所处的社会环境,与社会的进步发展息息相关、密不可分。在医院承担社会责任的过程中,不仅要为患者提供优质的医疗产品与服务,还要与社会公众保持良好的公共关系,与医疗卫生领域的利益相关者保持友好和谐的氛围,不断推动良好社会风气的形成,使医院与社会环境成为一个相互联系、相互依赖、相互作用的有机整体。

医院是展现并传播精神文明的窗口,提供产品与服务的知识技术含量高,且与人民的生老病死紧密相连。医院一方面通过其医疗活动保障人民的健康;另一方面,又以自身特有的医院文化向医院外部辐射,影响整个社会。这种传播和影响主要表现在,医院通过自身的良好形象、价值观念、发展目标、职业道德、医院精神、行为规范、院容院貌等引领医院全体员工行为,对患者及家属产生积极影响,形成广大群众共同遵循的良好社会文化氛围。

3. 继承性与创新性　医院文化是中华文化与时代精神的一个重要组成部分,是对我国优秀传统文化和世界先进文化精华的继承与发展。医院文化的继承主要来自三个方面:一是继承中华优秀传统文化和社会主义优秀文化的精华;二是继承与弘扬医院自身的优秀历史文化传统;三是借鉴世界范围内先进医院文化的精华之处,融合到中国医院管理的医院文化建设中来。医院文化特色的形成不是短时间内可以做到的,只有通过不断地积淀,才能铸造出一种持久的医院精神。

医院文化除了对传统文化继承之外,还需要将继承的文化与时代精神相结合,不断创新。继承是创新的基础,创新是发展的源泉。如果离开了创新,医院文化的继承就意味着停滞不前。医院文化创新既是时代发展的需求,也是医院文化发展的重要推动力。为了适应新时代新形势医院改革发展的需求,医院必须与时俱进,创新医院文化。创新既是时代的呼唤,又是医院文化自身发展的内在要求。

二、医院文化的功能

(一) 导向功能与激励功能

医院文化的导向功能是指医院文化通过直接或间接方式引导医院员工自觉朝着医院的整体目标而努力,满足医院为不同层次的人群提供健康服务的需求。医院文化的导向功能可以通过象征或隐喻等不同方式进行文化熏染与濡化,取得人们的共识与认同。医院文化的深层内核是医院全体员工的共同价值观念,它不仅影响了人们的行为取向和对事物的取舍,而且对医院全体员工具有很强的感召力。这种感召力可以引导员工为实现医院的目标而自觉努力,从而实现员工自我价值观念和目标与医院整体价值观念和目标的协调统一。

医院文化的激励功能是指医院文化通过精神和物质两个方面的外部刺激,使医院员工激发出高昂情绪与奋发进取力量的一种功能。医院文化的激励不是一种简单的激励手段,而是一门艺术。医院文化所倡导的价值观念、思想规范和宗旨,为员工提供了良好的激励标尺,共同的理想和价值目标可以增强医院员工的荣誉感和责任感,具有强大的激励作用。

(二) 约束功能与凝聚功能

医院文化的约束功能是指医院通过思想观念、道德观念、规章制度等医院文化不同展现形式对医院员工的行为进行规范和约束的一种功能。医院文化作为一种新的医院管理理念,其约束功能不仅可以通过医院各项规章制度和管理规定等"硬约束"来实现,还可以通过思想观念、道德规范等形成的"软约束"来实现。软约束的依据在于人的文化性与社会性,是一种靠观念、靠自觉而产生的内在约束力。

医院文化的凝聚功能是通过医院文化将医院员工紧紧地联系在一起,促使医院全体员工同心协力,为了医院共同的事业而努力拼搏的一种功能。文化具有较强的凝聚力量。医院文化是通过医务人员的身份、信念、动机、期望等文化心理与人格,沟通人们的思想,从而使医务人员个体产生对医院这一集体的认同感、归属感与向心力,培养医院员工群体意识,使全院员工自觉地将自己视为医院的主人翁。医院文化的凝聚功能表现为:通过医院文化培养集体价值意识;医院员工对医院目标的认同感;医院员工对人民健康事业的使命感;医院员工对医疗这一神圣职业的自豪感;医院员工对医院的归属感。

（三）协调功能与辐射功能

医院文化的协调功能是通过协调医院内部之间、医院和社会之间的关系,使医院内部协调统一、医院和社会之间和谐一致的一种功能。

在医院内部,科室之间、员工之间都存在着认知差异与矛盾,这些差异容易导致员工间的矛盾与冲突。通过医院文化中的共同目标和信念,员工们主动地约束自我,认可彼此,通过协商来解决问题和冲突,这是医院文化的内部协调功能。在医院外部,医院文化的协调功能多是强调医院能够更好地为社会、为人民服务。不同社会人群具有不同的医疗需求,而医院需要尽可能满足人们各方面医疗需求,塑造良好的医院形象,协调医院与社会关系,促进社会的整体健康。

医院文化的辐射功能是指医院文化不仅可以在医院范围内发挥作用,对医院员工产生影响,也可以通过各种渠道对社会产生影响。医院作为特殊的社会窗口,涉及面广、接触人群多、人际交往频繁、对社会辐射面较大。优质的医疗服务、良好的医院口碑和科学的健康知识传播将产生一种强大的辐射作用,有利于提高医院的知名度和社会形象,产生良好的社会效应,增强医院自身的内在发展动力,从而促进医院的发展。

第二节 ｜ 医院文化的分类

医院管理经历了经验管理、制度管理、文化管理三个阶段。文化管理是医院管理的最高层次和最高境界。为了更好地发挥医院文化作为医院核心竞争力的优势,医院文化建设就必须坚持以医疗技术为核心的科学技术创新和科学管理创新相结合的创新文化,探寻最适合自身发展的管理模式。先进的医院文化是医院的灵魂,是现代医院管理的重要思想保障。医院文化不仅为医院的发展提供方向,更是潜移默化影响医务人员和患者的重要因素。只有这样,医院文化建设才能真正发挥文化的作用,才能成为医院的软实力、生产力和核心竞争力,医院才能在发展和竞争的路上走得更远。

一、物质文化

物质文化是医院在发展过程中积累下来的外在物化形式的总称,是医院文化建设的前提和条件,是精神文化赖以生存和发展的基础和载体,是医院文化的外在标志,是其表层文化。

（一）医院标识

医院标识是医院文化的表征,是展现医院个性的特有标志。医院标识具体包括医院的院徽、院旗、院歌、标识等具有医院服务精神的象征符号和图案等。医院标识是塑造与传播医院形象的媒介载体,它利用文字、色彩、图案、造型与符号传递医院文化信息,具备将人文精神图文信息化、服务观念操作具体化以及导向流程高效有序化等功能。

（二）产品或服务

医院中的产品是指医院可以提供的所有服务项目和服务过程,包括检查、诊断、治疗、护理等核心服务,以及导诊、挂号、保洁、餐饮等辅助服务。医疗服务作为一种服务类产品,具有多重特性。准确、科学、全面地分析医疗服务产品的特性,并在此基础上设计、提供、评价和改进医疗服务,对提高医院的医疗服务水平,为患者提供优质满意的医疗服务具有重要意义。医院提供的产品或服务体现在医护人员和相关人员(行政人员、后勤保障人员等)为患者提供的一切诊疗活动之中。

（三）医院环境

医院环境是医院生存和发展所依赖的社会、自然和文化等诸多条件的集合。医院环境可以分为医院的外部环境和内部环境。医院的外部环境包括国家对医院发展制定的方针政策、法律法规,以及经济发展、伦理道德、风俗文化等内容。医院内部环境又有广义与狭义之分。广义的医院内部环境包括医院管理体制、运行机制、经营策略、技术资金、专科人才、人文环境以及物质环境等内容。狭义的医院内部环境主要指医院的硬件设施,包括医院的设施建设、环境绿化、美化及维修养护。创造一个适应医疗需要和医务人员工作需要的医院环境,是医院文化形成和发展的基础要素。

(四) 技术设备

医院技术设备包括单独或者组合使用于人体的仪器、设备、器具、材料或者其他物品,也包括所需要的软件。技术设备是医疗、科研、教学、机构、临床学科工作最基本要素,是医院形成物质文化的保证,是现代医院开展医疗服务的物质基础。随着科技的不断进步和医疗领域的不断创新,医院技术设备也在不断更新和升级,医生可以更准确地观察、分析与诊断患者的病情状况,实施更准确、更有效的治疗方案。

二、行为文化

行为文化是人们在日常生产生活中表现出来的特定行为方式和行为结果的积淀。这种行为方式是人们的所作所为的具体表现,体现着人们的价值观念取向,受到规章制度的约束。

(一) 医院管理者行为

医院的整体经营决策主要来自医院管理层。最高管理者是医院经营的核心,是医院发展的顶层策划和实施者,通过权力和非权力(领导方式、思想观念、价值观念、工作作风、思维方式、知识水平以及个人魅力等)两种途径,对员工产生巨大的影响,而且这种影响是长期的、深刻的,同时具有潜移默化的特点。医院管理者以个人的智慧、品质和言行,影响他人、激励自我,率领和引导医务人员去实现既定目标。成功的医院管理者应具有坚强的意志和敏锐的判断分析能力,善于开拓创新,勇于把握时机做出具有战略意义的重大决策。医院管理者在医院文化建设中起着重要作用。

(二) 榜样员工行为

榜样员工是从实践工作中涌现出来的,由全体员工选举或认同的,在各自专业岗位上作出了突出贡献的佼佼者,是体现医院文化的重要人物,使医院的核心价值观可以人格化到某一位具体的医院成员身上,构成医院其他成员学习、效仿的对象。他们的一言一行、一举一动都体现了医院的价值观,常常被医院员工作为仿效的行为规范,是鼓舞士气的重要力量。榜样员工在医院员工中具有重要的示范作用。

(三) 普通员工行为

医护员工行为的总和决定了医院整体的精神面貌和医院的文明程度。医护员工行为主要包括以下几方面:一是医疗服务行为,医护员工能否提供规范服务,技术精益求精、诊断准确无误、治疗及时、效果显著是最为关键的;二是医护员工积极为医院的发展出谋献策等参与管理的行为,这需要参考医护员工是否能将医院的目标、个人的理想与本职实际工作紧密地联系和统一起来;三是医护员工不断学习、提高自身素质的行为。打造医院文化应着力实现"内化",关注医院文化与员工行为的结合,最大化发挥员工的积极性、主动性、创造性,使员工行为价值增值,同时实现医院价值增值。

三、制度文化

制度文化是人类为了自身生存、社会发展的需要而主动创制出来的有组织的规范体系。

(一) 医院领导体制

医院领导体制是医院领导的组成、结构与工作模式的总称,是医院领导机构、管理层次的合理设置和领导职能、管理权限分配的制度,是医院制度文化的核心内容。医院领导体制中"体"是静态的结构形体,它规定医院党组织的地位、作用、职责和权限,明确各个管理机构以及领导的设置、职能与管理系统。"制"是动态的运行机制,是管理的手段、环节和程序,是医院内部领导和管理系统诸要素的相互关系和协调运作及其工作制度、工作程序和工作规范。医院领导体制是医院管理中的一个重要系统,对于医院的正常运营和发展至关重要。

现阶段我国医院的所有制结构是以公有制为主体、多种所有制形式并存和发展。医院的所有制形式上分为全民所有制、集体所有制、个体医院、股份制和混合所有制。全民所有制医院的生产资料归国家所有,以促进全体社会成员健康为根本宗旨,在医疗卫生事业中占有主导地位,决定着我国医疗卫生事业的发展方向。全民所有制医院始终坚持公益属性,服务社会,积极承担着大型公立医院对社会、对人民的社会责任。

(二)医院组织结构

医院组织结构是医院为了有效实现组织整体目标而建立的人员分工和协作关系,是在职务范围、责任和权力等方面进行划分所形成的结构体系。医院组织结构的确立主要受医院整体目标、内外部环境、技术、服务和医院本身特性的影响。通过对医院组织人员分工,对组织下级部门与上级部门的隶属和分权方式以及平行部门之间的沟通协作进行变革,增强医院组织的专业化分工和部门优化,促进指令传递、集中管理和分权管理趋于正规高效。不同类型的医院组织结构反映了不同的医院文化。

(三)医院管理制度

医院管理制度是医院为保证日常工作的良性运行、获得最佳的社会和经济效益所制定的强制性规定或条例。医院管理制度是医院实现高速发展的基础和保障。优秀的医院文化必然是科学完备的管理制度的体现。现代医院管理制度是指在新公共治理体系下形成的一系列符合健康中国战略,适应社会发展需求,适应社会主义市场经济体制,有利于提高医院运行效率,保障医院公益性质的系统化、规范化的医院管理制度安排,包括外部管理制度和内部治理制度。外部管理制度主要为明确政府与医院之间的权责边界以及医院与市场、医院与社会之间的关系而制定的相关法律法规与政策。内部治理制度是医院制定的对医院内部人力、财务、设备、技术、管理架构等方面的规则和章程。推动医院高质量发展,需要持之以恒地推进现代医院管理制度建设与发展。

四、精神文化

精神文化是在物质文化基础生产上形成的一种人类所特有的价值观念与意识形态,是人类各种意识观念形态的集合。精神文化的优越性在于文化基因的继承性,以及在实践当中不断丰富完善的连续性。

(一)医院价值观

医院价值观是指医院在经营管理的过程中所推崇的基本服务信念和奉行的目标,是医院全体医务人员一致认同的对医院行为的价值判断。医院价值观是医院每个医务人员的价值取向、道德与人文关怀意识和对规律与秩序的尊重,是医院科学的发展观、经营观、服务观的体现。

(二)医院精神

医院精神是医院在长期的医疗实践中逐步形成的、具有医院个性的共同理念与共同理想,是医院全体员工按照共同的价值观念和奋斗目标而创造的文化结晶,是一家医院在长期发展过程中形成的群体意识、价值取向和风气风貌,是医院办院理念、医疗服务水准、服务宗旨、医务人员行为准则的综合体现。医院精神是医院文化的基石、核心内容和源泉所在。医院精神可将员工紧密团结在一起,形成强大的向心力。

第三节 | 医院文化建设的理论与实践

历史发展,时代变迁。每个医院从自身发展、经历及传承等方面一步步完善并总结出自己医院的精神和院训,从而顺应时代的进步与发展。医疗技术等硬文化的发展和创新,为医院文化建设夯实了物质基础,使得医院文化建设的基石更为牢固稳定。在此基础上发掘、归纳、凝练、传承医院软文化,使医院文化成为促进医院发展的强大动力,从而促进医疗卫生事业的大发展。

总体而言,医院文化建设应坚持人民至上、生命至上的根本立场和公益性的价值导向,加强医疗卫生机构文化的传承和阐释,以文化人,厚植医学人文精神。此外,医院文化建设还应发挥院训、院徽、院歌等的积极作用,凝练管理和服务理念、目标、发展战略等,展示体现医疗卫生机构发展历程的重要资料、病案及实物,讲好新时代医疗卫生机构服务人民健康的故事。

一、医院文化建设的内涵

(一) 医院文化建设的意义

1. 有利于培养医务人员的服务意识　践行"防病治病,救死扶伤"的服务宗旨,积极履行社会职能与社会责任,服务社会、关爱社会,激发医务人员的积极性和创造性,使医务人员为从事医疗工作而感受到崇高的使命感和责任感。

医院文化具体表现在医务人员的精神风貌、道德境界、价值观念和服务意识中。优秀的医院文化可以在医院中形成服务患者、爱岗敬业的良好氛围,促进全体医务人员树立正确的服务理念,增强服务意识,激发工作热情。优秀的医院文化能培养医务人员建立共同的目标和价值观,让医务人员主动、能动、自觉和自愿地投身于医院事业发展中,实现人生自我价值。同时,加强医院文化建设有利于提高医护人员的整体医学观念,积极的医院文化可以促进科室间的交流与合作,共同进步。培育独具特色的医院文化,对全体医务人员树立正确的价值观、增强凝聚力和激发创造力更具有深远的现实意义。

2. 有利于构建和谐的医患关系　随着人们生活水平的不断提高,对医疗服务的要求也越来越高。医患关系的改善成为医院和患者的最大心愿。构建和谐的医患关系既是医疗服务的目的,也是医院顺利开展工作的关键。医院文化建设为构建和谐医患关系奠定了坚实的基础,是构建社会主义和谐社会的重要组成部分。医院加强文化建设,通过文化约束医护人员的医疗行为,在医患之间营造一种和谐的人文氛围,增强患者对医院的信任,从而形成和谐的医患关系。

优秀的医院文化是一种强大而无形的自我约束机制,从医院管理的深层规范、约束、塑造着医院和员工的思想与行为,用优质的医院文化引导全体医务人员牢记医院发展目标和经营宗旨,遵守价值准则和行为理念,维护医院的良好形象。医院在加强文化建设的过程中,利用多种渠道媒介向患者及社会传输医院的服务理念、整体实力和技术水平,提高患者对医院的信任度,从而使患者安心接受治疗,医患配合达到最佳效果,从而有助于构建和谐的医患关系,满足医院发展及社会健康发展的需要。

3. 有利于塑造医院品牌　医院品牌是医院综合实力的象征,是在患者和群众中形成的良好口碑。现代医院竞争,其实质就是以品牌为外在形式的综合实力的竞争。良好的医院文化能够为社会公众展示一种集医院外在形象、服务质量、人员素质、管理水平等于一体的整体性认识,是医院所隐含的无形资产,更是具有强烈号召力、凝聚力、战斗力的医院品牌的内在要求。医院品牌建设必须在提高医疗技术水平及医疗服务质量的基础上,打造有专业优势的特色专科和人才队伍。医院为了树立独特的品牌形象,就必须提升学科建设的整体实力,实现人人有专长、科科有特色,形成医院自身的规模优势及领先优势。

医院文化可以通过培养、教育、训练等方法,通过多种形式、利用多种渠道培育医务人员,使其具备渊博的专业知识、精湛的医疗技术、严谨的科学作风和健康的心理状态等,提高医务人员综合素质,从而塑造良好的医院品牌形象。医院品牌形象的重心是医疗技术和服务态度,只有医疗技术高、质量好、医疗服务周到、医疗价格合理,才能取信于民,才能有良好的医院品牌形象。

(二) 医院文化建设的影响因素

1. 政策法规　国家的政策法规对医院文化建设具有导向作用,是影响与引导医务人员行为的主要决定因素。医院文化建设要时刻关注国家政策与法律法规,及时调整战略规划以适应新环境,确保能够跟上国家对医院的新规划、新要求、新变革。

2. 市场经济　社会主义市场经济体制是我国基本经济制度的重要组成部分,对于医院文化高质量发展具有重要的促进作用。同时,市场存在失灵的可能,在医院文化方面主要表现为利己主义、机会主义、功利主义等倾向对医疗服务道德伦理的侵蚀。因此医院要自觉地利用社会主义市场经济对医院文化建设的积极作用,积极引导医院文化高质量建设;同时趋利避害,利用医院文化建设与制度保障,强化道德伦理的约束,维护良好的医院文化风气,有效弥补市场失灵。

3. 医院管理者　医院文化建设是一项系统工程,单靠一个人、一个部门是难以搞好的。要在医院中增强医院文化的整体意识,形成医院"大文化"格局,医院管理者要发挥好带头作用,充分认识到医院文化能产生强有力的经营效果,是医院发展过程中所创造的物质财富和精神财富的总和,是医院的灵魂。为了实现医院文化高质量建设,管理者不但要发挥带头和表率作用,还要拓宽与员工的沟通渠道,并通过个人魅力、创新能力以及远大目标、敢于负责的精神等影响员工,实现共同奋斗。成熟的医院文化能够培育出高素质的管理者和医务人员,高素质的医院员工又为医院的核心竞争力提供了重要保障。

4. 医院全体员工 医院文化来源于群众的医疗和生活实践,并渗透于医疗服务和经营管理的各个方面。医院文化的培植过程不是一个自觉养成过程,它需要医院管理者采用多种方法不断对全体员工熏染医院的核心价值理念,并强化员工对价值理念的认同。医院管理工作既要使外部患者满意,也要使内部员工满意。

广大员工的积极参与是医院文化建设的决定因素。医院文化建设是医院全体员工的共同事业,是全体员工共同建设的精神家园。医院工会作为员工的群众组织机构,要围绕医院中心工作,组织员工参与医院的民主管理和民主监督,提高职工思想文化与技术素质,充分维护员工的合法权益。

二、医院文化建设的基本理论

(一) 马斯洛需求层次理论

1943 年,马斯洛首次在《人类动机理论》一文中提出人类需求的五级模型,后被称为"马斯洛需求层次理论"。该理论从人类动机的角度出发,强调人的动机是由人的需求决定的。人的需求分成生理需求、安全需求、爱与归属的需求、尊重需求和自我实现需求五个层次,由低到高逐级形成并得到满足。马斯洛需求层次理论的后三种需求与医务人员的岗位幸福感相关。

爱与归属的需求:这一需求层次包括两个方面的内容。其一是爱的需求,人人都渴望得到他人的爱,并且希望去爱他人;其二是归属需求,每一个人都渴望与他人接触,建立一种情感关系,渴望成为群体中的一员,并彼此互相关心与照顾。患者、家属和医务人员都如此。

尊重需求:尊重需求是指医务人员渴望获得较高评价的需求或欲望,属于较高层次的需求,如获得名声、地位、成就和晋升机会等。人们对尊重的需求可分为内部尊重和外部尊重。内部尊重是个人感觉到的自我价值或成就,即人的自尊。外部尊重是他人对自己的认可与尊重,包括被认可、接受、关心以及赏识等。

自我实现需求:自我实现需求是最高层次的需求,是指人们追求实现个人理想抱负,成就事业,最大程度发挥个人潜力,从而达到自我实现境界。

马斯洛需求层次理论作为现代管理理论的一个重要组成部分,明确了医院文化建设工作是以人为本的管理模式,从解决基本需求开始逐级解决至高级需求,是为医务人员和患者提供尊重、关爱、自我实现的途径与方法。

(二) 利益相关者理论

伊迪丝·彭罗斯(Edith Penrose)在 1959 年出版的《企业成长理论》中提出"企业是人力资产和人际关系的集合"的观念,为构建利益相关者理论奠定了基石。直到 1963 年,斯坦福大学研究者首次明确地提出了利益相关者的定义:"利益相关者是这样一些团体,没有其支持,组织就不可能生存。"自利益相关者的第一个概念出现至今,很多学者从不同角度对利益相关者进行定义。其中以弗里曼(Edward Freeman)和克拉克森(Clarkson)的观点最具代表性。

经济学家弗里曼在《战略管理:利益相关者方法》(*Strategic Management:A Stakeholder Approach*)一书中提出:"利益相关者是能够影响一个组织目标的实现,或者受到一个组织实现其目标过程影响的所有个体和群体。"弗里曼提出的概念直观地描述了利益相关者与组织(企业)之间的关系。这个概念对利益相关者的界定相当宽泛,大大丰富了利益相关者的内容。

克拉克森认为,"利益相关者以及在企业中投入了一些实物资本、人力资本、财务资本或一些有价值的东西的人,由此承担了某些形式的风险;或者说,他们因企业活动而承受风险。"这个概念进一步加强了利益相关者与企业的关联。克拉克森引入了专用性投资的概念,于是一些集体或个人(如媒体)便不在利益相关者定义之列,使利益相关者的定义更加具体。

在医院中利益相关者可以分为内部利益相关者和外部利益相关者。医院内部利益相关者是指那些直接参与医院日常活动的人员,如医院管理者和医院员工,而医院外部利益相关者则是在医院之外的个人或组织,包括政府、市场、患者、医疗器械和药品供应商、医疗保险机构、媒体等。利益相关者理论的立足点在于组织的管理者应该为综合平衡各个利益相关者的利益需求而进行管理活动。

三、塑造"患者至上"的医院文化

(一)"患者至上"医院文化的内涵

1. 秉持科学精神 坚持公益事业,心系人民,服务社会,积极承担医院对社会、对人民的社会责任。医学是需要求真务实的学科,因为它直接关系人的生命。医学工作者应杜绝各种不良风气,争当科学与道德的倡导者和践行者,将智慧和力量转化为推动医学发展的强大动力。患者对医院和医务人员评价,首要关注点就是疾病诊疗的效果,而只有坚持科学精神,以科学为底色,精进专业,提高治愈率,提升治疗效果,才能切实满足患者最迫切的需求,改善健康状况。对医院来讲,学科水平才是核心竞争力。

2. 坚守人文关怀 中国现代妇产科奠基人林巧稚说:"看病不是修理机器,医生不能做纯技术专家。"医学在科学的底色之上,还有更高层次的追求。科学只能解决技术问题,而人文关怀才是医学通过技术手段要实现的目标。

医学既不是纯粹的科学,也不是单纯的哲学,不能简单地用科学的规律来解释医学。医学不仅应重视事物高度的普遍性,更应重视人体结构、功能及疾病的异质性或独特性。针对这种既有普遍性又有独特性构成的复杂性,我们认识医学就不能千篇一律,对待患者更应因人而异、因时而异、因地而异。因此,医院文化建设应坚持从患者需要出发,持续营造"患者至上"的服务环境,将以人为本的医院文化理念落实在医疗服务全方位。坚持人文关怀,将极大提升患者的获得感。

3. 弘扬敬业奉献 "敬业奉献"是公民道德基本规范的题中之义,奉献是一种真诚自愿的付出行为,是一种纯洁高尚的精神境界,是社会主义职业道德、公民道德、做人的最高境界,更是"患者至上"医院文化建设的重要一面。只有爱岗敬业的人,才会在自己的工作岗位上勤勤恳恳,不断地钻研学习,一丝不苟,精益求精,才有可能为患者、为社会、为国家做出崇高而伟大的奉献。

习近平总书记强调:抓任何工作,都要有这种久久为功、利在长远的耐心和耐力。医务工作者肩负的使命相对其他行业而言更具特殊性。疾病的发生和发展、突发自然灾害和公共卫生疾病都具有不可预知性,增加了医务工作者的职责担当。爱岗敬业、救死扶伤的奉献精神是医务工作者对自身价值追求的体现,更是"患者至上"医院文化中不可或缺的组成部分。

4. 不断开拓创新 在当今医学面临众多难题和重大挑战的情况下,医学创新显得更加重要。创新需要独立思考,团结合作,互相交流;创新需要不迷信权威,大胆质疑和尝试;创新需要基于既往经验总结的不断求证;以科学的态度,扎实地实践,认真地钻研。只有这样,医学才能形成新的理论,建立新的方法,改善诊疗手段,不断适应发展,为人类生存发展起到促进作用。

(二)"患者至上"医院文化的构建路径

1. 不断提高医疗质量 随着我国现代化医疗模式的不断普及与转变,患者及家属对医务人员的要求也在不断提高。医疗质量是医疗水平的重要体现指标,也是促进医患和谐的核心内容。高质量的医疗服务应该满足生物-心理-社会医学模式转变趋势。一方面,专业技术人员必须掌握过硬的医疗技术,不能拘泥和满足于现有的技术,特别是在科学技术迅猛发展的今天,高质量的医疗技术应围绕临床问题,以及患者受益最大和损伤最小的目标导向。另一方面,高质量的医疗服务应尽可能地扩大服务范围,为患者提供温馨的就医环境与人文关怀,引导医务人员树立"以人为本"的服务理念,提升自身的服务意识和服务质量,担负起守护患者健康与生命安全的双重责任。通过完善的理论知识、

NOTES

熟练的治疗技术、良好的业务能力与关切的人文体验,为患者提供安全、优质的医疗服务,继而提升整体医疗质量,构建"患者至上"的医院文化,促进医患关系和谐发展。

2. 加强医患沟通能力 沟通是建立良好医患关系的主要途径,是一切医疗活动的基础。近年来,医患矛盾增多,分析其原因,许多矛盾都涉及患者的知情同意权问题,即医患之间沟通不畅。沟通不到位,就无法解决医患关系中的信息不对称问题,信息不对称客观上又扩大了自律空白,加大了道德风险。因此,要提高医务人员的语言沟通艺术,实现有效沟通。加强医患沟通能力既可以传达医方的信息,又可以掌握患方的心态,提升医务人员的综合素质,促进医务人员服务质量的提升。

具体而言,医患沟通应贯穿于对患者医疗服务的整体流程中,可以借助科技力量畅通沟通渠道,便利医患双方,促进医患和谐共进。例如:全程管理打造友好生态,建立医师、患者及家属、医务部、律师、心理咨询师"五位一体"的高风险谈话制度;成立病友服务中心;推行患者入院快、医生接诊快、诊断治疗快、生活服务快,各部门密切协同的"四快一协同"机制;建立服务设施、优化服务管理、改善服务方式、注重服务细节,不断丰富服务文化;建立家庭医生服务团队微信群,开通家庭医生服务手机应用等措施。

3. 树立全员服务理念 在医院文化建设中,树立全员服务理念是至关重要的。这种理念不仅仅是一句口号或标语,更需要深深植根于医院每一位员工的内心深处,成为日常工作的指导原则。全员服务理念的核心是以患者为中心,从患者的需求出发,提供全面、优质、高效的医疗服务。这种理念强调医院的所有员工,无论是医生、护士、行政人员还是后勤人员,都应该将患者的利益放在首位,积极为患者解决问题,提供满意的服务。为了树立全员服务理念,医院需要营造一种积极向上的文化氛围。这种文化氛围应该强调服务的重要性,让员工认识到自己是医院服务团队的一员,需要为患者提供优质的服务。

同时,医院还应该通过举办各种文化活动、宣传栏、内部网站等方式,宣传全员服务理念的内涵和重要性,让员工深刻理解并接受这种理念。为了保障全员服务理念的落地实施,医院需要建立一套完善的制度体系。这套制度体系应该包括服务标准、服务流程、服务考核等方面,确保员工在提供服务时有明确的规范和指导。同时,医院还应该建立激励机制和惩罚机制,对表现优秀的员工进行表彰和奖励,对服务不到位的员工进行批评和惩罚,以强化全员服务理念的执行力度。同时,医院还应该注重员工的职业道德教育,让员工明白自己的职责和使命,增强责任感和使命感。通过明确服务理念的内涵与重要性、营造全员服务的文化氛围、建立全员服务的制度体系、加强员工培训和素质提升等方式,医院可以不断提升自身的服务质量和患者满意度,为人民群众提供更加优质的医疗服务。

4. 完善制度机制保障 优化医院内部管理机制是"患者至上"医院文化最直接有效的建构途径。医院完善制度保障,应紧紧围绕推进医院卫生综合改革、构建和谐医患关系、提升医务人员医德医术等方面开展,并综合国内外先进经验做好制度建设工作,更应根据医患关系认知现状加强医院内部的精细化管理;及时关注医患和社会的反馈信息,对管理策略和手段措施作调整;结合医务人员个体差异开展各项人力资源管理;持续提高工作效率;恰当引导患方认知,创新方法,形成长效机制;紧抓行风廉洁建设,树立榜样和典型;通过各项阳光制度规范操作流程,实现诊疗服务的优化和透明化;注重医务人员心理需要和变化,涵养医务人员幸福感和归属感,将人文关怀贯穿到医院管理的各个流程,建设好人文医院和学习型医院。

现代信息技术日新月异,要适应外部环境变化与医患互动方式的调整,与时俱进建设"患者至上"的医院文化。医院的创新机制也不应仅停留在对医疗技术的提高方面,在优化管理流程等方面也可以充分采取信息化途径加以解决。

总而言之,医院文化建设,是医院自身发展的需要,对现有的内容进行系统提炼、整理和扬弃,使医院积累浓厚的文化底蕴,集中体现医院的整体面貌和综合实力,是建设现代化、科技化、人文化医院的根本。医院文化建设是一个长期的过程,需要一代又一代医院人的辛勤耕耘。

推荐阅读

1. 张鹭鹭,代涛. 医院管理学. 3版. 北京:人民卫生出版社,2023.
2. 北京协和医院. 协和记忆:老专家口述历史:第一辑. 北京:人民出版社,2021.

?

思考题
1. 医院文化建设对于促进医患和谐有哪些作用?
2. 如何理解医院精神文化的内涵?

（袁重胜）

思考题解题思路

 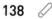

第十五章

中华传统人文思想与医学实践

医学,究其起源和内核,是人与人之间生命相互关怀的实践和学科。在人类发展史上,许多文明都有以自身种族、文化、国家为背景发展起来的医学,比如中医学、印度医学、西方传统医学的体液论等。现代西医学是在近代自然科学及其技术应用的基础上建立和发展的,在西方国家发源成长,并在全世界推广和应用。但是,现代西方医学的知识技术体系在中国社会环境中应用的各个方面,如教学过程、临床实践和科普推广,必定会受到中华传统文化多方面的影响。本章整理出的中华优秀传统人文思想,对当代医学实践有着重要的辅助和推动作用。

第一节 | 中华传统文化的主要来源及观点

中华文化的历史已经逾越五千年。中华传统文化主要来源于易学、儒学、道学、墨学、法家、医家等的思想,经过数千年的争辩、实践与融合,已经成为中国人潜意识中的思考依据和行为标准。下面介绍易学、儒学、道学、墨学四种主要的中华文化思想。

一、易学的起源与易理演进

《易经》又称为《周易》,由符号系统和文字系统组成。后世学者从不同角度对其进行研究和诠释,形成了专门的易学和丰富的易学文化,对我国其他传统文化产生了深远的影响。例如,中医学在其创立之初,就受到《易经》的深刻影响,以至于人们普遍认为中医理论与《易经》理论同源。

《易经》的基本理论是:世间万物的起源、发展、变化和终结,都是"阴"与"阳"这两种元素或力量所造成。

虽然《易经》的卦、爻可以对应一些人生和社会中的现象,但是真实人生并不能简单套用这些现实场景。学者普遍认为,《易经》可以帮助人们认识特定状态,以及现象之间的联系和变化,同时也提醒人们"世事无绝对",做出合乎逻辑的判断与抉择才是人的主观能动性的体现。

《易经》描述中国古代的宇宙观是"有机体论",即把宇宙当成一个有机体,万物宛如构成一个生命,前后相续、声气相通,人在天地之间与万物可以相互感应和互动。

二、儒学文化的凝练

儒学的起源,实际上就是中华民族在长期的交融发展过程中,形成的以人文关怀为主的建邦立制、约束社会、规范行为的理念与思想。

(一) 儒学思想的演进

春秋末期的孔子是儒家学派的创始人和奠基人。战国中期孟子深化了孔子学说,形成后世儒学以"仁义"为核心的道德体系。儒家学说逐渐在后世发展,从个人层面的修身开始,逐层扩大到齐家、治国、平天下,成为一个无所不包的整体。它不是一个单纯的哲学或宗教,而是一套完整的秩序安排的思想体系,渗透到中国人日常生活的每个角落。

(二)《论语》简介

《论语》是儒家最重要的经典。《论语》的内容涉猎广泛,其中可以总结出人文哲理、社会建设、国家治理的许多智慧精华,下面列举几个主要方面。

1. 仁者爱人　《说文解字》解释称："仁，亲也，从人，从二。"这说明从字源上看，"仁"是指人与人之间亲密无间的范畴。孔子说"爱人""孝悌"是人之本性，是"仁"的核心要义。孔子对于"何以成仁"亦有一个稍具概括的说法，即"为仁由己"，而非由他人。孔子又说"仁者安仁，智者利仁"，这是表示人都应该有自觉的"为仁"的道德意识。孔子认为"仁"的体现是"忠、恕"。"忠"者即"己欲立而立人，己欲达而达人"，"恕"者即"己所不欲，勿施于人"，把成全他人、宽容他人视为不可推卸的道德责任。

2. 中庸之道　在《论语》中，孔子说："中庸之为德也，其至矣乎！""中庸"的基本含义为"执两用中"。儒学认为：不偏之为中，不倚之为庸。不偏不倚，无过不及。结合到具体的问题时，中庸就是"适度且时中"。把握事物的最适合状态就是"适度"，而且需要依时依地为转移，这就是"时中"。

3. 见利思义　在对于义和利的关系上，孔子肯定了对利益追求的同时，又认为追求利益必须受到道义的约束，如"义以为上""见利思义"，这对片面追求利益而不顾道义的做法起到警示作用。但是，又不可以将"义"和"利"对立起来，片面拔高"义"而忽略"利"，变成空谈仁义道德。

三、道学的规律思辨

道学与老子密切相关。老子其人，据记载是生活在周朝晚期，他的主要著作号称"五千言"，后称为《道德经》或《老子》。

(一)《道德经》简介

《道德经》思想内容着重论述作为宇宙本体、万物之源和运动规律的"道"，其主要内容是："道"常无名，玄妙幽深，混沌而成，先天地生，超越时空，无处不在，周而复始，对立转化，影响决定着自然、社会和人的命运，是自然形成的宇宙本体和规律法则，是"天地之母"及"万物之宗"。人们只是根据自己的认识，勉强将其称之为"道"，它通过万物来体现，依靠万物而存在，以循环的方式运动，以柔弱的姿态发挥功用。因此，《道德经》是用朴素的辩证思维构建起来的独特理论体系。

(二)《道德经》对中国古代思想的影响

以《道德经》为代表的道家思想，构成了中国传统文化深层结构上的哲学框架，影响了整个中华文化发展流程，朴素的唯物主义学派及唯心主义学派都从不同的角度、在不同的程度上吸取了道学的哲学思想。

《道德经》认为，为人处世时要认识到贵贱、高下的辩证关系，守道不争，谦下卑弱，始终处于不败之地。社会治理时必须效法道，无私无欲，公正公平，善待人与物，忌贵贱亲疏差别。治国理政时要做到"若烹小鲜"。

《道德经》以战争论述人道主义，认为战争对于双方都会带来极大的灾难。因此要以不争之德对待战争，即使不得已而战，取得胜利也不能够骄傲自得。老子反对发动战争，反对主动进攻，更反对狂妄轻敌，主张防御迎战，认为"哀兵必胜"。

(三)《道德经》对中医学发展的影响

《黄帝内经》是我国现存最早的一部重要医学文献。《道德经》的天道观中无神论思想，对《黄帝内经》的形成起到重要的作用。老子认为"道"是天地万物的本原，又是天地万物运动、变化、发展的根本法则，这种存在被人们理解为是一种精气，《黄帝内经》恰恰是把人生统一于自然界的运动、变化、发展，并归结为精气运动的结果，这与老子的哲学观点深刻对应。

(四)《道德经》的修养之道与医学实践

《道德经》认为修身者应无私无欲，清静无为，知足不辱，知止不殆。社会上得失宠辱，都是因名利之类的身外之物而造成的后果，都会带来祸患。"慈""俭""不敢为天下先"是修身的三宝，就是把"慈柔公平、俭啬收敛，谦下不争"作为人生的法则。人们应后其身以求身先，先外其身以求身存，竭尽全力帮助他人，以求自我满足。这些修身之道，对当今医务工作者有重要的启示作用。

在对养生的论述中，《道德经》中认为，物欲的满盈，声色的诱惑，奢华的奉养，必定给自身造成灾难和短命，因此养生者必须"见素抱朴"，清心寡欲，功成身退，才能长保平安。这些养生妙道，对当今人们预防疾病有着重要的指导意义。

四、墨学思想的核心要义

墨子是春秋末期战国初期一位大思想家,在中华文化的实际演变中,《墨子》思想一直占有重要的地位。

墨子以夏朝禹王的节俭勤苦来号召并匡扶社会,力行"尚俭、节用、兼爱、非攻、尚同"等主张,而且赋以理论成为系统,这是墨子对哲学的贡献。

墨子认为行事需尚义,虽初始义者甚少,如果有十之一二之人为之,其"功"尤胜于无人为之;遇人就要鼓吹义,只要有人听进去了,其结果终胜于不去鼓吹义,长此以往坚持这么做,可以达到天下获利。

墨子的求功谋利并不是为其本人或小团体的利益,而是为了达到"国家百姓人民之利"。这是墨子判定一切行为及价值的标准。《墨子》理论认为国家人民之利,就是人民之"富庶";凡能使人民富庶之事物,皆为有用,否则皆为无益或有害。一切价值,都以此判断。《墨子》提倡节俭,反对奢侈;提倡"节葬短丧",以利国家和百姓财富积累;墨子提倡取消礼乐,防止靡费财物和消耗国力。墨子认为人生短暂,能人志士为了完成改造天下的任务,根本无暇享乐情感之物事。

墨子认为兼爱之道是唯一的救世法则,但是他认为兼爱之道不易实现,故需要施以种种"强制力",以使人"兼相爱"。在墨子的理论中,需要天下一切人都"上同而不下比",社会才能尚同一致。

第二节 ｜ 中华传统文化的当代体现

中华传统文化形成和发展是中华民族精神进化的直接写照,当今中华传统文化正在以一种不失精髓又展新貌的方式体现在世人面前。

一、与时俱进的易学传承

通观《易经》,其要义就是"易"。"易"通"变",即"变化"是易学思想的核心。但"变化"的正确方向和方法在哪里?《易·损》的《象》曰:"损益盈虚,与时偕行"。意思是说,事物向减少、增加、充满、虚空等方向发展,应该与事物所处的时空及时态同行。近代教育家蔡元培先生将散见于中国古书中"与时偕行""与时俱化""与时俱新"等说法概括综合为"与时俱进"。

二、当代社会儒学思想的体现

中国共产党领导人民革命、建设时期,把马克思主义基本原理同中国具体实际相结合,不仅实现了生产力的巨大进步,也促进了上层建筑发生深刻的巨变。

党的十八大提出的社会主义核心价值观"富强、民主、文明、和谐,自由、平等、公正、法治,爱国、敬业、诚信、友善",中华民族相传数千年的文化中最优秀的部分与之相契合。党的十九大报告进一步指出:"中国特色社会主义文化,源自于中华民族五千多年文明历史所孕育的中华优秀传统文化,熔铸于党领导人民在革命、建设、改革中创造的革命文化和社会主义先进文化,植根于中国特色社会主义伟大实践。"2023年全国宣传思想文化工作会议首次提出了习近平文化思想。习近平总书记指出,新的征程上,我们必须"坚持把马克思主义基本原理同中国具体实际相结合、同中华优秀传统文化相结合",这是开辟和发展中国特色社会主义的必由之路。

儒家思想中,讲求"仁者爱人",重视对人的爱护以及尊重,根据这个理念逐渐派生出仁、义、礼、智、信等,成了历代以来中国人的基本人性追求和社会关系基础,这也体现在当代社会主义核心价值观之中。

儒家思想与社会主义核心价值观"文明""和谐""友善"等思想有强烈的共鸣,也体现在社会主义核心价值观的"民主""富强"的表述之中,这些都是中国传统价值追求。

在社会关系上,儒家提倡"礼"的思想,其在当代社会中有助于人与人之间相互尊重关系的完善。

在国家与公民关系上,孟子把"君与民"之间的关系恰如其分地比喻成"舟与水"的关系,生动体现出民本思想。习近平总书记在党的二十大报告中强调:"江山就是人民,人民就是江山。中国共产党领导人民打江山、守江山,守的是人民的心。"

三、道家社会关怀和人文精神的现代意义

道家思想对社会的政治秩序以及人的生存状况表现出极大的关心。随着历史的延伸,道家出现了老学(代表作《老子》)、庄学(代表作《庄子》)和黄老学(代表作《吕氏春秋》《黄帝四经》《管子》)三个主要学派。在上述三个学派中,都把社会关怀作为"治国"的根本,把人文精神作为"治身"的出发点。

在社会治理方面,道家强调"礼法并重"的理念,要求"秉公无私、尊贤重士"。道家对个人生命处境的关注是其人文精神的核心。道家不仅有政治秩序重建的阐述,也有对个人生命所受到压力的关爱表达,后一点在庄子的哲学中尤为明显。

四、墨学思想在我国当代社会的意义

源于墨子思想的勤俭节约和反对奢靡的观点,符合我国当代价值观;墨学的兼爱与尚同的观点,应用在我国医疗系统工作准则中,可以提升全体医务人员的道德水平和行为标准。

第三节 | 医学中的中华传统人文思想

中华民族源远流长的历史以其优秀厚重的文化为支撑。医务工作者需要深入挖掘和认真学习中华优秀传统文化中的人文思想,将其融入医疗实践的道德规范和行为方式中。

一、医易同源,无咎境界

《易经》对中医理论产生着深远的影响,对当代医学人文的建设也有重要的作用。

(一)易学文化与中医的关系

中医学的独立发展与易学沿哲理化方向的演进同步进行,互相影响,相辅相成。在中国文化史上形成了极具特色的"医易会通"局面。中医学奠基之作《黄帝内经》、张仲景《伤寒杂病论》和其他许多中医理论,都明显地打上了易学的印记。孙思邈明确提出:"不知易者,不足以言太医。"明代医学家张景岳正式提出"医易同源"说,认为医学在原理上与易理相同无二,其核心在于医、易两者皆以阴阳为其纲要,依此理,人身与天地无一差别。

但是易与医仍有区别:易为普遍适用之理,医为易在人体上的具体应用,易和医被视为一般与特殊的关系。因此,学易使人开阔视野,提高理论水平,加深对医理的领悟。另外,由于医是易在一个特殊领域里的具体表现,学医也可以消除"易理深玄、渺茫难用"的心理,是为相得益彰。

(二)易理在西医临床实践中的应用

在中医的发生与发展中产生重大影响的《易经》,对现代西方医学实践同样产生重要作用。首先,西医学与中医学一样,是对人自身"护生"的特殊学问,而《易经》自诞生起就有帮助人趋吉避凶、呵护生命的作用。《易经》中有多处,或以疾病为喻象,或反映保健养生和卫生意识。因此,可以借用《易经》卦、爻的位相逻辑来思考、辨识人患病后不同阶段身体的状态及治病的不同阶段。其次,《易经》提倡阴阳相生、天人和谐等观念,有助于医者以整体观念思考治疗的方法和手段。再次,《易经》有助于人们理性地对待生命、健康的终极问题。

(三)疾病治疗中的"无咎"境界

《易经》在卦、爻辞中频繁有"无咎"词出现,意为在这种情况下某个行动是恰当的,如果按照正确的道路行事,则不会产生不良后果。在医学实践中,无论是疾病治疗的实际结果、患方对医方的印象评价,还是医方自身对医疗结局的评判,达到"无咎"实属不易,这应该是疾病治疗所追求的一种境

界。"无咎"不是一种被动的结局,而是医疗工作中主动自觉做好每一个方面和细节才能达到的一个没有明显过错、不后悔的状态。

二、仁者爱人,救死扶伤

自古以来,我国每一代大医都兼具宽广的"仁爱"与深厚的"义行"。儒家重视人,进而关注人的生命,关注人的现实存在。

(一)"仁者爱人"的医者特性

"仁"是儒、医共同的核心价值取向。《黄帝内经》中所说,医学"使百姓无病,上下和亲,德泽下流,子孙无忧,传于后世,无有终时"。孙思邈专篇《大医精诚》规范医德,提出"精"与"诚",强调澄神定志,精勤不倦,只有品行端正、聪慧善悟者才有资格更好学医。医者应对患者有真挚的同情心,一视同仁。行医是为了践行仁道,而非以医谋利。《孟子》中已有"仁术"思想,明朝王绍隆在《医灯续焰》中明确提出"医乃仁术",这是对中国传统医德思想的高度概括,也是儒家的道德准则"仁"在医学中的具体体现。

(二)"救死扶伤"的行医特点

"救死扶伤"是医者的"义"之所在,是"仁爱"精神的行为体现。仁爱之心需要高超的技术来支撑,否则仁爱之心就会苍白无力;同理,高超的技术如果无仁爱之心来修正,就会变成从医者追名逐利的工具,甚至会变成邪恶的利器。"义"是事物合理性的表现,从医者对患者采取的所有医疗行为都要具有合理性,医疗服务中"义"与"利"的关系需要儒家思想"见利思义,义然后取"来指导,义利关系是从医者必须面对的抉择。

三、术道兼修,极致发挥

道学思想对中医的思维方法、理论构建、养生理念等产生了广泛而深远的影响。尽管现代西医学建立了一套疾病治疗的理论和方法,但是道学思想应用在现代西医学领域,仍然有其不可忽略的重要作用。

(一)道学思想提升行医思维

道学思想强调的整体思维和辩证思维是现代西医学理论及实践中需要强化的思维方式。《道德经》阐明了人与天地是一个统一的整体,都是因循无形的大"道"而运化不息,且道学思想提倡"天人相应",其中的"天"主要是指自然和自然规律。因此,医学整体思维就是人体结构的整体观,疾病存在和转归是人体全身机能联动,是药物及器材的介入与人体反应的互动,这是道学的辩证思维。

(二)医疗实践的"术与道"

道学思想的后世传播出现了更为具体的实用性思维。第一,道学思想结合《易经》的阴阳理论,使得"道"成为中国传统思想及文化流播的核心之一。第二,许多经世致用的学问,包含医学,无不将其思想精髓阐述为"道",而其实用方法则分列为"术"。我们通常会说"精术求道"。一个医生只要认真学习并总结经验,很快就会是技术精湛的医生,但是,要成为一个好的医生,还需要有丰厚的人文修养,并且能将人文修养和精湛技术完美结合起来,将其能力发挥得淋漓尽致,既使患者获益最大,又使患者的损益最小,这就是"道"。所以,"精术求道"是行医的终极目标,"术道兼修"是医生职业的终生使然。

(三)医患关系中的"上善若水"

《道德经》指出,"上善若水。水善利万物而不争,处众人之所恶,故几于道。"此意原为上善之人,其性如水。水滋润善利万物,而又处于人们所不愿待的低处,或干别人所不愿面对的事,不为自己争取什么,所以水之性与道相近。这虽然是教人处世的道理,但用在医者身上,也再恰当不过了。

医者本是上善之人,治病救人于大难,利生利命。其善良之心、善为之术自在其中,故其性如水。而行医救命过程中,自然不乏接触病死之躯、处理污血之物、闻吸臭秽之气、冒顶传染之险,这正是"上善若水"的大爱精神之体现。

四、兼爱尚同，走向大爱

墨学思想主张兼爱与尚同，以牺牲个人的一切以求走向大爱，且一切行为的对与错都是要以"国家百姓人民之利"为标准。

（一）我国社会医疗环境中的"兼爱尚同"的特征

我国医疗制度体现出以人民为中心的初心与宗旨，也显示了我国社会主义制度的优越性。2020年6月1日起实施的《中华人民共和国基本医疗卫生与健康促进法》中提到，"医疗卫生人员应当弘扬敬佑生命、救死扶伤、甘于奉献、大爱无疆的崇高职业精神，遵守行业规范，恪守医德，努力提高专业水平和服务质量"。2022年3月1日起实施的《中华人民共和国医师法》号召"医师应当坚持人民至上、生命至上，发扬人道主义精神，弘扬敬佑生命、救死扶伤、甘于奉献、大爱无疆的崇高职业精神，恪守职业道德，遵守执业规范，提高执业水平，履行防病治病、保护人民健康的神圣职责"。因此，"敬佑生命、救死扶伤、甘于奉献、大爱无疆"已成为新时代医务工作者的职业精神规范。这些职业道德规范中也体现出墨学朴素的"兼爱尚同"思想。

（二）济世救人，走向大爱的医学人生

中国古代和现代都有无数的好医生榜样。《医方论》序曰："欲救人而学医则可，欲谋利而学医则不可。"明代龚廷贤在《万病回春》中写下"医家十要"，首要是"存仁心"。医圣张仲景"勤求古训、博采众方"以求医术上的精湛。抗日战争时期，国际共产主义战士白求恩以其精湛的医术支持中国的抗日战争，展现出"毫不利己、专门利人"的高尚品德，这样的事例数不胜数。

作为当代医学生，把中华文化的优秀成分吸收成为自身成长的营养，学习前人医者的济世之心、兼爱精神，精医术、求医道、去私欲，为救治广大的病患贡献自己的力量，走向大爱的医学人生。

第四节 ｜ 医学实践中的人文素养与表现

广大医务人员在医学实践中应当贯彻中华传统"以人为本"的人文思想，减少治疗技术本身工具理性的冰冷，将已经物化的疾病和患者分开，使得医学上升到有温度的学科。

一、"以患者为中心"的医疗行为

"医者仁心"的人文与道德要求，是医者的初心。"知行合一"才能真正落实初心，因此具体的医疗行为中体现出来的人文表现就成为关键。

（一）坚持"以患者为中心"的根本立场

坚持以患者为中心就是要把患者的利益摆在首位，这也是儒家传统的义利观在医学领域的人文体现。切忌只把个人技术的提高、个人收入的提高作为奋斗的目标，或是把科室、医院效益的增长作为工作的目标。坚持以患者为中心，就是能换位思考，做到一切为患者着想，一切对患者负责，一切使患者放心，一切让患者满意；尽管有时未能使患者完全满意，我们依然应该理解患者的心理需求，寻求合理的途径消除患者的误会。坚持以患者为中心，就是要把握大势，努力学习和工作，把患者治疗好、服务好，从而使自身的技术能力和人生价值得到最大的体现。

（二）勇于担当，克服医疗困难

医务工作者应遵循墨子"兼爱"思想，为患者谋取最大的利益。要做到这一点，就应该始终保持勇于担当的精神，敢于研究新问题、创造新方法，敢于为疾病治疗寻找新的理论和技术突破。

（三）坚持严谨细致的工作作风

我国古代著名医学家孙思邈提出"大医精诚"医者作风，用于当代就是要求在从事临床医疗工作中，各科室、各岗位的医务人员严格遵守各项医护常规，规范操作规程，严防差错事故发生。这是对生命负责的态度，也是对自身的有效保护。

在医疗服务的各个环节中,要有坚持服从大局的工作态度。凡事坚持个人行为服从整体决定,不可逞强;同事之间加强团结,注意团队的建设,注重多学科协作,和谐相处,以确保对患者治疗的有效性和安全性的统一。

二、医生人文素养中的能力建设与人格塑造

"不为良相,便为良医"是中国传统知识分子济世情怀的真实写照。无论是良相还是良医,能力必须优秀,人格必须圆满,才能实现这种情怀。人文素养中就包含能力水平和人格表现,因此,医务工作者应在能力建设和人文素养培育方面同时努力。

医学人文素养中医生的能力包含多个方面。目前,我国住院医师规范化培训提出"六大核心胜任力"的培训目标,即职业素养、患者照护、沟通合作、知识技能、教学能力、终身学习。在整个医生的职业生涯中,这六项核心胜任力都需要持续训练和提高。

"职业素养"是指住院医师需要具备责任心和自我管理能力,严格遵守职业道德规范和行业标准,尊重患者的权利和隐私,为患者提供高质量的医疗服务。"患者照护"是指住院医师需要准确了解患者的症状和病史,根据患者的需求和病情制订相应的治疗和护理计划,及时发现病情变化并采取相应的措施,对患者进行有效管理和患者教育。"沟通合作"是指住院医师需要与患者、家属、同事和上级医生进行有效的沟通和交流,需要耐心倾听,准确理解并尊重他人的意见和需求,促进团队合作,提升领导能力和管理能力。"知识技能"是指住院医师需要掌握疾病的理论知识和临床治疗技能,以便更好地为患者提供医疗服务。"教学能力"是指住院医师需要具备临床带教、医学科普、跨专业教育的能力。"终身学习"是指住院医师需要有获得知识的能力,不断更新知识和技能的能力,包括自我提高辩证思维和学习研究。

仔细分析这些能力要求,可以分为三个方面,即知识技能的掌握应用、医疗实践的人文素养、职业生涯的持续进步,人文素质是贯穿其中的核心。对于医务人员来说,应当具备医学的职业技能,同时具有良好的人文素养,体现对患者的人文精神,因为医生面对的是有温度有血肉的人,而不是冰冷的医学知识和技能,这也是"医者仁心"的具体体现。

三、传统人文思想在医学实践中的体现

(一)医疗服务方式与方法

中华传统儒家思想崇尚礼,提倡礼治,特别注重其在社会与人际关系中的调节和和谐作用。礼对于维护国家的统一和稳定、安定社会秩序,以及约束个人行为起到了积极作用。"礼"的传统人文思想也在现代医疗的服务方式和方法中有所体现。

第一,做到阳光服务,尊重患者的知情权,让患者明白诊断意见,明白治疗原则,明白应支付的医疗费用,以此增强服务工作的透明度和患者的信任度。

第二,坚持因病施治的诊疗原则,杜绝唯利是图的不良现象,树正气,守诚信,努力塑造医疗行业应有的社会正面形象。

第三,做到文明礼貌的服务举止。具体表现在表情、语言、谈吐、仪表、肢体动作、待人接物方式,做到表里如一。例如,待人接物需要有真诚微笑,语言和蔼,逻辑易懂;在一些严肃场合,或是面对患者及家属悲伤的时刻,也能以沉稳的面容和目光表达真诚的关怀。在职业场合需要着装整齐沉稳。对患者做医学检查和操作时,需要事先告知,有必要的其他人员在场,肢体动作规范且轻柔,检查和操作完毕有事后交代。在患者有行动困难时应立即进行协助。在公开场合不讨论涉及患者隐私的问题,根据患者和家属的实际情况恰如其分地交代病情和治疗方案,且密切注意患者和家属的情绪变化,等等。

(二)医学伦理原则中的传统人文思想

医学伦理是医学实践的目的、方法和过程的有效修正手段,是医学人文的重要基石。医学的伦理问题常常体现在诊治的决策上。如何做出合乎伦理的决策需要参照临床伦理的"四项基本原则":尊重原则、有利原则、无伤原则和公正原则。

伦理原则对医学行为的指导作用,需要医务人员用人文的方法来体现。第一,在采取医疗行为之前,秉承"兼爱"原则,充分了解患者的价值观和就医观念,因此耐心细致的沟通就成为其中的关键;第二,在权衡患者受益和伤害的时候,要做到把伤害降到患者可接受的范围,体现出儒家仁爱思想中"己所不欲,勿施于人"的原则;第三,保持对生命的敬畏是限制具体医疗不当行为的道德力量,体现出传统易学中"天人合德"核心要义;第四,医者行医的过程要注意自己的权利不能超过自己的义务,虽然"权利与义务"是现代法权思想的体现,但如果应用儒家的礼制思维和辩证思维引领行为,就可以有效避免医者滥用自己的特殊权利;第五,不断的自律性思维和行为是医疗行为他律性的重要补充,做好这一点就体现了"精术求道"的道学要求和易学中的"无咎"理念。

(三) 医疗实践中人文思维先导性

在当今社会,由于科学技术的巨大进步,一些过去无法控制的流行病、无法治愈的疾病得到了解决,这确实为人类战胜疾病带来了希望,但是也带来了一些不切实际的幻想,以为现代医学科学技术可以解决一切疾病的问题。无论是医务人员,还是患者、医院的管理者、医疗政策的制定者都要了解,医学科学技术的进步并不是解决医疗问题的金钥匙,把人文思维放在解决问题的出发点,尤其是在医疗实践过程中,有极大的益处。

1. 科学思维优先的穷困性　如果只是把医疗当作是一门纯科学来单独思考,一切问题都得利用科学来解释、应用科学的方法来解决,这就陷入了"科学主义"的怪圈。我们知道,物质决定意识,思维产生于人脑,而人脑所产生的思维水平无法彻底理解人类自身,也就无法解决人的生老病死的终极问题。另外,将医学视为单纯的科学,忽略了医学实际是一门综合的学科。医学的发展还要依赖社会学、心理学、人类学等相关学科的进步。因此,科学思维优先必然导致医学发展和实践的穷困。

2. 技术思维优先的局限性　伴随科技进步日新月异,我们常常可以看到某项新技术及其设备的使用,对于某一类疾病的治疗的确可以做到较之以前的方法有更良好效果。因此,某些医务人员和不辨真相的患者对其趋之若鹜,这常常误导掌握这项技术的医务人员,使其只想应用这项专门技术来应对这类疾病的所有病例,或患者以为这项新技术可以解决他的一切问题,而不会给身体带来接受治疗时的必要创伤。如此泛用或滥用新技术将会使治疗欠缺完整性,患者利益受损。这种医疗实践的思考方式具有明显的局限性。

3. 人文思维优先的医学实践　在医学发展和实践的过程中,应用人文思维先导的模式,符合医学实际上是人类互相照护的一门特殊学问的内核。医疗的思想基础核心内容是人文关怀,人文思维优先的模式可以对医疗行为起到引导、纠偏甚至是纠错的作用。在医疗实践过程中,把人文关怀放在第一位,以此为出发点,可以获得比较好的医患关系,可以更合理地使用各种治疗技术和方法,可以有效地减轻患者就医的思想压力,同时也能减轻医务人员在面临医疗困难时的自身压力。

推荐阅读

---

1. 臧守虎. 中国传统文化. 2 版. 北京:人民卫生出版社,2018.

2. 楼宇烈. 中国人的人文精神. 北京:北京联合出版社,2020.

?

思考题
1. 举例说明中华传统人文思想对医学实践有什么重要意义。
2. 请谈谈自己未来行医所需要具备的医学人文素养应该有哪些。

(王向宇)

思考题解题思路

第十六章 | 中医实践中的医学人文

人文精神蕴含在中医的理论与实践中,与中医融为一体。中医不仅重视"治人的病",更是重视"治病的人",关注患者的身心需求,倡导医生的仁爱之心和奉献精神。本章主要从中医理论基础中的人文内涵、中医实践中的人文特点、中医名著名家人文精神三个方面分别论述中医所蕴含的医学人文精神。

第一节 | 中医理论基础中的人文内涵

中医作为中国古老的医学体系,其中蕴含深厚的哲学思想和人文精神。本节将分别从中医理论的哲学基础与人文内涵两个方面展开论述。

一、中医理论的哲学基础

医学哲学是医学人文的重要组成部分,中医医病过程从生理、心理到哲理都有所考量。中医学中的哲理属于中国古代哲学的范畴,是用以认识和解释物质世界发生、发展和变化规律的宇宙观,是构建中医学理论体系的基石。中医理论的哲学基础主要包括:气一元论、阴阳学说及五行学说。

(一) 气一元论

"元气"最早用作表示宇宙万物生成之源,即"气一元论"。气一元论认为宇宙天地及自然万物均由"元气"构成,元气处于不断地运动变化之中,聚合而生万物,离散而归太空。《难经》首先提出"元气"的概念:"脉有根本,人有元气,故知不死",并将"元气"从哲学概念比象于人体且应用到医学领域。《难经》还对元气的来源、归属及循行、功能、诊察均作了详细的记载。

中医的理论离不开气。例如:机体是由气聚合而成的;人的机能活动是气的推动、调控与温煦的结果;人的感觉、思维、情志等精神心理现象也是气活动的产物;人不断地从自然界中摄取"清气",呼出"浊气",从水谷等饮食中汲取"水谷精气",由二便、汗液等排泄废物,以维持生命活动的需要;"邪气"泛指一切致病因素,"正气"则代表着人的抗病、祛邪、修复调节、维持脏腑经络功能的协调能力。疾病发生、发展的过程,就是邪气与正气争斗的过程。

总之,气一元论是中医用以阐释人体生命活动、认识健康与疾病、指导诊断与治疗的重要理论基础和思维方法,强调在错综复杂的临床表现中,探求疾病的根本原因,以确定正确的治本方法,即治病必求于本,不耗损元气,不攻伐太过。在气一元论的指导下,中医认为人体状况是不断变化的,因此,在治疗过程中治疗方案还需要根据患者的实际情况和改变进行动态调整。

此外,也提示我们学习中医理论要追根溯源,了解其背后的哲学思想起源,方可更好地了解、领悟中医学的深刻内涵。近年来,随着医家对人体元气在防治疾病中重要作用的关注及深入研究,许多学者相继提出了新的论点,如许多疑难杂症或危急重症多存在元气虚损,从培元固本法论治能取得较好协同作用。此外,将培元固本与养生长寿相结合,对抗衰老的研究也有重要指导意义。

(二) 阴阳学说

"阴"字和"阳"字早在甲骨文中就已经出现。"阴阳"作为哲学范畴,在现存古籍中,首见于《国语》"阴阳分布,震雷出滞";又云"阳伏而不能出,阴迫而不能烝,于是有地震",此处用"阴阳"解释雷电、地震的自然现象,此阴阳当是哲学概念。

阴阳学说是研究阴阳的内涵及其运动变化规律，并用以阐释宇宙万物万象的发生、发展和变化的一种中国古代哲学理论，是古人认识宇宙本原、解释宇宙变化的一种世界观和方法论。阴阳学说中的阴阳，是指自然界相互关联的某些事物或现象中对立双方属性的概括。从其内涵上来说有二：一是指宇宙物质世界中两种不同特性的气；二是描述相互关联、相互对立事物特性的哲学范畴。

阴阳的外延可概括为：凡是剧烈运动着的、外向的、上升的、温热的、明亮的、动能的、兴奋的都属于阳；相对静止着的、内守的、下降的、寒冷的、晦暗的、物质的、抑制的都属于阴。正如《素问·阴阳应象大论》说："阴阳者，天地之道也，万物之纲纪，变化之父母，生杀之本始，神明之府也。"宇宙间的一切事物或者事物内部都包含着相互对立的阴阳二气两个方面，由于阴阳二气之间对立统一的不断运动，推动了事物的发生、发展和演变。阴阳是宇宙万物新生、发展、消亡等运动变化的规律、纲领和内在动力。

阴阳在不同的地方有着不同的含义与用法，在医疗过程中也要时时处理好阴阳的辩证关系。由于人的体质有偏阴偏阳之别，治疗与用药应讲究用阴远阴、用阳远阳；同时强调阴中求阳、阳中求阴，充分发挥阴阳的互根互用。此外，阴阳在一定条件下还可以相互转化，如"寒极生热，热极生寒""重阴必阳，重阳必阴"等，因此，在具体病症性质的认识上要有动态性观念。总之，调整阴阳，使之保持或恢复相对的平衡，达到阴平阳秘，是防治疾病的基本原则，也是阴阳学说在疾病防治过程中的具体应用，这种既对立又联系、统一的思想对人文医学有重要指导作用。

(三) 五行学说

五行的"行"字，《说文解字》曰"行，人之步趋也"，即迈步行走的意思，进而可引申为行动、运行、运动。与现代汉语中的人行道、步行街、自行车的"行"字是为同义。五行确指为木火土金水最早见于《尚书·洪范》："五行：一曰水，二曰火，三曰木，四曰金，五曰土。水曰润下，火曰炎上，木曰曲直，金曰从革，土爱稼穑。"

五行学说是在气一元论的基础上建立起来的中国古代五行生克模式，以木、火、土、金、水五种要素的特性及其"相生"和"相克"规律来认识世界、解释世界，是探求宇宙自然规律的认识论和方法论。五行学说认为，物质世界都是由木、火、土、金、水五种要素所构成的，自然界各种事物和现象的发生、发展和变化，都是这五种要素不断运动和相互作用的结果，从而维持着事物整体的动态平衡。

中医学将五行学说应用于医学，强调人与天地万物一样都要受到它的支配。正如《素问·脏气法时论》曰："五行者，金木水火土也……以知死生，以决成败，而定五脏之气……"五行与阴阳一起，贯穿于中医学理论体系的各个方面，成为中医学理论体系中不可或缺的一部分。在中医学中，主要是运用五行的生理特性及五行之间的关系，来分析和归纳人体的生理、病理，指导疾病的诊断和防治。

五行学说作为中医学主要的思维方法，对于中医学理论体系的建立起着重要作用，也对中医临床诊断、治疗和养生康复实践具有重要指导意义。中医学通过五行学说强调人体是一个有机的整体，各个部分之间相互联系、相互影响，不能孤立地看待。因此，在诊疗时应综合考虑患者脏腑间的寒热虚实，还要综合考虑患者性格、情志、生活习惯等多方面因素，而非单纯地针对某个症状进行治疗，这体现了对患者的全面医学人文关怀和尊重，以及对患者的身心健康和生命质量的重视。

二、中医理论的人文内涵

中医理论深受中国古代哲学影响，闪耀着人文关怀的鲜明色彩，在以整体观念、形神合一为代表的中医基本观念和指导思想中，凝结了对人类生命关爱与尊重的精神。

(一) 整体观念

整体观念是整体思维的具体体现。如天、地、人是一个整体，人自身是一个整体，形与神是一个整体等。中医学的整体思维，源于中国传统文化，认为世界万物由混沌一体的元气分化演变而来，气分阴阳二气，阴阳二气生五行之气，五行之气生万事万物。如道家著作《道德经·四十二章》说"道生一，一生二，二生三，三生万物"；《周易》说"是故，易有太极，是生两仪，两仪生四象，四象生八卦，八卦定吉凶,吉凶生大业"。所谓"一"或"太极",皆强调世界的本原性、统一性、规律性。本原性,是古人对自然界万物最初根源的认识;统一性,是事物各部分相互联系而整合成为一体;规律性,是客观事物发展过程中的本质联系,具有普遍性的形式。

中医学注重人与自然、人与社会、人体内部各功能系统之间的相互联系、相互作用,其重要特征在于强调整体大于部分之和,而不是整体等于部分之和;没有孤立的局部,只有整体下的部分。局部病变要从整体调治,以发挥整体效应的最大限度为目的,使局部问题得到解决。中医学临床实践经验丰富,辨证论治,治贵权变,然其指导思想在于治病求本,从整体出发,协调机体内部脏腑阴阳气血,顺应自然社会环境变化。如《素问·标本病传论》:"夫阴阳逆从标本之为道也,小而大,言一而知百病之害。少而多,浅而博,可以言一而知百也。"

综上,中医学不仅把人当成一个整体,还将人与自然界以及社会作为一个整体来看待,要求治病不能只考虑局部,而应从整体出发,综合全面考虑四时气候、地域水土、体质禀性及职业特点等因素。因此,中医学也不是单纯的自然科学,其还具有鲜明的社会属性,是自然科学和社会科学的结合体,富含人文内涵。

(二)形神合一

"形"是指躯体。"神"有广义之神和狭义之神。广义之神是指人体生命活动的外在表现,狭义之神是指人的意识、思维、情绪等精神活动。"形神一体"就是形与神的统一性,如《素问·上古天真论》曰"故能形与神俱,而尽终其天年,度百岁乃去",强调"形与神俱"是养生的至高境界。中医学不但认识到形是生命活动的载体,更强调了神对形的作用,神乃生命活动的根本。《素问·六节藏象论》中说:"气和而生,津液相成,神乃自生。"反之,则如《素问·移精变气论》说:"失神者亡。"

中医养生学认为,形乃神之宅,神乃形之主,无神则形不可活,无形则神无以附,二者相辅相成,不可分离。正是从形神之间相互制约、相互影响的辩证关系出发,古人提出了形神共养的养生原则。人之所以生病,是因为病邪侵入人体,破坏了人体阴阳的协调平衡,导致形神失和。养形和养神是密不可分、相辅相成、相得益彰的。但在形神关系中,"神"起着主导作用,脏腑的功能活动、气血津液的运行和输布,必须受神的主宰,即所谓"神能御其形"。因此,中医学主张形神共养,养神为先,在养神的前提下,养好形。强调要按四时不同,顺时调养,辨证调养,在日常生活中,要特别注意饮食、起居和运动锻炼,协调一致,如此才能形神合一。

总之,形神合一强调生命运动不仅仅是人形体上的运动,更是精神上的运动。在中医学实践活动过程中,除了为患者提供必需的诊治和康复,还要为患者提供精神、文化和情感等方面的服务,以满足患者的身心健康需求,这是医学人文精神最重要的体现之一。

第二节 | 中医实践中的人文特点

古语有云:"上医治国,中医治人,下医治病。"这一古训揭示了中医作为一门综合性的医学体系所强调的治疗观念。与现代医学注重以疾病为中心不同,中医强调"以人为本",将人的整体健康视为治疗的核心。从这个意义上讲,中医不仅仅是治病,更重要的是治人,这里的"治人"并非简单的短期病症缓解,而是注重长期的健康维护和全面的疾病预防与康复,实现对人的全方位关注与照顾,体现中医医学体系的独特性和价值。

中医实践中的人文特点主要体现在辨证论治及养生预防等方面。

一、辨证论治

辨证论治理论起源于《黄帝内经》,经后世医家不断丰富和完善,形成中医辨证论治体系。辨证论治是中医学诊治疾病的基本理论与思维方法,通过分析四诊获得的临床资料,明确病变的本质,拟定治则治法。辨证是决定治疗的前提和依据,论治则是解决疾病的手段和方法,通过辨证论治的实际效果从而验证其正确与否。因此,辨证与论治是中医诊治疾病过程中相互联系、不可分割的两个方面,是理论和实践相结合的体现,是指导中医临床理法方药具体运用的基本原则。

在临床实践中,辨证论治的运用展现了一种对病证之间关系的辩证视角。这种方法不仅识别出单一疾病可能呈现的多种证候,还考虑到不同疾病也可能出现相同性质的证候。从而采取"同病异治"和"异病同治"的双重治疗策略。但辨证论治又不仅关注病、证的关系,更着眼于人体自身,"以人为本",辨的是人身之病、证,强调的是人身之病、证动态演变的过程,而在论治上呈现为尊重不同患者的不同个体情况,重视同一患者不同时期的不同情况,最终表现为千人千方或千人一方、一人一方或一人数方。中医辨证论治中的人文特点主要在辨标本缓急、辨邪正盛衰及三因制宜的过程中得到体现。

(一) 标本缓急

治标和治本,首见于《素问·标本病传论》。标和本的概念是相对的,常被用来概括说明事物的本质与现象、因果关系以及病变过程中矛盾的主次先后关系等。在中医临床实践中,面对人体复杂多变的病证,常有标本主次的不同,因而在治疗上就有先后缓急的区别,主要分为急则治其标、缓则治其本、标本兼治。

急则治其标,指治病虽以治本为原则,但标病危急时,则应先治其标,待标病解除后,再治其本。这也是以人为本,想患者之所想、急患者之所急、痛患者之所痛的医学人文精神的体现。如《素问·标本病传论》云"小大不利治其标",张景岳注"二便不通,乃危急之候,虽为标病,必先治之,此所谓急则治其标也"。如发热患者,体温超过39℃会严重影响人体生理功能,应当先采取适当的退热措施,避免高热对患者的脏器或身体功能造成损害。

缓则治其本,指在病势缓和、病情缓慢的情况下,应针对疾病的根本所在进行治疗。多适用于慢性病或急性病恢复期。如肺痨咳嗽,其本多为肺肾阴虚,患者通常有身形消瘦、颧红如妆的阴虚体弱之象,在咳嗽不剧烈的前提下,应重点关注患者因为罹患慢性病导致的虚劳体弱,故治疗重点在扶养正气、滋养肺肾之阴,而不用一般的止咳药去治标。

标本兼治,指标病与本病并重,应治标与治本兼顾,是在标病与本病俱急,或标病与本病俱缓之时采取的一种治则。若采取单治本病或单治标病方法,均不能适应病证治疗的要求时,则必须标本兼治,才能获得好的治疗效果。如久痢患者,饮食不进是正气虚(本),下痢是邪气盛(标)。此时,标本俱急,须以扶正药与清化湿热药并用,解决患者频繁下痢痛苦的同时兼顾培护正气,这就是标本兼治。

在临床上,掌握了疾病的标本关系,才能准确地分清病证的主次先后与轻重缓急,有助于从复杂的疾病矛盾中找出和处理其主要矛盾或矛盾的主要方面。这是中医治疗的原则性与灵活性有机结合的体现。一般来说,凡病势发展缓慢者,当从本治;发病急剧者,首先治标;标本俱急或标本俱缓者,又当标本兼治,最终达到为患者解除病痛的目的。

(二) 邪正盛衰

扶正,即扶持、帮助恢复患者自身的正气。所谓正气,可以理解为人与生俱来的自我抗病能力。"正气"是天生的,但需要后天不断维护和保养,以使其保持旺盛。扶正固本,适用于正虚为主的虚证或真虚假实证。一般多用于某些慢性疾病,或疾病的后期、恢复期,或素体虚弱之人。益气、养血、滋阴、温阳、填精、生津等,以及补养各脏精气阴阳等,均是扶正治则下确立的具体治疗方法。在运用时,应当分清虚证所在的脏腑经络等具体部位,以及精气血津液是何种虚衰,还应适当掌握用药的缓峻及剂量。虚证一般宜缓图,少用峻补,免成药害。

中医认为,"一药一性,百病百方"。每一种药方只能适合一定的体质及对应病证。每位患者的年龄、身体基础状况不同,病证有别,季节有变,体质各异,所以药方必须对证,通治百病的药物是不存在的。只有辨证准确,给予对应的药物才能起到调补治疗的作用。而不辨阴阳气血,不辨五脏所属,不仅于病无益,反而会出现不适症状,甚至会加重病情或出现新疾。

祛邪,即祛除邪气,指用祛除病邪的措施,使邪去正复、恢复健康的治则。祛邪原则,适用于邪实为主的实证或真实假虚证。一般多用于外感病初期、极盛期,或疾病过程中出现痰饮、水湿、瘀血等病理产物,而正气尚可耐受攻伐的状况。发汗、涌吐、攻下、消导、化痰、活血、散寒、清热、解毒、祛湿等,均是祛邪治则下确立的具体治疗方法。在运用时,应当辨清病邪性质、强弱、所在病位,进而采用相应的治法。同时,还应注意中病则止,以免用药太过而伤正。

扶正与祛邪,虽是两种截然不同的治则,一是针对正气不足,一是针对邪气盛实,但在疾病的发生、发展及其变化的过程中,邪正双方的盛衰变化密切相关,因此,扶正与祛邪之间也是相互为用、相辅相成的。扶正,增强了正气,有助于机体抗御和祛除病邪,即所谓"正胜邪自去";祛邪能排除病邪对机体的侵害与干扰,达到保护正气、恢复健康的目的,即所谓"邪去正自安"。

总之,扶正祛邪的应用,需着眼于生病的人,根据患者的实际情况,客观准确辨析邪正盛衰程度,知常达变,根据具体情况而选择不同的治法,灵活运用。

(三) 三因制宜

中医学倡导因时、因地、因人制宜,即"三因制宜",倡导"动态、实时、个性化"治疗理念,尊重每个生命个体的身心需求,正如《灵枢·通天》记载,"古之善用针艾者,视人五态乃治之","五态"即五种不同体质类型,指出良医会根据人的不同性情、体质和形态,制订不同的针灸治疗原则。

三因制宜,是指临床治病应根据时令、地理、个体等特点,制订适宜的治疗方法。"人以天地之气生,四时之法成",故自然界时令气候、地域环境都可对人产生影响,使其在生理病理上表现出一定的时空特性。因此,在治疗疾病时,除应遵循治病求本原则外,还应结合发病的时间、地域等,拟定适宜的治法方药。

因时制宜,是指四时气候变化会影响人体生理功能和病理变化,因此需要根据四时变化制订适宜的治疗方法。《素问·六元正纪大论》说"用寒远寒,用凉远凉,用温远温,用热远热,食宜同法",即在气候温热时节,尽量避免温热的药物及食物;在气候寒冷时节,尽量避免寒凉的药物及食物。正如《素问·上古天真论》云,"上古之人,其知道者,法于阴阳,和于术数,食饮有节,起居有常,不妄作劳,故能形与神俱,而尽终其天年,度百岁乃去",这段话的本义就是要尊重和顺应自然规律。

因地制宜,是根据不同地区的地理环境特点,考虑养生治病用药。如《素问·五常政大论》说,"是以地有高下,气有温凉,高者气寒,下者气热",西北之地高而气寒,干燥少雨,其民多需食牛羊肉乳等温热之品以增强体质,补充津液,抵御外邪风寒。东南沿海之地低而气热,湿润多雨,阴寒之气少而湿热之邪盛,故民多食甘淡寒凉之品,如江浙沪一带普遍喜食茭白、马兰一类甘凉清热之品。而此类甘凉清热之品于西北高寒之地就会伤人阳气,不宜多食。

正如《素问·异法方宜论》记载:"黄帝问曰:医之治病也,一病而治各不同,皆愈何也? 岐伯对曰:地势使然也。"此以"地势使然也"精辟地阐述了即使是同一种病,由于患者所处的地域不同,各有其生理特点,在疾病病理表现上也有相当大的差异,因而必须根据地理环境的差异,采取不同的治疗方法。所谓五方居民之病"杂合以治,各得其所宜",就体现了这种精神。

因人制宜,是根据患者年龄、性别、体质、生活习惯等不同特点,考虑治疗用药原则。例如,在治疗小儿疾病时,根据其生机旺盛,但气血未充,脏腑娇嫩,易虚易实,易寒易热的特点,当忌投峻攻,少用补益,用药量宜轻。此外,因人制宜还强调关注患者不同的心理状态,正如《素问·五脏别论》中所言,"凡治病必察其上下,适其脉候,观其志意与其病能。拘于鬼神者,不可与言至德。恶于针石者,不可与言至巧。病不许治者,病必不治",强调诊疗之时设身处地想患者之所想,从而获得患者信任,助力疾病治疗的效果。

二、养生预防

中医学在漫长发展过程中逐渐铸就出一套养生预防法则,包括顺应自然、形神共调、治未病思想等,这些法则中都蕴含着丰富的人文思想和人文精神。

(一) 顺应自然

顺应自然的养生法则,体现的是中国古代哲学中深刻的天人合一观念。该观念强调人与自然的和谐共生,认为人体健康的维持不仅需要遵循自然界的规律,还需彰显出对生命的尊重和关怀。在《道德经》中提到的"道法自然",可以感知到无为而治、顺应自然规律的哲学思想。这种思想不仅深刻影响了中医养生的理论体系,也为现代人提供了对抗现代化带来的生态破坏与生活压力的智慧。

顺应自然的人文精神在中医学中得以体现和传承,尤其表现在对个体生命质量的关照上。从茹毛饮血到钻木取火,从树栖穴居到结茅为舍,在漫长的岁月里,人类经受着大自然的各种考验。为了保护自身免受病魔侵害,人类在生活实践中逐步认识生命活动的规律,摸索出强身祛病的方法,我们的祖先把这些保健祛病的活动称为"养生""摄生"或"道生"。人的生命过程与自然界的周期性变化息息相关,顺应自然变化是维护生命健康的基础。

回归到人文精神,中医学强调天人合一、万物一体,提倡人-自然-社会高度和谐协调,赋予医学一个更广阔的视角。也就是说,人体身心活动跟自然气候、地域水土、工作压力及生活环境等因素息息相关。外界发生变化会引起人体产生生理或病理反应,形成人与外界的统一关联。总之,中医学以天地人三才一体的整体观去指导临床实践,以人为中心,从人与自然、社会三者的关系去探讨人的生命过程,以及疾病防治。

顺应自然的中医养生原则,不仅仅是一种传统医学的实践方式,更是一种源远流长的人文哲学思想的实践。现代医学逐步向生物-心理-社会医学模式发展,这种模式与中医的整体观念有相似之处。中医为我们如何在快速发展的社会中维持健康、增进心理福祉和社会和谐提供了重要启示。医务工作者在指导患者养生预防的过程中,要注意结合不同的自然环境,综合考虑患者的职业、社会关系等客观要素,这也是中医实践中"以人为本"的人文精神的体现。

(二) 形神共调

形神共调,指形体与精神的协调统一,身心和谐的养生原则,不仅要注意形体的保养,而且要注重精神的调摄,使形体强健,精神充沛,身体和精神得到协调发展,才能保持生命的健康长寿。中医学认为,人的形体与精神活动具有相互依存、不可分离的密切关系。从深层次来看,"形神共调"不仅涉及生理与心理层面的相互作用,更是一种体现人文关怀的生活哲学。中医学强调,物质形态的健康(形)与无形的心灵(神)之间的平衡是维持生命与促进长寿的关键。

"形神合一"的生命观强调生命活动的完整性与统一性。中医形神-心身共调方法的核心在于"守神全形"与"养形全神",即通过各种实践如静坐冥想、调节呼吸、精神修养以及各类身体锻炼,来实现形体与精神的和谐统一。"形盛则神旺,形衰则神衰"的观点则进一步强调形体健康与精神活力之间的密切关联,揭示动静之间的养生智慧。中医主张通过适当的运动如太极拳、八段锦等来增强体质,同时通过内心的养护和情志的调摄来培养精神的活力和深度。

在现代医学研究中,"形神共调"的养生原则为心理健康和生理健康的相互影响提供了有益的视角。这一原则不仅体现中医学在人文思想上的深刻性,也能为我们在快节奏、高压力的现代生活中寻找平衡和谐提供指导。因此,形神共调的实践不仅是中医学的应用,更是一种深刻的人文实践,它促进了对生命完整性的尊重和对身心健康的全面关照。

(三) 治未病

1. 未病先防　《黄帝内经》有云,"圣人不治已病治未病",此语深刻揭示了中医预防疾病的哲学,即在疾病尚未发生之前便采取措施进行预防。这一思想不仅体现中医对人体健康的全面理解,而且融入丰富的人文元素,强调与自然和谐共生、促进身心平衡的重要性。

历史上曾流传这样一个故事。魏文王问扁鹊:"子昆弟三人其孰最善为医?"扁鹊曰:"长兄最善,中兄次之,扁鹊最为下。"魏文王曰:"可得闻邪?"扁鹊曰:"长兄于病视神,未有形而除之,故名不出于家。中兄治病,其在毫毛,故名不出于闾。若扁鹊者,镵血脉,投毒药,副肌肤,闲而名出闻于诸侯。"扁鹊与魏文王的对话生动体现中医未病先防的核心理念,展示中医强调预防和调养的特色。扁鹊自谦医术居下,因其治疗的是已形成的疾病,而他的长兄,通过洞察未形之患,实现疾病的预防,体现的是更高层次的医术。这一比较突显中医倡导的治未病原则,即通过增强体质和调整生活方式预防疾病的发生，而不仅仅是对已发病症的治疗。

中医的未病先防理念，是基于对人与自然关系深刻理解的产物，强调通过保持身心和谐、促进阴阳平衡来增强个体的生命力，从而避免疾病的发生。这不仅是一种医学策略，更是一种蕴含深厚人文思想的生活哲学，强调预防胜于治疗，倡导一种积极健康的生活态度。

因此，中医的这一理念不仅对古代社会有着重要的指导意义，对于现代人追求健康生活的理念也有着启发作用，提醒人们在日常生活中应注重调节身心、与自然和谐相处，以预防疾病，提高生活质量。

2. 既病防变　在中医学领域，"既病防变"的原则突显出一种深植于传统医学的人文关怀与前瞻性治疗思维。该原则倡导在疾病发生之际迅速采取措施，着重早期诊断与治疗，以期"见微知著"，即在病症尚未显著前阻止其进一步发展。中医学将此视为揭示疾病演变规律的关键，并将之作为有效控制疾病蔓延的手段。

中医学中的"既病防变"不仅限于病理学的范畴，它还融合了中医的整体观和动态平衡观，强调防治过程应尊重和考虑到个体的差异性、整体性以及与环境的相互作用。中医治疗的人文特点体现在其对疾病预防的重视上，这种方法不只是简单地避免病症的恶化，更是对患者生命质量的全面考虑，涵盖身体、心理、社会和环境等诸多方面的健康。

此外，"既病防变"理念中所体现的中医人文精神也在于其对患者的深度同情与理解，认为医者应深刻洞察疾病的微妙征兆，采取个性化的治疗方案，以及时地调整治疗策略。如《素问·阴阳应象大论》所述，疾病的治疗应当遵循由浅入深的原则，反映了中医学的层次化治疗策略。

在具体实践中，"既病防变"要求医师掌握疾病的发展规律及其传变途径，如《金匮要略·脏腑经络先后病脉证》中提出的"见肝之病，知肝传脾，当先实脾"，医师应在治疗肝病的同时，采取调理脾胃的措施，以早期防止疾病的传变。这种治疗方法体现中医对于疾病发展机制深入的理解和在治疗中实施的系统防范。

总的来说，"既病防变"是中医学中一种典型的人文关怀体现，其通过对疾病早期迹象的敏锐洞察、及时有效的诊断和治疗，以及对患者整体健康状况的全面评估与照顾，展现中医学在传统医学治疗中的科学性与深厚的人文主义精神。

3. 瘥后防复　"瘥后防复"概念承载着深刻的人文精神与思想，强调在疾病康复的脆弱期采取全面的调养措施，以维护新获得的阴阳均衡状态，并预防疾病的复发。中医学将疾病视作邪气与正气斗争的产物，治愈的关键则在于恢复和保持阴阳之间的和谐。"瘥后防复"的理念不仅彰显了对生命个体整体性的尊重与关照，也体现了对生命过程中自然规律的遵循。

"瘥后防复"在医学实践中体现中医对生命过程连续性和整体性的理解。具体到治疗操作，这要求医师在病情稳定后，根据患者的具体体质和病理状态，施以个性化的调理方案。这不仅仅是针对生理功能的调整，同样涵盖心理、环境等多方面的综合考量。中医在此过程中所持的人文立场，追求的是人与自然和谐共生，强调顺应自然变化，尊重患者的个体差异和内在体验。

"瘥后防复"这一理念集中体现中医学注重预防及全面调养的医疗原则，在疾病恢复期对患者的体质进行细致的调养，并通过增强生命活力、调整情志以及改善生活方式等多方位的措施，实施全面的健康管理，防患于未然，反映了对患者全周期的深入关照。

治未病思想"以人为本"，以维护人的生命健康为出发点，旨在预防、减少疾病发生，让人们保持健康状态，提高生活质量。同时，充分调动人们主动增进健康、抗御疾病的积极性，实现人的自我关怀。

第三节 ｜ 中医名著名家人文精神撷菁

中医名著是中华文化宝库中的璀璨明珠，从《黄帝内经》的宏观哲学到《伤寒杂病论》的辨证精神，无不体现着中医的人文思想。这些经典著作所蕴含的人文精神是历代中医理论和实践发展的重要推动力。通过阐述人体与自然的关系、疾病产生和发展的规律，以及治疗原则和方法，不仅为医学实践提供了坚实的理论基础,也为世人提供了关于生命本质、健康维护以及疾病发生发展的深刻见解。因此,挖掘和弘扬中医名著中的人文精神,对于培养医德、提升治疗效果,乃至推动中医学科的发展都具有不可估量的价值。

无独有偶,中医名家(如华佗、董奉、孙思邈等)之所以成为医学领域的楷模,被后人所传颂,不仅在于其卓越的医术,更在于其所践行的人文精神。这些名家在其著作和实践中所展现出对患者的深切关怀、对生命的敬畏态度以及对医学伦理的坚守,都是中医人文精神的重要体现。研究这些中医名著名家的人文精神,有助于我们深层次地领会中医学的价值所在和其所蕴含的文化意义,也为现代医学人文教育提供了宝贵的教学素材与深刻启示。

一、中医名著中的人文精神撷菁

(一)《黄帝内经》中的医学人文

作为中医学的奠基之作,《黄帝内经》不仅是现存最早的医学经典之一,而且对中国医学史上主要理论体系的构建产生了深远影响。历代医家以此经典为医道之本,称之为"医家之宗"。此外,《黄帝内经》对医学哲学的形而上学议题进行了深入探讨,确立其在中国医学哲学史上的基石地位,堪称"医学哲学之宗"。

《黄帝内经》也对医学人文精神、医者思维素质以及职业道德等方面进行了系统阐释。其中对医学人文精神的阐释主要彰显在以下两个方面:一是将尊重生命作为医学价值的核心;二是把人文关怀作为医疗工作者的基本准则。书中明确指出:"天覆地载,万物悉备,莫贵于人。"强调生命的至高无上,确立医者应将救治生命作为首要任务。这一理念不仅指导了临床实践,更是中国古代医学人文教育的理论基础。

此外,在治病救人时,《黄帝内经》要求医者专心致志,做到"如临深渊,手如握虎,神无营于众物",体现了对生命的敬畏以及对患者高度负责的人文精神。《黄帝内经》认为医学的终极目标不只局限于治疗疾病,更强调对患者的深切关怀,强调医者的责任不仅在于养生防病,还应当将仁爱关怀融入于医疗实践,以此促进家庭幸福与社会和谐。

《黄帝内经》进一步阐释,医者应以深厚的同情心和仁爱之情关心患者,考虑问题始终从尊重和珍惜生命的角度出发。《黄帝内经·灵枢》中岐伯说:"人之情,莫不恶死而乐生,告之以其败,语之以其善,导之以其所便,开之以其所苦,虽有无道之人,恶有不听者乎?"意指人皆畏死而向往生,若向患者说明其害与利,引导其行之有道,则即便是最不通情达理之人,亦将从中受益。

医者思维素质包括要有完善的知识结构以及要紧密结合理论与实践。《黄帝内经》从整体论的观点和医学的复杂性出发,对医者的知识结构有着独特的见解:医者不仅要具有医学知识,而且应该"上知天文,下知地理,中知人事",这样的医者称为"上工"。此外,《黄帝内经》认为理论联系实际的医者才能掌握医学的规律而不迷惑,作出准确的诊断,制订个体化的治疗方案,并在治疗中因人施治。因此,医者只有更好地掌握医学规律,才能为患者提供高质量的医疗服务。

在《黄帝内经》中,对医者的职业品格也进行了细致阐述,强调其必须具备特定的素质和行为规范。坚持救死扶伤、防病治病的宗旨,发扬大医精诚理念和人道主义精神,以患者为中心,全心全意为人民健康服务。《黄帝内经》提出,医者在诊断疾病时应有高度的责任感,综合观察病情,全面分析诊治。《黄帝内经》亦严厉指责了那些职业素养不佳的医生"粗工嘻嘻,以为可知,言热未已,寒病复始,同气异形,迷诊乱经",此段话指那些自负而对患者病情缺乏深入了解的医师,面对病症时自认为已经洞悉病情的本质,实则诊疗时无法准确判别,导致误诊和治疗的混乱。

《黄帝内经》是中华民族传统文化的瑰宝,需要我们对它进行继承和发展,不断深入地学习和研究其蕴含的医者素养、医学态度、学习方法等内容,珍视其深厚的医学思想教育资源。

(二)《伤寒杂病论》中的医学人文

《伤寒杂病论》由张仲景所著,成书于东汉末年。它是中国第一部理、法、方、药皆备,理论联系实际的中医临床著作,确立"六经辨证",为中医学的发展提供了重要的理论支撑。《伤寒杂病论》不仅系统总结张仲景的医学理论与临床经验,更铸就了一个具有深刻中医人文精神的医学体系。

在《伤寒杂病论》自序中详细地阐明从医的目的和行医的伦理起点,其中"进不能爱人知人,退不能爱身知己"说明不能"贵生"而可能导致"害生"的医生特点。由此提出"爱身知己"与"爱人知人"思想,体现出重视人的生命和人伦关系的核心价值观。每个生命主体首先要懂得热爱自己的生命,热爱赋予自己生命的父母,热爱与自己生命血缘关联的亲人,才能将这种爱推向其他人。

《伤寒杂病论》强调"以人为本",注重对病情的细致辨析以及对治疗方法的个性化选择,体现了中医的整体观和动态平衡观。该著作无疑是中医学发展历程中的重大里程碑。其不仅在中医学中扮演了核心的角色,更是中国人文思想体系的重要组成部分,并作为中医学宝库中的璀璨明珠,赋予中医学以独特魅力,使之在世界民族医学之林中矗立不倒。

二、中医名家中的人文精神撷菁

(一) 华佗与仁爱济世

华佗,字元化,是汉末三国时期沛国谯(今安徽亳州)的杰出医学家,与董奉、张仲景齐名,合称"建安三神医"。华佗生活在一个战乱频繁、自然灾害不断、疾疫流行的社会动荡时期,但并未因此沉沦或背离初心,反而对滥用权力的封建豪强深恶痛绝,并对广大受压迫和剥削的劳动人民充满同情。

华佗的人文精神体现在他对医学事业的无私奉献与深厚爱民情怀上。他不以追求名利为目的,而是将全部精力投入到对医术的钻研与实践中,其行医足迹遍布全国,包含今安徽、河南、山东、江苏等地。华佗医术全面,既精通内、外、妇、儿科,又对养生之术、方剂、针灸有着深入的研究与实践,特别是在外科手术领域更是技艺非凡。善于根据患者不同病情和脏腑病位进行精确的诊断,并采用简捷高效的治疗方法,使患者迅速康复。

出于对病患的深切同情,华佗致力于减轻手术过程中的痛楚,历经无数次实践,最终研制出"麻沸散"这种麻醉药物。借助此药,他能在患者完全无感知的状态下完成剖腹、切除病变等复杂手术,并且创新性地使用桑皮线进行创口缝合,大大提高了手术的成功率与患者的康复速度。华佗的这一创举不仅为世界医学史上的麻醉剂和麻醉手术开辟了先河,更体现了他对人类健康与尊严的崇高尊重,后世将他尊为"外科鼻祖"。

华佗之所以被后世广泛推崇,名垂青史,不仅因为他高超的医术,更重要的是他的仁爱济世。在他的每一次诊治和手术过程中都承载着深沉的伦理关怀和对生命的尊重,每一剂药方的斟酌都蕴含着对患者苦难的深切同理和恢复健康的承诺。华佗的人文精神,不仅是中医人文教育的重要组成部分,也是所有医务工作者的宝贵精神财富。

(二) 董奉与杏林春暖

董奉,出生于东汉末年,福建长乐人,他离开家乡,云游四方,修道行医,足迹遍布今江西、浙江、广东、广西等地。据《浔阳志·董奉太乙观》记载,董奉到庐山后一边修道,一边行医济世。当时,庐山周边许多村民患哮喘、便秘之疾,董奉以具有显著祛风、解毒、降肺气功效的"杏仁"为主药,拟方施治,治愈许多村民。董奉对前来求治者分文不取,只要求重病愈者种杏五株,轻病愈者种杏一株。

许多后世诗人通过诗作赞扬董奉的杏林精神,如李白在《送二季之江东》中云:"云峰出远海,帆影挂清川。禹穴藏书地,匡山种杏田。此行俱有适,迟尔早归旋。"如此数年,得杏树十万余株,枝繁叶茂,百亩杏林自然形成。王维则在《送张舍人佐江州同薛璩十韵》中云:"香炉远峰出,石镜澄湖泻。董奉杏成林,陶潜菊盈把。范蠡常好之,庐山我心也。"

对董奉来说,杏树全身是宝,他采苦杏仁治病,杏子滋补养生,取杏叶祛风解毒,杏皮、杏根调理妇科疾病,一时间引得有钱人纷纷前来购买。于是,董奉在杏林中建一草仓,草仓中放置一容器,旁贴一告示,大意是想要买杏的人,不用特意告知,自行将等量的谷物与杏交换即可。而后董奉将以杏贷谷所得赈济穷苦百姓。

董奉的医德与行医理念,受到世人广泛赞颂,这不仅仅是对他个人医术的认可,更是对其高尚医德、社会公益行为及其人文关怀精神的肯定。董奉在中医历史上的形象及其行为,为后世树立了医者人文情怀与社会责任并重的典范。从此,后人用"誉满杏林""杏林医圣""杏林春暖"等赞誉之词来称赞医德高尚的医生。

(三) 孙思邈与大医精诚

孙思邈,唐代杰出医药学家。出生于贫穷农民家庭,自幼聪明好学,后因身患疾病,立志从医。他重视民间医疗经验,积累大量民间药方,编著《千金要方》。

孙思邈主张预防疾病,提倡个人卫生和运动保健,提出食疗、药疗、养生、养性、保健相结合的防病治病主张。他在《黄帝内经》关于脏腑学说的基础上,著成《千金要方》和《千金翼方》两书,全面总结了唐代以前中医学的发展,首次完整提出以脏腑寒热虚实为中心的杂病分类辨治法,对后世医学特别是方剂学的发展,产生了显著影响。

孙思邈一生注重医德的修养,尊重和爱护人的生命,他是第一个完整论述医德的人,是中国医德思想的创始人。在《千金要方》中不仅提出了"夫二仪之内,阴阳之中,唯人最贵"的思想,还在第一卷中以《大医精诚》为题在中国医学史上第一次对医德进行了论述,即"凡大医治病,必当安神定志,无欲无求,先发大慈恻隐之心,誓愿普救含灵之苦",强调医者的道德品质和行医规范,要以人为本,以救人为己任,以仁爱之心一视同仁地对待患者,以科学的态度研究和推广医学知识。

推荐阅读

---

1. 顾易.《千金要方》与医学人文.广州:广东高等教育出版社,2022.
2. 刘力红.思考中医.4 版.桂林:广西师范大学出版社,2021.

思考题
1. 中医健康观下的医学人文特征是什么?
2. 如何通过中医实践塑造医学人文精神?

思考题解题思路

（苏友新）

第十七章 医务社会工作

医务社会工作是指在医疗卫生领域开展社会工作的工作形式,是医疗服务和社会工作的结合。医务社会工作作为一种专业的社会服务形式,是现代医疗卫生体系不可或缺的一部分。在医疗服务中,患者不仅需要医学治疗,还需要关心、支持和帮助。而医务社会工作专业人员正是为了满足这种需要而存在的。他们拥有专业知识和技能,能够有效地进行心理评估、社会资源整合、康复辅导等工作,通过提供心理支持、协助解决社会问题、介入危机事件等方式,帮助患者及其家属应对和适应疾病及治疗过程中的种种困难和挑战,提升他们的生活质量和幸福感。本章将介绍医务社会工作的基本概念、发展历程、工作方法及其在医疗保健中的重要作用。

第一节 │ 医务社会工作的理论基础及历史沿革

一、医务社会工作的基本含义及理论基础

(一) 医务社会工作的基本含义

社会工作(social work)的核心意义是提供社会福利服务,当个人、群体、社区、组织、社会等在与其外在环境的不当互动中处于弱势情况时,福利部门和服务机构利用专门的方法和技术,协助当事人改变或推动环境,促进其与外在环境的适应性平衡。社会工作包括以下四个主要要素。

1. **工作对象** 社会工作的对象包括各个层面的个人、群体、社区、组织和整个社会。尽管社会工作最初也关注一般人,但弱势群体一直是社会工作的首要和核心对象。

2. **服务提供者** 社会工作通常由福利部门和服务机构来实施,而社会工作者是关键的执行者。

3. **目标** 社会工作的总体目标是促进个体与其环境之间"适应性平衡"。基本目标是帮助解决由于个体与环境之间的不适当互动而引发的问题;中间目标包括满足个人和社会的需求,以帮助他们更好地履行社会功能;最终目标是减少不平等,维护社会公正。

4. **手段** 社会工作认为个体与环境之间的不平衡源于两者之间的不适当互动,其原因可能在于个体,也可能在于环境。因此,实现这些目标的手段可以是帮助个体提高自助能力,可以是推动社会环境重新组织,也可以是综合运用上述两种方法。

医务社会工作(medical social work)是医疗领域的专业服务,也是社会工作的重要分支。狭义的医务社会工作指的是在医疗卫生机构中,专注于疾病的诊断、治疗和康复过程的社会工作专业服务,包括协助患者及其家庭成员解决与疾病相关的情绪问题、获取更多资源,以及适应医疗过程等内容。狭义的医务社会工作更接近于医院社会工作的定义。广义的医务社会工作不仅解决与疾病相关的社会和心理问题,还关注影响健康的社会心理因素的发现和深入研究。同时,它利用社区和社会资源,推动医疗保健与社会福利的整合,促进疾病预防和公众健康的保护。广义的医务社会工作包括医疗工作和健康照顾社会工作。总之,医务社会工作涵盖了社会工作者在医疗和健康照顾机构中从事的各种社会工作实践。

健康照护社会工作(health care social work)是指在健康照护体系中,通过社会服务活动来预防疾病,并解决患者及其家属的心理和社会问题。它强调了广泛的健康概念,包括身体、心理和社会健康,不仅仅关注疾病的诊断和治疗,还包括预防、保健和康复等方面。这种概念的崛起反映了传统的生物

医学模式向现代生物-心理-社会医学模式的转变,旨在综合促进公民的身体健康、精神心理健康和社会适应能力。

(二) 医务社会工作的理论基础

医务社会工作理论在指导医务社会工作实践方面起着关键作用,对于推动医务社会工作的实际应用具有重要意义。医务社会工作理论体系众多,包括社会福利理论、心理社会理论、生态系统理论、增权理论、危机介入理论、社会支持网络理论等。

1. **社会福利理论** 社会福利理论主要涉及如何界定人类社会的基本需求,以及满足这些基本需求的理论解释,主要包括人类需要理论(human need theory)和马歇尔(Thomas Humphrey Marshall)的公民权理论(citizenship theory)。人类需要理论核心概念在于界定和满足人类的基本需求,这些基本需求具有四个主要特征:社会认可性、普及性、客观性和不可缺少性。目前的研究表明,衣食住行和身心健康是人类的基本需要。在医疗卫生服务中,健康需要涵盖了患者的身心健康问题,即疾病状态。医疗卫生机构的主要任务是治病救人,包括医疗性服务以及与医疗服务环境、医患沟通和医疗人文关怀等相关的非医疗性服务,这些服务的提供过程就是满足健康需求的过程。马歇尔的公民权理论指出公民权的核心实质是社会福利、社会服务和福利服务,其将公民权分为三大类:政治公民权、民事公民权和社会公民权。政治公民权主要表现在参政权和选举权方面,民事公民权指的是保障个人自由的权利,而社会公民权主要体现在健康、教育、福利、公共住房以及社会服务等领域。马歇尔的公民权理论将社会公民权融入其中,丰富了公民权理论的内涵,为福利国家的健康照顾服务体系奠定了"社会福利"的概念基础。

2. **心理社会理论** 心理社会理论关注个体在心理和社会层面的发展和健康。在医务社会工作中,心理社会理论可以帮助工作人员理解患者的心理和社会需求,提供心理支持和社会支持,以促进患者的身心健康。

3. **生态系统理论** 生态系统理论认为个体与其周围环境相互作用,个体的健康和福祉受到环境因素的影响。在医务社会工作中,生态系统理论可以帮助工作人员考虑到患者的家庭、社区和社会环境,提供全面的支持和干预,以促进患者的整体福祉。

4. **增权理论** 增权理论强调个体的自主权利和权力,以及个体参与决策和控制自己生活的能力。在医务社会工作中,增权理论可以帮助工作人员与患者合作,建立平等的关系,支持患者在医疗决策和自我管理方面的权利。

5. **危机介入理论** 危机介入理论关注个人在面临危机和困境时,提供及时的支持和干预。在医务社会工作中,危机介入理论可以帮助工作人员迅速响应患者的危机情况,提供紧急援助和资源,以帮助患者应对和克服困境。

6. **社会支持网络理论** 社会支持网络理论认为个体的福祉和适应能力与他们所处的社会支持网络密切相关。在医务社会工作中,社会支持网络理论可以帮助工作人员评估患者的社会支持网络,并促进患者与家人、朋友和社区资源的联系,提供社会支持和帮助。

二、医务社会工作的历史沿革与发展

1905 年美国麻省总医院雇请首位社会工作者,标志着以志愿服务为主的医疗救助转入以专业服务为主的医院社会服务。当今,发达国家的医务社会工作已经成为医疗体系中不可或缺的一部分,工作范围包括但不限于为患者和家庭提供心理支持、病历管理、康复计划、家庭援助和安宁疗护等服务,医务社会工作还与社区组织、慈善机构和其他医疗专业人员合作,以提供全面的医疗和社会支持。

1921 年,北京协和医院在医务社会工作者蒲爱德(Ida Pruitt)女士的领导下,创立了"医院社会服务部",开展了医疗救助、生活服务等工作,这标志着中国医务社会工作的开端。在她的努力下,北京协和医院社会服务部的服务逐步制度化,与医院其他部门平行独立运作,拥有完整的岗位设置和明确的职责。在高峰时期,北京协和医院共有 30 多名社会工作者,他们分布在门诊和病房,为患者提供支持和服务,其主要职责包括协助患者熟悉医院、进行个案调查、提供病历附件等工作。他们通过访谈了解患者的情况,促进医患之间的沟通,并为存在经济困难或其他问题的患者提供资源支持。医务社会工作者需要具备社会学、医学和心理学等领域的知识,需定期召开例会进行经验交流和业务学习。北京协和医院的医院社会服务部在中国医务社会工作的发展中起到了引领作用,不仅培养了自己的社会工作人员,还向其他医疗机构输出社会工作者,推动了医务社会工作的发展。在北京协和医院社会服务部的帮助下,济南齐鲁大学医学院附设医院、上海红十字医院、上海仁济医院、南京鼓楼医院、重庆仁济医院和南京中央医院纷纷建立起医院社会服务部门。

20 世纪 80 年代后,社会学课程及相应的教育机构得以恢复和重建,我国社会工作教育和实务迅速发展,这两者共同推动了我国医务社会工作的新一轮发展。

1978 年党的十一届三中全会揭开了历史的新篇章,为医疗卫生领域的改革,以及借鉴国际医务社会工作的经验提供了有利的宏观社会环境和机遇。1984 年,由医务工作者提出,但因卫生系统内从事医务社会工作研究的人员较少,主要局限于学术界内部的讨论和同行间的交流。随后,医药卫生体制改革导致了医院的市场化,出现了就医难和就医贵的问题,医患关系也出现了结构性紧张,这些问题为医务社会工作的复兴和发展提供了结构性动力。医务社会工作逐渐崭露头角,成为一个备受关注的议题,而社会工作教育和实践的发展也为其提供了支持和推动。这一时期标志着中国医务社会工作逐渐走向了复兴和发展。

2000 年,上海东方医院成立了我国第一个医疗机构中的社会工作服务部门——"医务社工站",全面涉及医务社会工作的理论研究和教学,坚持实务与理论同步发展,对医务社会工作的方式方法和服务渠道进行了有益探索。在上海的影响下,广东、北京、山东等多地也纷纷开展各类专业服务,越来越多的医院开展医务社会工作服务,医务社会工作走上了快速发展的道路。

医务社会工作的发展离不开政策的保障,2009 年国务院在新医改方案中明确指出要开展医务社会工作,2015 年,国家卫生和计划生育委员会印发了《进一步改善医疗服务行动计划》,提出要进一步加强医务社会工作服务,2018 年,国家卫生健康委员会发布了《关于印发进一步改善医疗服务行动计划(2018—2020 年)考核指标的通知》,医务社会工作制度被单独列为一级指标。2000 年至今,医务社会工作的理念得以不断强化,服务体系得到进一步完善,政策研究也有望更好地支持医务社会工作的发展。现如今,医务社会工作已成为我国现代健康照护体系中的重要组成部分,进入了一个全新的发展时代。

第二节 | 医务社会工作的方法

医务社会工作的工作方法是在长期的实践中形成并经过实践检验行之有效的方法,社会工作的方法众多,主要包括医务个案工作、医务小组工作、医务社区工作等。

一、医务个案工作

个案工作是社会工作中最早发展的服务方法之一。它以个人或家庭为服务对象,采用个性化的工作方式,旨在增强他们解决问题、适应社会环境的能力,促进他们与周围环境的积极互动。个案工作在个体层面上,协助服务对象了解和接纳自己,增强其解决问题的能力和信心,帮助他们应对情感困扰,有效解决问题;在社会环境层面,促进社会公平和平等,保障个体的尊严和权利,维护社会发展和稳定。医务个案工作的一般工作流程包括以下六个阶段。

1. **接案** 医务社工与服务对象和医疗团队接触,了解服务对象的基本信息、社会心理情况以及需要协助的问题,以确定是否需要社会工作部的介入,以及服务的紧急性和优先次序。

2. **预估** 医务社工对服务对象进行综合评估,明确服务目标,包括了解服务对象的基本信息、家庭情况、问题和需求以及潜在风险的评估。

3. **计划** 医务社工与服务对象共同协商和确定服务目标,并确定达成这些目标的优先次序,选择适当的服务策略,制订可操作的服务计划。

4. 干预　医务社工与医疗团队协作,按照服务计划实施服务,提供心理社会支持、帮助服务对象适应疾病、连接社会资源、提供慈善援助、规划出院安置、进行危机干预、提供安宁疗护等服务。

5. 评估　评估是评价医务社会工作的服务质量和效果的关键阶段。过程评估主要评估服务的执行过程和医务社工的专业表现,包括社会理论、方法和技巧的应用。效果评估主要评估服务的影响,包括问题改善、目标达成和服务对象的满意度。

6. 结案　结案阶段是医务社工与服务对象专业关系的结束,当服务对象的问题改善或需求得到满足时,医务社工会以适当的方式结束个案服务关系。

【案例 17-1】

李某是一名刚住进养老院的"固执老头",农民出身,十几年前因为脑卒中导致行动不便,还患有高血压、糖尿病,多年来一直由老伴照顾。由于老伴的突然离世,李某不愿意拖累子女照顾自己,也不想再花钱维持治疗。在子女的强烈要求和安排下,李某住进了养老院,但因为身体疾病和心理因素,不愿意配合护工的照顾和治疗安排,拒绝和人交流。于是,家属来寻求医务社会工作者的帮助。

社会工作者接案,并对李某进行综合评估。

1. 性格特点　李某性格比较固执,容易发脾气,社会工作者需要采取温和的交流方式来建立信任和沟通。

2. 情绪状态　长期照顾陪伴自己的老伴去世,对李某来说是巨大的打击,同时自身身体状况和治疗费用也是情绪低落的原因。

3. 家庭情况　子女均在外地打工,无法照顾生病的李某;同时李某退休金较低,财务方面也需要支持。

针对案例 17-1,可采用医务个案工作中的理性情绪治疗模式,该模式建立在人性复杂和可变的假设基础上,其基本理论主要是 ABC 理论。通常认为情绪和行为后果的反应直接由诱发事件所引起,即诱发性事件 A(activating event)引起人的情绪及行为反应 C(emotional consequence)。而 ABC 理论指出,诱发性事件 A 只是引起情绪及行为反应的间接原因,而人们对诱发性事件所持的看法和解释 B(belief system)才是引起人的情绪及行为反应 C 的直接原因。在理性情绪疗法的整个过程中,由于与非理性观念进行辩论 D(disputing)是帮助患者的主要方法,并获得所设想的效果 E(effect),所以由ABC 理论所建立的疗法可以用"ABCDE"五个字母作为其整体模型。

案例 17-1 具体干预思路如下。

1. 建立信任和沟通　首先,医务社会工作者需要与李某建立信任关系,了解他的情绪问题和困扰 C。通过尊重他的性格,用渐进式的交流方式,建立有效的沟通。

2. 识别诱发事件　与李某一起识别导致他情绪问题的诱发事件 A,例如,老伴的突然离世、慢性病的治疗。

3. 分析对诱发事件的看法　探讨李某对这些诱发事件的看法和解释 B,分析事件对李某生活和情绪的影响。

4. 针对非理性观念进行辩论　在 ABC 理论中,医务社会工作者可以帮助李某识别非理性观念,包括帮助他判断思维方式是否合理,是否存在过度担忧或不必要的焦虑。医务社会工作者可以引导他与这些非理性观念进行辩论 D,思考以更积极和理性的方式来看待问题,并获得所设想的效果 E。

案例 17-1 具体服务过程如下。

1. 建立信任(第一天)　医务社会工作者与李某及其家属、护工进行交谈,建立互信关系,了解基本信息。

2. 观念辩论(第三天)　医务社会工作者邀请李某参加慢性病健康科普讲座,了解疾病,帮助他尽可能适应生活,同时安慰开导李某缓解老伴离世的悲伤情绪。

3. 建立社交(第四天) 医务社会工作者陪同李某参加养老院交流活动,与其他老年人沟通交流生活体验和兴趣爱好,通过分享提升李某的社交参与度和生活积极性。

4. 环境支持(第七天) 医务社会工作者与家属、护工交流,巩固干预方法,同时让子女多来探望、交流沟通,帮助李某保持积极心态。

案例 17-1 点评:本案患者因为亲人的离世一直呈现封闭和消极的状态,同时害怕拖累自己子女的认知让他不愿意接受治疗和照顾。社会工作者通过引导优势视角、提供同理心、帮助患者了解信息等方法,成功引导患者重新接纳自己、了解家人和疾病,有助于他积极接受治疗和服务,同时因为接受、理解子女的关心,从关爱中获得力量来面对疾病。

二、医务小组工作

医务小组工作是医务社会工作的一种基本方法,由社会工作者领导,促进小组成员之间相互支持、互动和资源分享。医务小组工作旨在帮助成员激发潜能、改善态度和行为,以提高其社会功能,解决个体、群体、社区和社会层面的问题,促进成员的个人成长和发展。小组工作通常包括建立、过渡、运作和结束阶段,营造安全和信任的小组氛围,巩固小组成员的参与和小组的运作,协助成员更深入地探索个人态度、感受、行为和价值观,巩固小组成员在小组中获得的经验,并将其应用于实际生活,解决实际的问题。医务小组包括以下几种不同类型。

1. 支持性小组 这种小组通常由面临相似困境、问题或需求的个人组成,主要目标是提供情感支持和交流的平台。

2. 自助性小组 这种小组由患有相同类型疾病的患者及其家属组成,成员可以互相提供情感支持、了解疾病相关的情况及治疗方法。

3. 治疗性小组 治疗性小组通常由患有严重的认知、情感或行为问题的个体组成,特别是在遭受危机事件或创伤性事件后,其目标是帮助成员恢复社会和心理功能,减轻危机或创伤事件可能带来的压力。

【案例 17-2】

随着疾病谱的变化,慢性、复杂疾病如心脑血管疾病越来越常见,对患者的心理和生活产生重要影响。这类患者通常关注自身健康,容易感到紧张和焦虑,且由于需要他人的照顾,患者变得较为被动。同时,疾病也可能对事业和经济状况产生负面影响,患者对疾病的预后感到担忧,产生恐惧和悲观情绪。

前来中医科就诊的多为中老年人或慢性疾病患者,他们希望了解疾病的诊断、预后、治疗药物、治疗效果等方面的信息,并期望得到有益于健康的生活指导和情感支持。

在这种情境下,采用互惠模式,通过互惠小组的方式进行干预是合适的。这个小组由同一医院中医科的出院患者组成,大多数患者都有长期的就医史,缺乏康复知识和社会支持,面临心理压力。医务社会工作者通过理想情绪疗法,结合三个主题的小组活动,向患者传授养生保健知识,帮助他们理性看待情绪,学会放松方法,并提供相互支持和资源分享的平台。

服务过程:

第一次(第一天):进行小组介绍、自我介绍,订立小组契约,开展"心脑血管疾病患者夏季之衣食行思"医生讲座,组织带领组员参与医生教授的养生实践方法,请组员分享与疾病相关的身心经历,邀请专家解答,并传授相关知识。

第二次(第七天):邀请医生对组员反馈给予点评、指导,邀请医生做关于食疗的讲座,请组员分享作为患者的压力,复习食疗知识,动手实践。

第三次(第十四天):医务社会工作者带领组员讲述、分享彼此经验,进行需要组员间相互信任和建立默契的游戏。

第四次(第二十一天):邀请专家开展关于慢性疾病自我管理的讲座,医务社会工作者引导组员与专家互动提问、分享"认知 ABC 理论",组员间分享心理压力产生的原因与应对技巧。回顾小组工作,填写评估问卷。

案例 17-2 点评:互惠小组为多位患者提供了减压服务,小组成员从陌生到相互信赖,互相倾诉困难和烦恼,有助于释放消极情绪,减轻长期的压力。组员有机会共享康复经验,学习养生保健知识和减压技巧,这有助于他们更好地管理自己的健康和情绪,提高生活质量。本案例中的医务社会工作者不仅起到组织和引导作用,还积极地利用社会资源,为组员提供专业服务。

三、医务社区工作

医务社区工作以社区及其成员为对象,旨在通过组织社区成员有计划地参加集体行动,进而解决社区问题。社区工作的一般目标是促进社区居民的参与,通过参与来实现个人和社会的价值,从而提高生活质量。还包括培养社区居民对社区的归属感,提高社会意识,争取和利用资源来解决社区问题和满足需求,推动社区的融合,并促进社会公平和正义的实现。目前,医务社区工作的相关方案如下。

1. **社区健康营造方案**　由专业人员或志愿者提供专题演讲、基本健康检测(如血糖检测、血压测量)、进阶健康检查(如乳腺 X 线摄影、宫颈刮片检查)、健康体能促进活动等社区健康服务。这是以社区发展的方式,来完成社区健康促进的行动。通过社区居民参与的过程,专业人士与社区居民共同发掘社区健康的议题,一同解决社区的健康问题。

2. **偏远地区医疗巡回服务计划**　偏远地区医疗巡回服务计划是一项旨在解决偏远地区医疗资源匮乏问题的计划。2023 年,国家卫生健康委员会、国家中医药管理局、国家疾病预防控制局联合发布了《关于做好县域巡回医疗和派驻服务工作的指导意见》,要求各地结合实际情况,制订地方性的计划和方案。一些省份如甘肃、福建等已经公布了相关的计划,如"三级医院对口帮扶""医师晋升前下乡""名医下基层"等计划,由当地医务社工对接,与对口帮扶医师共同开展医疗活动。自实施以来,有效提升了乡镇医疗卫生服务能力,推进了农村地区公共卫生服务均等化。

3. **社区健康体检与义诊方案**　由医院投入医生、护士、相关治疗师等人力资源,以及治疗设备、检查设备等物质资源,并支付相关费用,为社区居民提供健康体检和免费诊断服务。同时通过医务社工为居民提供常见疾病治疗的针对性建议,使居民掌握疾病的预防、病后康复治疗、合理用药等保健知识,增加了社区居民对自身健康状况的了解与认识。

4. **共同照护中心计划**　共同照护中心以街道居家养老网络为核心,医务社区工作者因地制宜,社区参与度高,在老年人社会福利机构、社区发展协会协助下开展养老服务,如老年人独居送餐计划、社区关爱中心计划、年度节日活动管理及义卖计划。

医务社会工作的具体方法和操作方法多种多样,可以应用于不同的情况,解决不同的问题。上述方法和技能的应用水平从微观的个人健康和家庭生活,到宏观的复杂社区、组织和社会,都是医疗保健背景下的医务社会工作与服务的方法和技能。

第三节 | 临床诊疗与医院社会工作介入

医务社会工作的服务范围广泛多样,医务社会工作者在患者疾病诊疗的每个过程中都发挥着不可替代的作用。在疾病诊疗过程中,良好的医患沟通是关键因素,构建和谐医患关系是医务社会工作介入的优先领域。

一、疾病诊疗过程中的社会工作介入

患者的疾病诊疗主要分为以下几个过程:门诊—住院—出院。在整个医疗服务过程中,如果患者

出现经济、家庭、情绪和社会关系上的相关困难,医疗专业服务部门及人员均可将患者转介给医务社会工作者。

(一)门诊患者的医务社会工作

1. **咨询和指导服务**　在门诊服务中,医务社会工作者应当为门诊就医患者提供咨询和指导服务,根据患者的主诉及需求指导其挂号,使其顺利就医。遇到对门诊检查场所及内容有所困惑的患者,应当尽快帮助指引其完善相应检查。这要求医务社会工作者的管理部门与医院各科室之间建立协同合作的紧密联系,随时了解各科室最新信息。

2. **健康教育与心理辅导服务**　当患者因为突发意外、陷入医患问题,或者被诊断为某些疾病(如癌症)等情形产生心理压力时,医务社会工作者可以为其提供情绪支持及心理辅导服务,并提供饮食、运动、心理、治疗、预后等方面的健康教育,同时协助患者了解相关的资讯,为患者认识和管理自身疾病提供有效指导和帮助。

3. **入院前咨询与指导服务**　患者入院前,医务社会工作者可以指导患者做好门诊病历、相关检查报告单、社会保障卡、身份证、生活用品等入院所需资料和物资的准备工作,帮助其顺利办理入院手续。同时协助患者与医务人员沟通病情,促进其了解自身患病情况及其治疗费用、时间、预后等情况。此外,为了帮助患者更顺利地适应入院,医务社会工作者可以协助患者了解自己所在科室的大致情况,以及协助患者与同病房或同病种的病友建立互动与交流。

(二)住院患者的医务社会工作

1. **协助诊治计划开展**　住院期间,在疾病诊疗过程中,当患者对诊疗计划认识不足时,医务社会工作者应该与患者及时沟通,及时了解患者所需,向患者提供必需的信息,协助患者了解自身疾病治疗的相关知识,如治疗进程、治疗风险、预后情况以及并发症等。同时可以协助患者家属掌握护理知识和技巧,提高家属照护能力,提前做好康复知识和技巧的学习及疾病预后的各项准备。

2. **建立有效医患沟通与心理辅导**　良好的医患沟通在患者诊疗过程中起到至关重要的作用。作为医患双方的沟通桥梁,医务社会工作者应为双方制造和谐的沟通环境。可以通过调查了解患者的需求和对诊疗过程的疑惑,将其反馈给医护人员,使医护人员更加了解患者需求与困惑,随后通过与医护人员的沟通交流,将医护人员的解答传达给患者。

医务社会工作者应当关注住院过程中患者出现的不安及焦虑等情绪,协助评估患者的心理及社会状况,及时给予心理疏导及情绪安抚,并了解患者此时的需求及困惑,竭尽所能协助患者完成诊治。医务社会工作者可以通过搭建同病种患者间的交流平台,鼓励他们互相帮助,同时积极予以引导和教育,纠正患者对疾病的错误认识及过高的期望,帮助其树立正确的疾病观、健康观,使其明白当前医疗技术的局限性以及疾病的未知数,从而提高其对疾病诊治的配合程度。

3. **协助经济困难患者寻求社会及相关部门帮助**　经济困难患者住院期间寻求帮助时,医务社会工作者可以根据患者与家属实际需求,向社会及相关部门申请医疗援助,或者通过媒体、慈善会、红十字会、专科疾病救助基金或网络筹款等渠道,协助患者及家属获得必要的生活物资或经济支持。例如可帮助因工伤而住院的患者获得有关工伤保险知识、申请工伤保险赔偿,可帮助"三无"患者筹集医疗资金并获得妥善安置。

总之,在患者住院期间,医务社会工作者可以帮助患者从医护人员处获取有用信息,对有需要的患者和家属提供社会心理支持,以及帮助链接社会资源,为患者解决经济困难等问题,从而避免了可能的医患矛盾的发生。

(三)出院患者的医务社会工作

1. **提供连续性的健康照顾服务**　针对出院患者的医务社会工作主要是为患者提供连续性的健康照顾服务,使患者恢复生理、心理与社会功能上的良好状态,帮助患者重返正常的社会生活。医务社会工作者应发挥计划制订者和指导者的功能,通过与患者及其家属接触,了解患者的家庭环境,发现与发病有关的家庭、社会、心理因素,纠正家庭对患者患病的不正确态度和行为,帮助患者家庭建立良好的家庭环境以及帮助患者制订完整的康复计划,并帮助其家庭实施计划。

2. 协助制订出院计划　当患者作出院准备时,医务社会工作者可协助患者与医疗团队沟通,共同制订出院计划,协助患者及家属办理出院手续。其中制订出院计划主要分为以下几步:选定适合制订出院计划的患者—确定出院计划的指导者—与患者初次面谈并收集相关资料—准备并召开出院计划讨论会—联络出院后的支持系统—形成最终的出院计划。

医务社会工作者选定出院患者并主动联系患者,通过与患者多次深入交流、询问患者的疾病情况,获取患者的信任,随后在医生、护理人员、医务社会工作者等组成的出院小组团队的交流指导下收集患者的相关资料,了解患者疾病预后及康复情况。医务社会工作者与出院小组团队需要根据患者的疾病恢复情况、居住地址、工作地点、家庭经济能力等条件召开出院计划讨论会,共同评估并制订个体化出院诊治计划,引导患者及家属共同参与出院计划的制订。对于出院后需要康复治疗的患者,医务社会工作者可通过医疗机构间双向转诊机制,落实三级康复体系,保证患者在出院后仍能得到服务,即使病情反复也可以得到及时治疗,让患者享受到连续、全面的康复医疗服务。通过以上步骤可以形成最终的个体化的出院计划。

3. 协助建立反馈渠道　出院计划制订后,医务社会工作者可选取合适的社交媒体平台作为反馈渠道。如患者出院时,医务社会工作者可邀请患者及其家属进入科室专门组建的针对所有出院患者或者某种特定疾病的微信群,加强患者与医护人员、医务社会工作者的联系沟通;患者及家属可随时对患者病情、预后等情况进行反馈,医务社会工作者可以及时了解患者出院计划的执行情况及身体康复情况,并将其反馈给患者医疗团队,协助医疗团队为患者制订下一步的治疗计划。医务社会工作者亦可对患者进行居家康复访视,如在患者生日、过年过节、气候变化、疾病流行等特殊时期,对患者进行电话问候或者与患者会面,询问患者身体康复情况,为患者下次住院提供便利通道,并提供必要的医疗、心理与康复支持和指导,如通过建立疾病互助小组,鼓励患者多与他人交流互动。针对不同患者的情况设计个体化的小组活动,促进患者身心健康发展。另外,医务社会工作者也可以协助指导患者家属学习并掌握居家照顾与护理技巧,促进患者出院后的治疗和康复。

总之,有效的医患沟通模式可由医务社会工作者介入医患关系,协助医护人员了解病患的基本信息和需求,并将相应的反馈内容传达给患者,做好出院随访工作,监督患者康复情况,在缓解医护人员工作压力的同时,提供医患直接沟通的空间,加强双方的联系,促进患者的治疗和康复。

二、构建和谐医患关系中的社会工作介入

社会工作是构建和谐医患关系必不可少的一环,将社会工作引入医疗服务领域,推动和谐医患关系的重构逐渐成为一种共识。在临床诊疗过程中,贯穿始终的关键因素是良好的医患沟通。在医患沟通过程中,医护人员需要了解患者,体察患者的情绪状态、看病动机、人格特征,以及生活的社会文化背景。对于医患沟通中核心内容和技巧的良好把握是顺利开展医患沟通的前提,此时,医务社会工作者的适时介入将会促进医患双方的顺利沟通。

在构建和谐医患关系中,社会工作的介入主要分为两种:面向患者及家属的工作策略,以及面向医务人员的工作策略。面向患者及家属的工作策略需要医务社会工作者及时关注患者需求,强化信息沟通,注重心理及情绪辅导,为患者及家属提供入院、出院的安置及追踪与康复保健治疗方面的服务;当出现冲突和纠纷时,协助患者使用合法的手段维护自身权益。面向医务人员的工作策略需要医务社会工作者及时将患者的需求和问题反馈给医疗团队,促进医患之间理性和谐地解决问题,并为医务人员提供必要的医学人文培训。

(一) 面向患者及家属的工作策略

保障和维护患者的权益,是医务社会工作的根本宗旨。医务社会工作者面向患方的服务内容和工作范围应体现在以下方面。

（1）运用行为主义理论，认真倾听患者对病情的担忧、对医护人员的抱怨等，使患者的对立情绪得到舒缓，让其感受到尊重与重视，协助他们解决疾病带来的心理压力。

（2）应用个案工作方法和认知理论，加强患者及其家属对有关医药和疾病知识的了解，向患者说明病情，协助拟订治疗方案，必要时开导患者，促使患者积极配合医护人员的治疗活动，使患者与医护人员形成良好的信任关系。

（3）运用小组工作方法，建立不同类型的小组，通过座谈、游戏等互动活动，缓解患者心理压力及不良情绪，树立战胜疾病的希望与信心，同时为患者提供心理与情绪方面的咨询及辅导。

（二）面向医务人员的工作策略

及时与医务人员沟通并反馈患者的情况，是医务社会工作者维护良好医患关系的关键措施。医务社会工作者面向医疗机构及其工作人员的服务内容应体现在以下方面。

（1）利用与患者及其家属接触的机会，了解掌握患者的相关信息，评估分析患者的家庭、生理、心理及社会生活状况并提供给医务人员，帮助他们全面了解患者的情况，从而为开展医疗工作提供必要的帮助。

（2）在治疗过程中，医务社会工作者可以将患者提出的有关病情的疑问以及了解到的可能导致患者患病的心理和社会因素及时向医务人员反馈，帮助他们为患者制订合理的治疗方案。

（3）运用个案工作方法，着重关注那些卷入医疗纠纷的医务人员，或在医患关系矛盾中感受到情绪危机的医务人员，可以为他们提供个案辅导服务，从而减轻他们的消极和不良情绪。

（4）社会工作者需要运用小组工作方法，在医患双方面临比较重大的医疗矛盾时，为医患双方开展小组辅导，促进双方的有效沟通。

（5）定期向医务人员提供医学人文、医学伦理、叙事医学等相关培训，使他们能够通过多种形式改善医患沟通；同时也加强医务人员对医疗纠纷相关法律法规知识的学习，保证他们能够更好地与患者进行沟通，并避免一些不必要的纠纷。

另外，医务社会工作者可以积极与政府及相关部门合作，以推动医务社会工作体制的建设及医务社会工作服务体系的完善，从多个角度着手来有效缓解医患矛盾，调和医患关系。

总之，医务社会工作者承担服务提供者和支持者的角色，通过多方面介入医患关系来缓解医患矛盾，运用心理咨询等技巧，促进医护人员和患者和谐相处，预防潜在的恶性医患关系冲突危机。这些都显示了医务社会工作者介入医患关系的独特优势，树立了社会工作的专业性和权威性，提高了医疗质量，有助于真正实现"以患者为中心"的医疗模式。

推荐阅读

---

1. 刘继同. 医务社会工作导论. 北京：高等教育出版社，2008.
2. 朱福，赵桂绒. 医务社会工作：临床案例精选. 上海：文汇出版社，2017.

思考题
1. 什么是医务社会工作，其工作内容有哪些？
2. 结合临床工作实践，请思考临床医生在什么情境下可以申请医务社会工作者的介入帮助。

（万　静）

思考题解题思路

NOTES

第十八章 | 医疗资源及其选择

医院和医务工作者是我国医疗体系和医疗资源的重要组成部分,公众基于自己的认知,就医时会对医疗资源有不同的选择;了解我国的医疗资源、医疗保障体系、医疗改革的历史,能使我们站在宏观的角度理解我国的医疗资源和公众的选择,并能积极引导公众选择合适的医疗资源。

第一节 | 我国医疗资源的概述

一、医疗资源的概念

我国医疗卫生领域包括四大体系:覆盖城乡居民的公共卫生服务体系、医疗服务体系、医疗保障体系和药品供应保障体系。医疗资源是提供医疗服务的要素的总称,通常包括卫生人员(如执业医师、注册护士等)、医疗费用(如财政补助)、医疗机构(如医院)、医疗床位、医疗设施和装备、知识技能和信息等。

我国的医院分为公有制医院(即公立医院)和非公有制医院(即民营医院或私立医院)。公有制医院指由政府举办的纳入财政预算管理的医院,是国家体现医疗公益性、满足基本医疗需求的主体,特点是非营利性,是我国提供医疗卫生服务的主要机构。非公有制医院是由社会资本或者私人企业创立的,大部分非公有制医院是以盈利为目的的。非公有制医院的存在,客观上完善了医疗卫生服务,满足了不同群体的需求。

我国医疗卫生服务是通过三级卫生服务系统提供的。在农村地区,第一级是乡村医疗中心的乡村医生,主要提供预防性、初级医疗服务;第二级是乡镇卫生所(医院),主要提供门诊和住院服务,病情严重的患者会被转诊到第三级医院;第三级是县级医院,是基层医疗服务网底、分级诊疗枢纽,也是县域医疗体系龙头,承担县域内大部分医疗服务和几乎全部的公共卫生应急事件处置。在城市地区,第一级是工厂和街道医院提供的医疗卫生服务;第二级是区级医院提供的医疗卫生服务;第三级是市级医院提供的医疗卫生服务。一般而言,医院等级越高,拥有的医务人员数越多,医疗科室划分越详细,医疗设备越先进。我国各级各类医院的基本功能定位有所不同。2015年《国务院办公厅关于推进分级诊疗制度建设的指导意见》,明确了各级各类医疗机构诊疗服务功能定位(表18-1)。

表18-1 我国各级各类医疗机构的基本功能定位

类型	主要功能定位
三级医院	1. 主要提供急危重症和疑难复杂疾病的诊疗服务 2. 中医医院充分利用中医药(含民族医药)技术方法和现代科学技术,提供急危重症和疑难复杂疾病的中医诊疗服务和中医优势病种的中医门诊诊疗服务
二级医院	主要接收三级医院转诊的急性病恢复期患者、术后恢复期患者及危重症稳定期患者
县级医院	主要提供县域内常见病、多发病诊疗,以及急危重症患者抢救和疑难复杂疾病向上转诊服务
基层医疗卫生机构和康复医院、护理院等	为诊断明确、病情稳定的慢性病患者、康复期患者、老年病患者、晚期肿瘤患者等提供治疗、康复、护理服务

二、我国医疗卫生资源及特点

(一) 医疗卫生机构及人员的现状

医疗卫生机构是公众获取医疗卫生服务的主要渠道。经过多年发展,我国医疗卫生体系建设取得了长足的进步,医疗机构数量显著增加。根据《2022年我国卫生健康事业发展统计公报》,截至2022年末,全国医疗卫生机构总数达1 032 918个。其中,医院36 976个,基层医疗卫生机构979 768个,专业公共卫生机构12 436个。全国共设置13个类别的国家医学中心。医院中,公立医院11 746个,民营医院25 230个。按等级分:三级医院3 523个(其中,三级甲等医院1 716个),二级医院11 145个,一级医院12 815个,未定级医院9 493个。公立医院在医疗服务系统中占据主导地位,提供约90%的服务量,也汇聚了优质的医疗资源和医疗人才。一批高水平重点专科医院得到扶持发展,84%的县级医院达到二级及以上医院水平,远程医疗协作网覆盖所有地级市。民营医院在政策的强力支持下正步入飞速发展阶段。

基层医疗卫生机构中,社区卫生服务中心(站)36 448个(其中:社区卫生服务中心10 353个,社区卫生服务站26 095个),乡镇卫生院33 917个,诊所和医务室282 386个,村卫生室587 749个。我国省区市设有传染病院,县级城市没有设置。我国中医药事业发展取得了长足进步,中医药在新冠疫情防控和医疗救治中发挥了重要作用。但中医优质资源总体不足,基层中医药人才相对匮乏。

医院床位数直接反映了一个地区医疗系统的收治能力,是基础的硬件条件。2022年末,全国医疗卫生机构床位975.0万张,其中,医院766.3万张(占78.6%),基层医疗卫生机构174.4万张(占17.9%),专业公共卫生机构31.4万张(占3.2%)。医院中,公立医院床位占70.0%,民营医院床位占30.0%。每千人口医疗卫生机构床位数为6.92张。

医生和护士的数量反映了一个地区的基础救治能力,是最重要、最基础的医疗资源。随着社会经济的发展,我国医生和护士的数量获得了明显的增长。2022年末,全国卫生人员总数1 441.1万人。卫生技术人员1 165.8万人,其中,执业(助理)医师443.5万人,注册护士522.4万人。每千人口执业(助理)医师3.15人,每千人口注册护士3.71人。卫生人员机构分布:医院874.8万人(占60.7%),基层医疗卫生机构455.1万人(占31.6%),专业公共卫生机构97.9万人(占6.8%)。

(二) 医疗卫生机构及人员的分布特点

我国医院在数量上总体呈现"东南到西北递减"的分布趋势,经济较发达地区的医院相对密集。截至2020年,东部地区全科医生数量高于中、西部地区。同时,我国城市地区和农村地区医疗资源分布也存在一定差距,城市地区医疗机构的床位数、医生数、护士数、医疗技术人员数均高于农村地区。

医疗卫生资源供给的区域差异,与医疗卫生资源配置、国家区域卫生服务的变化、经济发展水平、人口流动、资源供给的管理体制、医疗卫生服务的需求等因素相关。

三、我国医疗卫生服务的现状及特点

(一) 医疗卫生服务以人民健康为中心

2016年国务院《"十三五"卫生与健康规划》提出"人人享有基本医疗卫生服务"的目标。为此,我国政府积极优化卫生资源配置,提高卫生资源配置的公平性,在促进优质医疗资源扩容的同时,加强县域紧密型医共体和城市医联体建设,提升基层医疗机构的诊疗能力。

我国医疗卫生服务,坚持从"以治病为中心"向"以人民健康为中心"转变,将基本医疗卫生制度作为公共产品向全民提供。持续深化医疗、医保、医药"三医联动",补短板、强基层、建机制,建立起了世界上规模最大的基本医疗卫生保障网。健全农村医疗卫生服务体系,巩固新农合制度,改善农村和偏远地区医疗服务的设施,增强服务能力,逐步缩小城乡医疗卫生发展的差距。

(二) 我国医疗卫生服务的需求

我国人口众多,随着社会经济的发展与收入水平提升,人口的老龄化增速、城镇化水平提高、生活方式改变,以及慢性病患者的增加及全民医保制度的推进,人们的健康意识明显增强,对健康生活及高质量医疗服务的需求不断提高,对医疗、护理和康复服务的需求也增加。研究显示,居民收入与医疗服务需求之间存在相关性。在温饱阶段,对医疗服务的需求比较低;解决温饱问题之后,医疗服务的需求会随着收入水平的提高而逐渐增加。

我国民众收入水平的提高、城市化的发展、财富的积累以及健康观念的转变持续推动医疗消费需求向多元化、多层次的方向发展。人们更愿意为好的服务和高质量、专业的医疗技术支付溢价,从而带动了高端医疗的成长。对生活质量的重视和保健知识的增加促进了健康医疗的发展。不同年龄的需求促进了不同专科服务。从"有病才医"向注重保健观念的转变拉动了健康服务产业,推动医疗服务从单纯的疾病治疗向养生、保健、护理等多元化的领域拓展。医疗消费需求多层次、多样化的趋势将驱动整个医疗服务产业进一步细化,向纵深发展。如何适应社会的发展、满足人民群众健康生活的需要,是医疗卫生服务发展的重要工作内容。

(三)推动医疗卫生资源合理配置,着力解决"不均衡问题"

根据我国的具体实际,推动医疗卫生资源合理配置,应注重以下几个方面。

(1)加快优质医疗资源扩容、下沉及区域均衡布局。构建优质高效医疗卫生服务体系,围绕严重危害人民群众健康的常见病、多发病以及防范重大公共卫生风险的需要,继续扩大优质医疗资源的扩容和下沉,让群众"有病能在家门口看上",提高医疗卫生服务的可及性。

(2)倡导基层医疗资源配置与区域经济的协调发展,合理配置基层医疗资源,避免与经济发展不相适应的基层医疗资源配置滞后供给。

(3)加强基层医疗资源配置,重点加强中西部地区和基层,特别是乡村医疗服务能力的建设,提升基层医疗服务水平。

(4)推动大医院和基层医疗机构的协调发展。加强医联体建设,不断推动基层医疗机构人才队伍培养,促进区域医疗卫生机构的协调发展。

(5)加快基本医疗保障制度建设,健全基层医疗卫生服务体系,确保全民享有基本的医疗卫生服务。

(6)建立更加开放的医疗卫生事业经营体系和更加市场化的医疗卫生服务机制,充分利用社会资本和国外、境外资本,为不同层次的人群提供不同层次、多元化的服务,提升服务质量。

第二节 | 我国的医疗保障

一、我国的医疗保障体系

医疗保障制度是指劳动者或公民因疾病或其他自然事件及突发事件造成身体与健康损害时,国家和社会团体对其提供医疗服务或对其发生的医疗费用损失给予经济补偿而实施的各种制度的总和。我国医疗保障制度简称医保制度,是减轻群众就医负担、增进民生福祉、维护社会和谐稳定的重大制度安排。医疗保障是医疗卫生体系的一部分,由国家医疗保障局管理。基本医疗服务费用由政府、社会和个人三方合理分担。

(一)我国医疗保障制度的特点

"十四五"时期,我国医疗保障工作以习近平新时代中国特色社会主义思想为指导,贯彻新发展理念,构建新发展格局,坚持以人民健康为中心。基本原则是坚持党的全面领导,坚持以人民健康为中心;坚持保障基本、更可持续,确保人民群众基本医疗保障权益;坚持在发展中改善民生,促进共同富裕;坚持系统集成、协同高效;坚持精细管理、优质服务;坚持共享共治、多方参与。到2025年,医疗保障制度更加成熟定型,基本完成待遇保障、筹资运行、医保支付、基金监管等重要机制和医药服务供给、医保管理服务等关键领域的改革任务,医疗保障政策规范化、管理精细化、服务便捷化、改革协同化程度明显提升。坚持建设公平医保、法治医保、安全医保、智慧医保和协同医保。

我国医疗保障作为基本的民生工程,普惠性、基础性、兜底性是其基本特点,强调覆盖全民,提高公平性和普惠性,切实维护人民群众"病有所医"的保障需求。根据 2021 年《国务院办公厅关于印发"十四五"全民医疗保障规划的通知》,要加快建立覆盖全民、城乡统筹、权责清晰、保障适度、可持续的多层次医疗保障体系。我国的医疗保障体系是以基本医疗保障为主体,医疗救助为托底,补充医疗保险、商业健康保险、慈善捐赠、医疗互助共同发展的模式。

(二) 我国医疗保障制度的发展

早在 20 世纪 40 年代,陕甘宁边区就出现了具有卫生合作性质的医药合作社。50 年代,我国建立劳保医疗制度和公费医疗制度,城镇职工获得基本医疗保障。随着农业合作化的升级,农村合作医疗制度也得到了发展。

改革开放前,医疗保障制度主要由三个部分组成:覆盖企业职工的劳保医疗制度,覆盖机关、事业单位人员的公费医疗制度,和专门为农民提供保障的农村合作医疗。到 70 年代末,上述三个医疗保障制度实现了广泛覆盖。

1998 年 12 月,国务院发布《关于建立城镇职工基本医疗保险制度的决定》,将公费医疗制度和劳保医疗制度合并,建立城镇职工基本医疗保险制度。灵活就业人员、农民工等也要求参加保险。2003 年,国务院办公厅转发卫生部等部门《关于建立新型农村合作医疗制度的意见》,要求试点建立新型农村合作医疗制度(简称"新农合")。新农合主要补助参合农民的大额医疗费用或住院医疗费用。2005 年,国务院办公厅转发民政部等部门《关于建立城市医疗救助制度试点工作的意见》,开始了医疗救助体系的试点。

2007 年,建立城镇居民基本医疗保险制度,并开展试点。2009 年全面实施城镇居民基本医疗保险,以大病统筹为主,针对城镇非从业居民。2012 年,建立医疗救助制度。该制度是基本医疗保障中的托底保障,对符合条件的各类救助对象实施分类资助参保、分档救助。对低保、特困等困难群众经基本医保、大病保险保障后个人负担仍然较重的医疗费用,按规定给予救助。

2013 年,整合新农合及城镇居民基本医疗保险,建立统一的城乡居民基本医疗保险制度,覆盖除职工基本医疗保险应参保人员以外的其他所有城乡居民,是我国兜底性的医疗保障制度。2015 年,实施城乡居民大病保险制度,并提出支付比例应达到 50% 以上。符合规定的贫困人口还可享受大病保险降低起付线、取消封顶线等倾斜性政策。

2018 年 3 月,国家医疗保障局正式成立,统筹规划、资源整合、信息一体、集权管理。2019 年 11 月,中央全面深化改革委员会审议通过了《关于深化医疗保障制度改革的意见》,标志着医保制度建设发展进入了新的时期,提出力争到 2030 年,全面建成以基本医疗保险为主体,医疗救助为托底,补充医疗保险、商业健康保险、慈善捐赠、医疗互助共同发展的多层次医疗保障制度体系。

(三) 我国医疗保障已取得的成就

我国医疗保障体系的发展,体现了从"有没有"到"好不好"的发展过程。截至 2021 年底,我国已建成全世界最大、覆盖人数最多的基本医疗保障网,基本医疗保险覆盖 13.6 亿人、覆盖率稳定在 95% 以上,贫困人口参保率稳定在 99.9% 以上。职工医保、居民医保住院费用政策范围内报销比例分别达到 80% 和 70% 左右。突出全民覆盖,群众的基本医疗需求和健康权益有了可靠保障,是一项了不起的工程。

在脱贫攻坚中,贫困人口经基本医保、大病保险、医疗救助三重制度保障后,住院和门诊慢特病费用实际报销比例稳定在 80% 左右。对低保对象、特困人员、致贫返贫人口等实施倾斜支付政策,降低起付标准、提高支付比例,并取消最高支付限额。同时,初步建立起"及时发现、精准救治、有效保障、跟踪预警"防止因病致贫返贫工作机制。2018 年至 2020 年底,医保扶贫政策已累计惠及贫困人口就医 5 亿多人次,助力近 1 000 万户因病致贫家庭精准脱贫。

我国已形成以基本医疗保险为主体,医疗救助为托底,补充医疗保险、商业健康保险、慈善捐赠、医疗互助等共同发展的多层次医疗保障体系。医疗保障制度建设进入"从有到优"的高质量阶段,推动了三医(医疗、医保、医药)的协同发展,医疗保障制度的保障功能持续增强,人民群众获得感明显增强。

体制机制日益健全。初步建立起集中统一的医疗保障管理体制。医保经费增加,保障范围和服务不断提升。药品集中带量采购工作实现常态化、制度化。通过调整药品目录、开展部分药品准入谈判、推进药品与医用耗材集中带量采购、深化医保支付方式改革等措施,医保欺诈、药价虚高等现象得到初步遏制,在科学控费方面取得了明显的阶段性成果,减轻了人民群众的就医负担,提高了人民群众医保获得感、幸福感和安全感。

提高保障质量,完善保障措施。支持"互联网+"医疗服务发展。加强医保公共服务,规范经办服务行为,便捷群众异地就医,提高优质医疗服务可及性,推进门诊费用跨省直接结算等。不断提高医保信息化、标准化、精细化、法治化水平,提升医保管理服务规范化、便捷化、适老化程度。

(四) 医疗保障在三医联动中的作用

党的二十大强调"深化医药卫生体制改革,促进医保、医疗、医药协同发展和治理"。三医联动,医疗是基础,是看病、治病的基础,医药是治病的支撑,而医保提供了导向。医保是三医联动的纽带,为三医提供了资金来源并作为桥梁连接起医疗、医药和参保人之间的关系。推动三医联动进一步发展,应注重以下方面。

(1)医保在三医中扮演着战略购买的角色。以医保为杠杆协同推进三医联动改革需要从推进支付方式改革、完善医药价格形成机制和医保的谈判购买机制、夯实医疗健康信息基础等方面入手。

(2)三医相关领域必须进行联动和配套改革。不仅要改进三医各系统内部问题,也要解决好跨系统、跨部门问题,强调各自发挥所长,精诚合作。在成效评判上,应突出提升人民群众的获得感。

(3)在医保改革中,强调医保促医。发挥好战略购买者角色,加强药品集中带量采购,促进三医的系统性。优化医保支付制度,采取药品分类支付方式,建立动态调整机制,推动医保信息化、标准化建设,借力大数据提高医保治理水平。

(五) 医保支付方式的改革

我国传统的医保支付方式是按项目付费,根据诊疗过程中用到的所有药品、医疗服务项目、医用耗材结算,患者和医保基金根据实际费用分别承担各自需要支付的部分。虽然这种医保支付方式执行起来相对容易,较符合我国过去医药卫生体制的实际情况。但是,随着人民群众看病就医的需求逐渐释放,这种传统的支付方式也存在弊端,容易滋生"大处方""大检查"等过度医疗行为,不仅造成医疗资源的浪费,而且参保人多花钱,医保基金多支出。

《"十四五"全民医疗保障规划》要求持续优化医保支付机制,推进医保支付方式的改革。这是医保和医院高质量发展的需要,也是人民群众获得更高质量医保和医药服务的需要。医保支付方式改革要有利于医疗服务提供的有效性,减少"无效医疗",通过医保支付标准(价格)的杠杆引导医疗服务供给方主动控制成本费用,遏制"过度服务"。

国家医疗保障局发布的《DRG/DIP 支付方式改革三年行动计划》,要求从 2022 年到 2024 年,全国所有统筹地区全部开展按疾病诊断相关分组(diagnosis related groups,DRG)/病种分值(diagnosis-intervention packet,DIP)付费方式改革工作。DRG 付费,按照疾病的诊断、病情严重程度、合并症、并发症、治疗方法、转归和资源消耗等因素,把患者分入临床病症与资源消耗相似的诊断相关组,在此基础上,医保按照相应的付费标准进行支付。DIP 付费,在总额预算机制下,根据年度医保支付总额、医保支付比例及各医疗机构病例的总分值计算点值,形成支付标准,对医疗机构每一病例实现标准化支付。

与传统按项目付费相比,DRG/DIP 付费是一种更科学、更精细的医保支付模式,可实现医保基金、医院、患者三方互利共赢。对医保来说,DRG/DIP 付费更加科学、更加规范,更能优化医疗服务。可以用有限的医保基金为参保人购买更高质量的服务,提高医保基金使用效率。对医疗机构而言,推行

DRG 后,原来靠量增收和扩张床位规模的时代结束了,实施总额控费和单病种控费结合的路线,将倒逼医院进行提质控费增效。医保部门在考核医疗机构服务质量的基础上,明确结余留用政策,合理超支分担。因此,医疗机构将更关注药品、耗材等成本管控,减少资源浪费,压缩治疗中的水分,实行更高效的管理模式。还会引导医疗机构提高疾病诊治能力,用高质量的服务和技术水平吸引患者来院就医。对患者而言,看病就医花费减少了,可以避免不必要的医疗支出,减轻负担。

(六) 医疗保障制度发展面临的问题

1. 医疗资源稀缺性与健康需求无限性间的矛盾 医疗和医保资源都是有限的,而患者健康服务的需求在一定意义上却是无限的,一个无法回避的矛盾就是医疗资源的稀缺性与服务需求无限性之间的矛盾。医疗资源尤其是优质医疗资源是紧缺的,医保的基金池也是有限的,而患者对医疗服务的需求却是复杂多样的。

当前,我国城镇化、人口老龄化、就业方式多样化加快发展,疾病谱变化的影响更加复杂,对完善医疗保障制度提出了更高要求。第一,我国是世界上人口老龄化速度最快、规模最大,且家庭保障功能因少子高龄化而持续快速弱化的国家。据全国老龄工作委员会办公室预测,到 2033 年,我国 60 岁及以上的老年人口将突破 4 亿。这将给医疗保险、医保筹资和待遇支付带来巨大挑战。第二,我国的疾病谱已经从传统的以传染性疾病为主转变为以慢性病为主,慢性病为整个经济社会的发展带来了沉重的经济负担。第三,伴随城乡居民生活水平的不断提高,人们的健康期望与标准也不断提升,进而带来医疗服务需求的升级。个性化与多层次的需求对我国医疗保障体系提出了更高的要求。第四,人口高流动性与就业形态的不断变化,越来越多的劳动者采取灵活就业的方式。医疗保障需要妥善应对这些变化和挑战。

2. 推动医疗保障的持续发展 我国医疗保障发展仍不平衡不充分,多层次医疗保障体系尚不健全,重特大疾病保障能力还有不足,三医改革协同性需进一步增强,医保服务与群众需求还存在差距。推动医疗保障的持续发展,应坚持以人民为中心的发展理念,提升治理效能,加大对医疗保障的投入,凝聚医疗保障改革共识,推动医疗保障高质量、均衡发展。

3. 持续化解因病致贫返贫,提升医保保障能力 我国已消除绝对贫困,但是因病因残导致的相对贫困人口的收入水平偏低,抵御风险能力弱,支付医疗服务能力较差的问题依然存在。伴随全面建成小康社会,解决因病致贫返贫的相对贫困问题将是医保扶贫常态化、机制化的重要课题。应加大因病致贫返贫风险研判和监测预警,健全重特大疾病医疗保障和救助制度,将医保扶贫和应对重大公共卫生事件的实践成果转化运用到制度顶层设计中。进一步完善"及时发现、精准救治、有效保障、跟踪预警"的工作制度,防止因病致贫返贫,强化高额医疗费用支出预警监测,及时将符合条件的监测人群纳入救助范围,提升医保保障能力。

二、我国医疗资源的发展

(一) 推进分级诊疗

党的十八大以来,我国着力破解医疗资源结构性矛盾,积极探索符合中国国情的分级诊疗制度。2015 年国务院《关于推进分级诊疗制度建设的指导意见》提出以强基层为重点,完善分级诊疗服务体系,制定分级诊疗工作考核评价标准和保障机制,提倡以医联体组建、慢性病管理、家庭医生签约、远程医疗平台等为抓手,推进分级诊疗体系的建设。

分级诊疗的目标是在促进优质医疗资源均衡布局的前提下,让老百姓实现大病、重病能在本省解决,一般病在市县解决,头疼脑热在乡镇、村里解决,形成"基层首诊、双向转诊、急慢分治、上下联动"的机制,推动各级医疗机构及卫生服务人员的均衡、高质量发展,切实解决人民群众看病就医的突出问题,促进基本医疗卫生服务的公平性和可及性。

基层首诊:即常见病、多发病患者首先到基层医疗卫生机构就诊,对于超出基层医疗卫生机构功能定位和服务能力的疾病,由基层医疗卫生机构为患者提供转诊服务。强化基层首诊是推动基层医疗卫生机构发展的重要举措。双向转诊:完善双向转诊程序,建立转诊指导目录,打通慢性期、恢复期患者由上级医疗机构向下转诊渠道,实现不同级别、不同类型医疗机构之间的转诊。急慢分治:明确各级各类医疗机构急慢性疾病诊疗服务功能,急危重症患者可以直接到二级以上医院就诊。上下联动:引导不同级别、不同类别医疗机构建立分工协作机制,促进优质医疗资源下沉,推动医疗资源合理配置和纵向流动。

(二) 强化基层医疗卫生服务的发展

强基层、强化城乡基层医疗卫生服务网底是深化医疗卫生体制改革的重要举措。强基层可以合理引导患者在基层就医,促进基本医疗卫生服务的均等化,是建立中国特色基本医疗卫生制度的重要内容。应进一步推进分级诊疗制度,明确各级各类医疗机构功能定位,形成科学有序的就医格局。推进医联体建设,促进医疗卫生工作重心下移和资源下沉,形成双向转诊,提升基层服务能力。推动医保分级、差异化报销制度的实施。加大对县级公立医院的投资,提升县级医院综合能力,按照县乡一体化、乡村一体化原则,建立以县级医院为龙头、乡镇卫生院和村卫生室为基础的县域医疗共同体,推进县域医疗服务和管理能力建设,改善基层基础卫生设施条件,落实乡村医生待遇,发展社区医院,推动家庭医生签约服务的开展,当好群众的"健康守门人"。

(三) 保障医务人员合理的福利待遇

医疗改革和医疗保障均强调深化医务人员薪酬制度改革,建立健全适应医疗卫生行业特点的薪酬制度。应允许医疗卫生机构突破现行事业单位工资调控水平,合理核定专业卫生机构绩效工资总量和水平,探索以服务质量和岗位工作量为主的综合绩效考核和岗位绩效工资制度,落实人才工资激励政策,切实保障医务人员的待遇,促进医疗服务人才队伍的持续发展。

第三节 ┃ 医疗资源的选择

患者对医疗资源的选择,关系到各级医疗机构资源的利用效率,涉及我国医疗改革的成败,影响到我国居民的整体健康水平。

一、影响患者医疗资源选择的因素

影响患者选择某特定医疗机构就诊的因素是多方面的,这些因素相互影响、共同作用于患者的就医选择。

1. **医疗机构的因素**　交通便捷度、医疗机构的诊疗水平、服务价格、服务态度和报销比例等。

2. **患者自身因素**　患者的条件、资源和状况,包括患者的年龄、学历、居住地、疾病的严重情况、对疾病的态度、自身经济状况、医疗保险、就医体验、是否有熟悉的医生等。

3. **政府因素**　如医疗卫生制度中的分级诊疗制度、医疗保障制度等。

研究显示,年龄也会影响居民对医疗机构的选择,年轻人、中年人、老年人的基层就诊率依次升高,老年人更倾向于选择方便快捷、价格适宜、与医务人员熟识的基层医疗机构就医,年轻人更倾向于选择医疗水平高的医院就医,中年人介于两者之间。文化程度对年轻人就医机构选择的影响较大,文化程度越高者更倾向于选择大医院、私人诊所就医,文化程度越低越倾向选择基层医疗机构就医。年龄越大、文化程度越高的居民越倾向于到大医院就诊。居住地对居民就医机构选择的影响较大,农村居民更倾向于选择基层医疗机构就诊,城镇居民更倾向于选择医疗水平高的医院就诊。

低收入者更倾向于首选基层医疗机构,而收入较高者更易选择综合医院、专科医院等大医院或私人诊所就诊。医疗保险的影响较大,居民注重医疗机构是否属于定点医疗机构。参加新型农村合作医疗的居民更倾向于乡镇卫生院、村诊所等基层卫生机构,购买了城镇职工医疗保险的居民则倾向于大医院。健康水平较差、疾病较为严重的患者,常会选择三甲医院等级别更高、专业性更强的医院就诊。当患者疾病在层级较低的医疗机构无法医治时,患者常会选择层级和水平较高的大医院就诊。

常患小病、频繁就诊,并承担一定经济负担的患者常选择基层医疗机构就医。

医疗服务价格将影响医疗机构的选择,在同等情况下,患者更倾向于选择到价格较低的医疗机构就诊。在同等价格条件下,患者更倾向于到医疗服务水平较高的综合医院、专科医院就诊。在影响因素中,医疗机构诊疗水平或服务质量、经济状况、疾病严重程度、医疗服务价格、分级诊疗制度、报销比例都是影响患者选择医疗机构的重要因素。

二、优化患者医疗资源的选择

优化患者医疗机构的选择,引导合理就医,需要医疗机构、患者和政府三个层面共同努力,可采取以下做法。

(1)注重居民健康素养的培养。基层医疗机构(社区卫生服务中心/乡镇卫生院、社区卫生服务站/村卫生室、诊所)和基层社区要相互配合,定期组织社区居民参加健康宣教和讲座等,培养居民健康观念,养成良好的生活和医疗习惯,转变患者就医观念。推进家庭医生签约服务,为居民提供方便可及、适当的医疗服务,普及分级诊疗制度的优势,引导居民在患病就医时选择适合自己的医疗机构,激励其常见病、多发病到基层就诊,不要盲目追求大医院、专家。

(2)加强基层医疗人才队伍建设,鼓励更多优秀人才加入,提高基层医疗机构的诊疗水平,缩小城乡、地区差异。加强医疗机构的人文关怀。改善基层医务人员的待遇。推进医师多点执业,让大医院医生定期在基层医疗机构坐诊,增加居民对基层卫生服务机构的信任感,落实基层首诊及配套管理。

(3)强基层,合理分配医疗资源,加大对基层医疗机构的投入,提高基层卫生机构的服务质量,加强基层医疗卫生机构的药品供应保障;完善分级诊疗制度,促进双向转诊,提高医疗服务的可及性;推进医联体建设,加速优质资源的下沉,强化网格化建设布局和规范化管理,普惠基层民众;加强基层医疗机构硬件设施建设,吸引患者就近就医。

(4)优先保障医疗的公平性和普惠性,完善对基层医疗服务的倾斜支付政策,调整医疗服务价格,提高基层医疗卫生服务机构报销比例。加强医疗保障的引导和杠杆作用,通过不同的医疗服务价格和报销比例,合理规范和引导居民医疗机构的选择,对患者进行自动分流,提高基层医疗机构的首诊率。

三、引导患者合理利用医疗资源

为合理、有效地利用医疗资源,可倡导患者参考以下基本原则。

(1)坚持科学就医。合理利用医疗卫生资源,选择适宜自身情况、适度的医疗卫生服务,有效防治疾病、维护健康。

(2)遵从分级诊疗,提倡小病在社区,大病去医院,康复回社区,避免盲目去大医院就诊。常见病和多发病应首选一级或二级医院就诊,不宜盲目去三级医院,节省时间、费用,避免不必要的浪费。同时,全国很多地区已建立了双向转诊制度,当在一、二级医院不能诊治时,可以转到相应的三级医院就诊。而在三级医院已缓解和康复期的患者也可转到相应的一、二级医院进一步诊疗和康复。

(3)坚持预防为主的健康观,定期健康体检,做到早发现、早诊断、早治疗。有针对性地改变不良的生活行为习惯,减少健康危险因素,对检查中发现的健康问题和疾病,做到早诊断、早治疗。

(4)鼓励预约挂号,分时段、按流程就诊。如确需去大医院(如三级医院)就诊,在就诊前通过医院官方网站、卫生热线等正规渠道了解相关信息,对医院专业特色、科室分布、出诊信息等进行初步了解,根据自身情况有针对性地选择预约挂号。

(5)参加适宜的医疗保险,减轻疾病带来的经济负担。同时,根据医疗保险的类型,选择适合自身情况的医疗服务,进一步保障获得恰当、有效的医疗卫生服务。

(6)正确理解医学的局限性,理性对待诊疗结果。医学不是万能的,医学所能解决的健康问题是有限的,患者提升自身健康素养、增强自我管理能力以及增加对相关医学知识的了解也十分重要。应正确理解医疗技术的局限性和不确定性,理性对待诊疗结果,不要盲目地把疾病引发的不良后果简单归咎于医护人员的缺乏责任心和技术水平。

推荐阅读

1. 张毓辉. 中国卫生发展史. 北京:人民卫生出版社,2024.
2. 梁万年. 卫生事业管理学. 4 版. 北京:人民卫生出版社,2017.

思考题
1. 如何理解我国医疗卫生服务不断增长的需求与医疗卫生有限资源间的矛盾?
2. 在当前我国医疗卫生服务的现状下,应如何优化医疗资源的选择?

思考题解题思路

（冉茂盛）

第十九章 健康的社会决定因素

人体与疾病的复杂性,决定了影响健康的因素是一个复杂的系统性过程。生物性因素与社会性因素成为影响人类健康的两大类因素。社会性因素影响人类健康的作用方式、途径和结果,对其认识的复杂程度不亚于对生物性因素把握的难度。对健康产生影响的复杂社会因素中,一些普遍性和规律性因素对健康起决定性作用。探究有关健康的社会决定因素始终是医学人文领域展开研究的应有之义,医学人文学科从不同视角对这一主题进行探索,能够为深化这一主题的理论研究和实践进程提供学术支撑。

第一节 │ 健康的社会决定因素理论与实践

健康的社会决定因素是 WHO 提出的概念,这一概念形成及其理论阐释和实践推进,是在人类社会发展的特定历史阶段和对人类健康状况的调查、比较、分析与评估的基础上开展的。对人类健康问题的认识和解决纳入到社会性的广阔视野,是对近代以来单纯或主要依托生物医学途径认识和解决人类健康问题的超越,是人类对健康决定因素的认识、思维以及实践上的突破。这种认识和实践方式本身,正是医学人文进入现代医学和健康领域的重要标志。

一、健康的社会决定因素概念提出的背景

(一) 20 世纪 50 至 70 年代:健康的社会决定因素概念的提出

WHO 认为,近年来,国际卫生议程往往在两个方面摇摆不定:一是重点关注基于技术的医疗保健和公共卫生干预措施;二是将健康理解为一种社会现象,需要采取更复杂形式的跨部门政策行动。这主要是因为,健康现象的复杂性决定了对其认识可以有多个不同视角,且生物医学视角更具有直接性;把健康视为一种社会现象,理论上的阐释容易被接纳,但是理论框架真正转化为实践进路,将人类健康纳入并演变为一种实在的社会行动,需要国家内部乃至国际社会多部门、多方面的协同和系统的政策建构、实施与执行,且这一议题还与更广泛的社会正义、健康公平等医学伦理、生命伦理、健康伦理以及卫生经济伦理问题密切关联,这一问题也因此被赋予了医学人文特性。健康的社会决定因素概念的提出,既有健康观念自身演化的背景,也有影响这种观念变革的社会背景,具体如下。

第一,早在 1946 年 7 月,60 多个国家签署的《世界卫生组织宪章》认为,社会和政治条件对人类健康具有重要影响,并强调要基于这些条件通过农业、教育、住房和社会福利等多部门协作实现健康收益。WHO 还明确指出,健康是身体、精神、社会三方面的完满状态。但 20 世纪 50 年代中后期,伴随着现代生命科学进步和临床医疗技术对于改善人类健康状况作用的日益彰显,包括 WHO 在内的相关国际组织在健康观念上,转向强调以技术为驱动的、针对特定疾病的生物致病因素,忽视了影响健康的社会因素。国际医疗卫生机构转向这种健康观念的结果,是整个社会对于健康影响因素的判断形成了误区,这与现代医学一度对自身人文特性的忽略、忘却乃至搁置密不可分。这种以忽略社会因素为特征的健康观的凸显,恰好对应了近代以来整个医学领域沿着生物医学方向单向度演进的特征。

第二,20 世纪 70 年代中期,WHO 与联合国儿童基金会经过两年半的准备和酝酿,并召开多次会议,以寻求发展国际卫生保健的新途径。1978 年,WHO 和联合国儿童基金会在阿拉木图召开了国际

初级卫生保健会议,发表了《阿拉木图宣言》,明确提出推行初级卫生保健,并将其作为实现"2000 年人人享有卫生保健"目标的关键和基本途径。初级卫生保健的提出和随后推行的全民健康运动,成为国际社会重启健康的社会决定因素的起点,重申需要通过跨部门解决社会问题,推进和加强健康公平。许多国家在"人人享有卫生保健"的目标下接受了健康的社会决定因素跨部门行动的原则。

(二) 20 世纪 80 年代至今:健康的社会决定因素全球共识和行动

1. 健康的社会决定因素行动启动的障碍 20 世纪 80 年代,新自由主义或市场经济模式对健康的社会决定因素启动后的各国政策行动带来了一定的影响,社会经济制度变革一定程度上把医疗卫生领域也推向了以市场为导向的改革,资本对医疗卫生领域的介入,强调效率而非公平成为一些国家医药卫生体制改革的目标,在这种卫生经济制度下,弱势群体获得医疗保健服务的平等机会被消解。在宏观经济政策层面,国际金融机构要求发展中国家大幅削减政府的社会资本部门支出,从而削弱和限制了这些国家政策制定者解决健康的社会决定因素问题的实际能力。

2. WHO 积极推行健康的社会决定因素行动 20 世纪 90 年代末到 21 世纪初,为了应对和改变越来越多的关于人类健康不平等问题,以及现有卫生和社会政策未能缩小公平差距的现状,WHO 在探索影响人类健康的社会决定因素方面做了大量工作。2005 年,WHO 成立了健康的社会决定因素委员会,该委员会在包括中国在内的多个国家举行会议,旨在全球范围内收集、比较和整合有关健康的社会决定因素证据,了解这些因素作用于健康公平的途径,并为那些致力于解决不公平的行动提供建议。虽然有一些国家在健康公平上取得了瞩目的成就,但是这些成就大部分归功于针对健康的社会决定因素所采取的行动。但从全球范围来看,一些国家的健康不公平现象仍然大行其道。因此,委员会的主要目的就是提升国际社会对健康的社会决定因素和健康公平的关注,并推动其采取相关行动,旨在建立"追求每个人的健康和福祉的世界"。

3. 健康的社会决定因素概念框架和行动纲领的确立 经过三年努力,该委员会在 2008 年发布了《用一代人时间弥合差距——针对健康的社会决定因素采取行动以实现健康公平》报告(以下简称 CSDH 报告),该报告不仅就健康的社会决定因素指出了关键领域,还明确提出健康不公平受到政治、社会和经济等因素的影响,建议从健康的社会决定因素方面进行全球动员,由此确立了健康的社会决定因素概念框架和行动纲领。健康的社会决定因素概念由此得到更广泛的关注,医疗卫生公平作为健康的社会决定因素最核心的问题成为了人们关注的焦点,越来越多的国家将其视为明确的政策关切。也正是在这一时期,医学人文诸多学科逐步建立和发展起来,诸如医学伦理学、生命伦理学、卫生经济伦理学、健康社会学以及之后的叙事医学等,一些传统的医学人文学科如医学史、医学哲学等也重新纳入医学教育乃至临床医学的视野。这些学科为健康的社会决定因素观念的确立和基本理论的建构提供了学理性论证和方法论支持。

二、健康的社会决定因素概述

(一) 健康的社会决定因素概念

1. 健康的社会决定因素概念界定 健康的社会决定因素是健康的社会决定因素委员会用三年时间进行全面调查和深入研究提出的概念,主要是指与生物致病因素或危害人体健康的自然因素相对的一系列复杂社会性因素中的核心要素,这些社会因素对人类健康具有决定作用,属于"原因背后的原因",是人的健康社会影响因素乃至社会病因学意义上的根本性原因。

2. 健康的社会决定因素基本内容 WHO 从人的生命全周期和生活、工作的结构性要素即纵横两个维度解释这一概念,包括人从出生、成长、生活、工作到衰老整个过程的环境因素,如收入水平、受教育程度、饮用水质量、卫生设施、居住条件和社区环境状况等。而个人生存和生活状况与决定其这种状况的社会大环境有密切关系,其中经济、政治、文化等一般的社会因素具有重要的影响乃至决定性作用。

健康的社会决定因素始终是医学人文多个学科关注的主题,社会医学、医学社会学、健康社会学、健康经济学、卫生事业管理学、卫生经济伦理学等多个学科,都将这一主题纳入自身的学科研究对象和范畴,结合本学科的研究内容和方法,从不同的角度阐发和论证健康的社会决定因素问题。

(二) 健康的社会决定因素价值理念

健康的社会决定因素的核心价值理念是健康公平。健康问题所呈现的不公正现象,从任何角度看都非"自然"现象,而是社会政策和规划欠佳、经济安排不公和政策失误交织在一起造成的后果。因此,所谓的健康公平,主要是指由社会制度、公共政策以及医药卫生体制等社会因素所决定的、维护和实现社会成员健康公正和平等的现实性和合理性。一般认为,健康不公平主要有三方面特征:第一,由社会因素导致社会成员的健康差异;第二,这种健康差异在不同人群间的分布表现为系统性存在;第三,这种健康差异源于不公正或不够公正的制度设计和政策体系,通过改革制度和调整政策可以在一定程度上缓解乃至避免这种差异。

健康公平问题属于典型的健康伦理、健康经济伦理和健康制度伦理问题,健康的社会决定因素问题正是在这种意义上与医学人文学科密切关联,成为医学人文、健康人文等诸多学科研究的对象和主题。

三、健康的社会决定因素行动框架

(一) 实现健康公平的行动原则

CSDH 报告中列举了大量调查数据,阐明人类对健康公平的追求任重而道远。为此,WHO 呼吁用一代人的时间弥合人类健康差距,行动的重心要更加关注社会、政治和经济等因素,并呼吁将这种不公平置于全球、区域和国家行动议程之首。报告所概述的证据不仅囊括了亟待改善的健康领域,而且提出了促成转变的方法。该报告确信可以实现缩小差距,但必须付诸行动。为此,报告提出了实现健康公平的三项行动原则:其一,改善日常生活环境,即改善人们出生、成长、生活、工作及衰老的环境;其二,在全球、国家和地方改变造成这些日常生活环境的结构性因素,解决权力、金钱和资源分配不公等问题;其三,衡量问题,评估行动,扩大知识基础,讲解健康的社会决定因素,并提高公众对健康的社会决定因素的认识。

三项行动原则是对健康的社会决定因素的系统性把握,健康的社会决定因素是一个复杂的分层结构,这些因素对于健康的影响发生在各自与健康复杂和不确定的关联中,其发生作用的特点是系统与构成要素共同或分别发生作用,发生作用的机制不尽相同,对健康的影响程度也不完全等同。

(二) 实现健康公平的行动框架

CSDH 报告在厘清健康的社会决定因素概念的基础上,依据三项行动原则对如何采取行动制定了具体方案,即影响健康的社会决定因素行动框架(图 19-1),该框架将影响健康的社会决定因素分为两个方面。

1. **日常生活环境** 报告将日常生活环境纳入行动框架最需要解决的问题,把人的起点公平放在了首位。日常生活环境指人们出生、成长、生活、工作、衰老的环境以及卫生服务体系,对应图 19-1 中的左数第三栏,包括物质环境、社会支持、社会心理因素、行为因素和生物因素,卫生服务体系独立于上述因素之外。这类问题在社会个体层面不能自行解决,必须在顶层的社会治理、制度建构、政策制定等大环境与社会结构性机制相互交错与制约中才可能有效解决。

2. **社会结构性因素** 社会结构性因素指决定日常生活环境的因素,它体现了权力、财富和资源的不同配置方式。在图 19-1 中,左数第二栏是个体层面的社会结构性因素,包括社会地位、教育、职业、收入、性别、种族和民族;最左侧一栏是宏观层面的社会结构性因素,是指社会政治与经济环境,主要包括政治治理、社会政策以及文化、社会规范与价值观三个方面。个体层面与宏观层面的社会因素互相影响,密切联系。

在以上两大类社会因素的内部,不同社会因素之间存在交互作用,可能互为因果,对健康产生影响。这个行动框架分析社会决定因素影响健康和健康公平的路径是:社会结构性因素决定着人们的

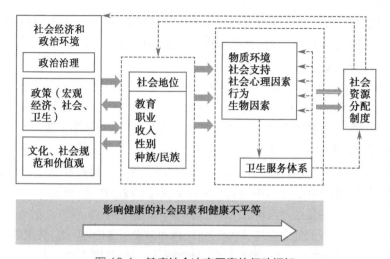

图 19-1　健康社会决定因素的行动框架

资料来源:世界卫生组织健康社会决定因素委员会.用一代人时间弥合差距.2008.

日常生活环境,而国家和政府所采取的社会资源分配制度(包括卫生体系和其他社会福利制度)可以影响社会结构性因素和日常生活环境。

第二节 │ 影响健康的宏观社会因素分析

按照 WHO 关于健康的社会决定因素的性质、形态和发生作用的路径划分,对健康具有决定作用的因素以不同的层级构成一个完整而复杂的系统,这些因素在各自所处的特定层面,一方面相对独立地直接或间接影响个体的健康,进而带来社会成员健康的公平性问题,从而将健康的社会决定因素问题赋予了伦理性质和价值判断;另一方面,这些因素相互关联、相互依存和相互作用,作为一个系统整体性地影响并决定着健康状况和公平程度。

一、政治与健康

1. 政治概述　人类健康与政治的关系不是单向度的,而是相互影响乃至融为一体。政治概念的内涵伴随着人类社会和政治自身不断发展变化,因此,对政治概念的阐释也是变化和多元的。

(1)将政治定义为人类一种有组织的社会行为和有目的的社会活动。本质上,政治应该是以至善为目的,把政治手段和目的的统一起来,通过人类有组织、有目的的社会活动把维护社会成员的健康纳入政治实施的全过程。面对人类的健康问题,无论国际社会还是各个国家和地区,都有责任推动健康公平的实现,一方面需要通过政治领域的改革推动政治向善,把社会成员的健康作为生命政治的主题纳入到社会政治发展和改革的进程;另一方面,把公平正义的总原则真正贯彻和体现到各类公共政策体系建构和实施过程中,在维护公民健康的实践中彰显社会公平正义。党的十八大以来,我国不断推进健康中国建设,把人民健康作为民族昌盛和国家强盛的重要标志,把保障人民健康放在优先发展的战略位置,完善人民健康促进政策,取得了显著成效。

【案例 19-1】

2023 年 10 月 12 日,国家卫生健康委员会发布《2022 年我国卫生健康事业发展统计公报》。根据公报,2022 年全国医疗卫生机构总诊疗人次为 84.2 亿,与上年基本持平。全国中医类医疗卫生机构总数为 80 319 个,比上年增加 2 983 个;总诊疗人次为 12.3 亿,比上年增加 0.2 亿人次。公报显示,我国政府投入不断增加,医疗卫生资源提质扩容,卫生服务体系不断健全,健康中国建设稳步推进。例如,2022 年全国卫生总费用初步推算为 84 846.7 亿元,其中:政府卫生支出 23 916.4 亿元,占 28.2%;

社会卫生支出 38 015.8 亿元,占 44.8%;个人卫生支出 22 914.5 亿元,占 27.0%。人均卫生总费用为 6 010.0 元,卫生总费用占国内生产总值(GDP)的比重为 7.0%。

(2)将政治定义为对社会价值的权威分配。20 世纪中期以来,政治系统论创立者戴维·伊斯顿(David Easton,1917—2014)对"政治"概念的定义颇具影响力。他认为,政治不单纯是社会制度、权力等要素构成的社会活动,而是人类互动行为的结果,人的动机、人格、心理等与人所处的环境相互影响,从而带来政治行为日趋多元化。他把政治解释为围绕政府制定和执行政策而进行的活动,是一种实现"社会价值的权威性分配的活动"。社会政治是一个有机系统,是被环境包裹着的动态运转系统,环境分为社会内部环境和社会外部环境。社会内部环境是指与政治系统属于相同的社会;社会外部环境是指与政治体系属于不同社会的国际社会。社会外部环境的任何部分变动都会影响到国内政治体系(政府)的运作。

2. 政治与健康的关系　之所以考察社会政治与健康的影响,是因为人的健康不仅是个体生存和生活的基础,也是社会发展的基础。社会成员的健康需求,包括健康公平、健康权利、健康保障、健康服务等,都会成为现代政治系统运行中最重要的信息输入,社会政治系统重视或接收这种诉求,通过将卫生保健体系纳入整个民生保障和社会福祉体系着力解决健康需求问题,最直接的健康保障公共政策体系的主体是医药卫生体制以及由此建立的多个政策和制度体系。这一体制直接把医药卫生领域与社会公众健康连接起来,共同解决健康保障问题,健康保障效果无论如何,对相关体系、制度、政策的评价将反馈到政治系统中,政治系统针对存在的问题对医药卫生体制进行改革,开始新一轮的运行。

二、经济与健康

1. 经济概述　现代经济学从不同角度界定经济概念,一般意义上,经济有两层含义:一是指与一定社会生产力发展状况相适应的生产关系,即社会经济制度;二是指物质资料的生产、分配、交换、消费的活动。经济学在其发展中逐渐形成了一个内容庞大而丰富的体系,对经济与健康的关系的研究属于卫生经济学领域,卫生经济学主要通过三个方面对二者关系进行考察和研究。第一,卫生行业对整个经济体贡献的程度。第二,国民在维持和改善其健康状况时面临的经济问题以及引发的国家政策关注点。第三,与经济发展密切相关的多方面健康问题,主要包括:①卫生经济在整个经济中的地位和比重等问题,属于经济学和卫生经济学的关系范畴;②从宏观上或者从一般意义上讨论经济与健康的关系,是本节研究的主题;③健康的结构性社会因素问题,将在本章第三节加以讨论。

2. 经济与健康的关系

(1)经济发展水平越高,越有可能增加对医疗卫生事业发展的投资。一个国家或地区的 GDP 水平决定着它的财政收入状况,财政状况的不断改善,意味着对健康投入的增加,健康投资是一种系统性投入,如果投入科学合理,将对提升公众健康水平产生积极影响。世界经济的发展加大了对健康领域的投入,自 20 世纪下半叶以来,全球卫生筹资稳步增加,预计未来将会继续增加,但总体上增长速度较慢,各国人均卫生支出存在差异。中国是全球每年投入增长最快的国家之一。虽然许多低收入国家的政府支出增加,但仍然要依赖国际社会的援助。在缺乏对健康持续投资的情况下,提高卫生支出的效率对于实现全球卫生目标至关重要。

(2)社会经济发展水平对一个国家或地区卫生筹资方式产生影响。卫生筹资是指卫生领域中资金的筹集、分配和使用。卫生筹资是一个国家或地区医疗卫生体制中最核心的要素,卫生筹资主要解决的问题是如何为卫生服务筹集足够资金,如何合理分配资金及组织服务,如何提高所筹集资金的利用效率,如何引导卫生费用合理增长。2000 年,WHO 明确指出了卫生筹资的三个功能,即筹集资金、共担风险和购买服务。卫生筹资主要来源于国家税收、医疗保险、自费支付和国际援助。无论是发达国家还是发展中国家,逐渐增加一般税收在卫生筹资中的比重,都有赖于经济发展水平的不断提高。根据国际经验,一个国家卫生总费用中,政府投入所占比例越高,表明该国的卫生筹资结构越合理,而政府的投资占比根据一个国家或地区经济发展水平来确定。

（3）社会经济对人口健康状况的决定性作用是十分复杂的过程。经济发展对人口健康状况的影响，并不是在经济发展的任何阶段与所有个体之间呈现正相关性。经济发展水平的提高，国家财政收入的增加与合理分配，总体上对改善人口的劳动条件、生产方式、营养水平、生存状况、生活条件等发生作用，从而对人口健康状况的改善产生正向影响，并以人口预期寿命的延长、患病率和死亡率的降低等统计数字反映出来，但对部分人的健康也会产生负面影响，经济富足导致生活方式缺陷带来的慢性病，营养过剩导致肥胖，对生活科技产品、工具过度依赖导致健康异化，等等，都与社会经济的发展有直接或间接的关系。如何正确处理经济发展与健康生活之间的关系，是经济发展与科技时代的重要课题。

三、文化与健康

1. **文化概述**　在我国，"文化"一词最早出现在《周易》中："观乎天文，以察时变；观乎人文，以化成天下。"其本意是以文教化，随着人类文明的不断进步，文化在现代已经演变为一个内涵极为丰富、外延十分广泛的多维度概念。一般而言，文化与政治、经济等并列构成社会系统结构中的主体要素，在整个社会系统中占有重要的地位。

文化分为广义文化和狭义文化。一般认为，广义的文化主要包括物质文化、制度文化和思想文化三个层次的内容，是涵盖所有人类文化成果的大文化概念。物质文化是指人类创造的蕴涵人类意愿、目的、理性等的各种物质产品；制度文化即规范性文化，是指人类在社会实践中形成的各种原则、制度、规范以及社会组织及其运行规则等，反映着人类有序发展的社会结构和交往的规矩；思想文化是指反映人类价值观念、社会心理、理性与情感的特定形态，主要表现为哲学、道德、宗教、艺术等。狭义的文化概念一般专指思想文化。物质文化和制度文化都是思想文化的物化和外化表现，而狭义的文化更强调人类精神层面和文化认同。

2. **文化与健康的关系**

（1）文化表现为"存在与接受"的统一性。随着人类文明的进步，文化内涵不断丰富并形成新的形态，但特定文化具有强大基因，始终保持其稳定性和传承性。因此，特定文化使生存在其中的人们对它的接受具有不可选择性或必然性，但因为个体认知不同呈现出一定程度的差异性。健康文化是各种文化的核心，其涉及生命、死亡、疾病（痛苦）、身体、幸福和生活质量等。健康文化主要体现为社会健康观念确立与普及、人口健康政策规划与治理、健康教育等；从更广泛的视角看，还包括政治、经济、道德等社会关系形态对健康的影响。

（2）文化表现为"稳态与动态"的统一性。稳态是指一种对整个人类或特定人群产生较为深厚影响的文化类型，在经过历史筛选和沉淀后形成了能够促进人类文明进步的价值观念、精神世界、思维方式、伦理准则、实践智慧等，其具有时间上的持久性和空间上的广泛性；动态则是指文化会伴随人类社会的进步，特别是伴随科学技术的发展与时俱进。文化在反作用社会生产和物质生活的过程中，与时代的发展逐渐完成"同步"，这一过程表现为社会生产力的发展带来生产关系的调整，进而引发社会上层建筑的适应性变化，在社会基本矛盾不断变化的过程中，文化领域也会在稳态中发生阶段性的变化，各种文化相互借鉴，相互弥补，增加新内容，生长新形态。文化对健康的影响也因此体现为稳态与动态的统一。

（3）文化表现为"无形"与"有形"的统一性。文化通过作用于社会成员"头脑"进而对社会产生深刻影响。文化以"无形"作用于"有形"世界，从而对社会发生作用，其途径是以精神力量、意识形态、价值观念、理性认知、理论系统、政策策略、教育引导、情感交流、社会心理、道德规范、传统习惯等来完成。在健康文化领域，文化同样以这两种形态关系对人的健康发生作用。健康文化发生作用的最终结果必然是人口健康状况的改善，发生作用的机制则是通过引导和改变人们的健康观念、生活行为方式和交往方式等，同时发挥相关公共政策的实践效应，将健康引入与自然、社会发展规律相适应的文化生态，构建生物、心理以及社会三位一体的大健康文化观。

第三节 | 影响健康的结构性社会因素分析

健康的社会决定因素从宏观、中观到微观,是一个分层的梯形和网络结构,不同层面和网络节点上的社会因素,通过社会的组织化和系统性运行对人的健康产生影响。作为宏观社会因素系统分支的结构性社会因素十分复杂和庞大,本节选择社会资本、社会地位、卫生保健制度与健康的关系进行分析。

一、社会资本与健康

(一) 社会资本概述

1. 资本的内涵及分类 资本一词的字面意思,是指经营工商业的本钱和获取利益的凭借。经济学理论把资本解释为具有经济价值的物质财富或生产社会关系。资本属于生产资料的投入部分,也指生产出来的生产要素。宏观经济学认为资本可以划分为物质资本、人力资本、自然资源、技术知识等若干类型。按照马克思主义政治经济学的观点,资本是一种可以带来剩余价值的价值或价值附着物。广义上也可以把资本看作是人类创造物质、精神和信用财富的各种社会经济资源的总称。资本概念在学术界被认可并得以发展已经超过了 250 年,正如人力资本和文化资本一样,社会关系可以被投资并形成"资本"且可能在未来获得回报的观点直接衍生于经济学。

2. 社会资本的概念界定 21 世纪以来,社会资本与健康的关系问题,成为公共健康领域的一个主流议题。这一领域从两方面定义社会资本概念。

一是社会融合学说把社会资本定义为一种资源,认为这种资源具有团体(集体)属性,如作为一种组织、一定工作场所、一个志愿者团队或者住宅社区等成员之间的信任、规范、对正当约束的服从等,这些都可以看作是一种财产。这种对社会资本概念的定义,强调集体施加于个体身上"情境"的影响,其前提认为"情境"会对人的健康造成影响。

二是网络理论将社会资本定义为个人能够通过社会网络获取的有价值的资源。与社会融合学说相反,这一定义认为社会资本及其测度可以同时兼有个人和集体资产双重属性,这种资源能够通过一些不同的个人生活和工作领域获得,并且跨越了从工具性到象征性不同性质的事物。

(二) 社会资本分类

融合学说和网络理论都认为社会资本可以区分为结型社会资本和桥型社会资本。

1. 结型社会资本 结型社会资本是指在群体成员相似或同类的社会团体内部获得资源,这种相似性源于他们的社会身份,例如阶级或种族,结型社会资本是能够帮人"维持下去"的强关系。

2. 桥型社会资本 桥型社会资本是指个人或集体通过与其他阶级、种族或者其他社会身份边界之外的连接而得到资源。这种社会资本暗含了不同权利结构中的个体之间各种类型的联系,因此它可以整合链接社会资本这样的分支资本系统,所谓链接社会资本,通常是指将社会治理引入社会资本研究的范畴。

研究认为,这种对社会资本两种类型的区分,能够帮助人们理解社会资本如何促进或者抑制个体健康。

(三) 社会资本与健康的关系

1. 测量社会资本的途径和方法 从社会学到公共健康等多个学科领域,都在为社会资本的概念化和量化研究做出努力。该领域的研究采取了多水平框架分析社会融合与具体健康结果的关系,基于调查数据和统计模型做出量化分析。运用这种方法,可评估社区社会资本对于个体健康结果和个体协变量净效应的独立贡献,分析社区社会资本与个人特征之间的跨层交互作用,提炼以调查为基础的社区社会资本评估,等等。测量社会资本的方法不同,有可能引起社会资本与个体及人群健康之间存在差异,因此,这一领域的研究需要被视作一种理性的建构。从这种观点出发,社会资本是社会关系的固有特性,是人们所拥有的社会资源和所构建的社会网络。因此,社会网络的方法为测量社会资本提供了一种行之有效的途径。

2. 社会资本对健康影响的不确定性 在大多数健康研究中,社会资本被作为一种健康资源或一个决定因素,主要研究社会资本作为改善健康潜在机制的问题。研究认为,在社会资本与健康之间,并非直接形成简单的因果关系,而是存在一个空间或缝隙,也可以认为是接近意义上的决定因素。正是因为这个中间地带的存在,使得社会资本与健康之间的关系具有不确定性,一些被认为属于社会资本,但更准确和更有效地被认为是二者中间的变量,主要体现在:归属感、娱乐区域、离开或留下的愿望、邻里质量或期望(噪声、街头涂鸦、垃圾、温室草木、设施等)、安全和犯罪。而集体行动则是一种很难放到任何一个社会资本与健康概念框架下的概念,集体行动是一种输出测量,其有效性取决于在大多数情况下是否获得足够的社会资本。

3. 社会资本与健康关系的研究主题 社会资本与健康关系主题的研究,深入到了社会资本与生理健康、心理健康以及与人的行为、老龄化、健康交流、卫生灾疫等许多具体问题或具体领域,这些研究大多着眼于社会融合与生理健康结局之间关系的实证研究,其用大量的数据分析和描述社会整合、社会网络、社会支持等与健康之间的关系。

二、社会地位与健康

(一)马克思主义视域下社会地位的内涵分析

在马克思经典理论中,虽然"社会地位"这一具体术语未被直接使用,但其对社会结构、阶级关系和社会分层的分析,为我们理解社会地位提供了重要的理论视角。从人与生产资料的关系入手,马克思揭示了社会关系中的不平等状况。然而,在医学领域应用时,为避免将社会地位完全等同于阶级属性,可以从其对个体健康的实际影响切入,分析劳动条件和社会资源对健康的作用。总体而言,社会地位在马克思主义视域下反映了个体在经济和社会网络中的位置,其核心在于资源占有的差异及由此带来的健康结果的不均衡。这一分析不仅关注物质资源的分配,也涉及社会活动的可及性,为我们理解健康公平问题提供了理论依据。

社会地位影响健康的核心机制在于资源的获取与利用,包括经济、教育和医疗资源。公平发展要求改善社会资源分配,促进每个人健康权利的实现。这种公平并非以消除所有差距为目标,而是着眼于为每个人提供基本保障,推动社会整体的健康水平提升。在这一部分,公平发展强调通过改善制度安排来实现机会平等,减少由社会地位差异带来的健康风险。这种转向也回应了现代医学领域对健康公平的呼声,即将健康视为发展的基础,而不仅仅是经济增长的附属品。

(二)社会经济地位与健康的关系

1. 社会经济地位包含的变量 社会经济地位包含三个变量:收入、职业声望和教育水平。这三个变量在社会学中是可以量化研究的对象,可以被赋予数值而纳入社会统计学的视野,人们依据其在这些数据上的分值被区分开来,并被置于所属经济地位的阶层中去。这些变量之间具有强烈的依存性,一般来说呈现正相关关系。在关于健康和疾病的量化研究中,收入水平与人的消费、住房、饮食、卫生服务等状况的数据构成研究的统计学系统;职业测量的是地位、工作责任、体力活动以及职业健康风险等;受教育程度与个人获得社会资源、心理资源和经济资源的能力联系在一起,这些资源包括职业选择、住房状况、获得卫生保健服务的水平和机会、医疗保险以及健康生活方式的认知和选择能力。

2. 社会经济地位对于健康的影响 更多研究结论认为,社会经济地位只是导致健康状况不佳和死亡的一个影响因素,而非直接原因。但另一些相关研究得出了更深层次的结论,其认为社会经济地位是死亡的"根本原因"。社会经济地位可以通过多种途径影响疾病,这种联系存在了数千年,社会经济地位高的人拥有更多避免健康出现问题的资源,或者在其发生时使后果最小化,而社会经济地位低下与健康不良和死亡总是相伴相随,这些不良的健康状况和死亡出现在人生的所有阶段。医学社会学提出一种新的观念,即社会因素导致健康或者死亡,而不只是影响健康或死亡。

3. 不同变量对于健康影响作用存在差异 医学社会学的研究还发现,在职业、收入和教育三方面与健康的关系中,教育被认为是最具影响力的要素。当然,就社会经济地位对健康的影响来说,教育并非唯一的社会影响因素,收入、教育与健康之间的关系在生命的不同阶段会有所不同。比如,一个人进入老年阶段,收入对健康的影响变得比以往更重要;对健康受损的人来说,如果没有支撑诊疗疾病、维护健康的经济能力,个人的受教育水平对缓解健康恶化的作用就显得无能为力。总体上说,受过良好教育和具备一定经济地位的人,在健康和长寿方面具备更多优势。虽然社会经济地位的三个变量相互关联和影响,但影响效果并不完全重合。

三、卫生保健制度与健康

(一) 卫生保健制度概述

1. 卫生保健制度概念界定 卫生保健制度是政府对卫生事业实行宏观管理的一种形式,是卫生费用筹集、分配和支付方式以及卫生服务提供途径的总称。它是一个国家或地区的政治、经济和文化特征的反映,也是政府及政党对国家卫生事业的政策导向的体现。这种制度也是指一个国家或地区为解决居民防治疾病问题而采取的综合措施。

2. 卫生保健制度基本特征 卫生保健制度的基本特征包括:①它由一个复杂的政策或制度系统构成,这个系统包含若干分支或子系统;②制度系统的形成与运行以经济要素为轴心;③这一制度系统是一个内外关联系统,宏观上与社会经济、政治、文化等多重因素密切相关,微观上与包括医疗卫生机构在内的各级各类管理部门、医药企业机构、具体政策和微制度体系、各类相关社会人群(医务人员、医疗卫生科研人员、患者及家属等)直接关联;④这一制度系统伴随社会健康需求和多方面因素的变化而需要改革;⑤它是一个特定领域公共政策的分析和评价体系。世界上不存在完美的卫生保健制度体系,这是关于这一主题研究的肯定性结论。

(二) 高质量卫生保健体系内容

有研究认为,高质量的卫生保健体系应当包含四个方面统一的内容。

1. 愿景即目标的设定 这一目标被称为"三重目标",即更好的医疗体验(安全、有效、以患者为中心、及时、高效和公平)、更好的人群健康和更低的人均成本。

2. 从患者的角度出发设计临床医疗路径 临床的"微环境"具有不稳定性,医疗成本与安全性都因具有不确定性而充满变数,改善医疗质量并不断完成创新和突破是临床医学的使命。

3. 医疗机构应被链接和整合进医疗卫生体系 医疗卫生体系必须有足够大的规模,才能保证医疗服务的整体连续性,才能实现"三重目标"。

4. 各种力量应促进医务人员与机构间的协调与合作 这种协调与合作包括监管、教育、法律和财务系统在内的大环境中各种力量的综合。尽管每个国家或地区的卫生保健制度存在差异,但一般来说,对目标的顶层设计相似,基本都集中在改善健康服务的可及性、提升质量和效率、使患者及消费者有更多的选择性及相对的自主权等。

(三) 卫生保健制度的公平与效率

医疗卫生服务提供的公平性,主要是指医疗卫生系统公平地为社会成员提供医疗卫生服务。从WHO 报告可以看出,卫生保健制度的公平性主要包括以下几方面。

1. 卫生资源配置的公平 这里的卫生资源是指用于提供卫生服务的人、财、物,即硬性卫生资源。

2. 卫生服务的可及性公平 所谓卫生服务的可及性是指服务对象寻求且获得服务的难易程度,即指考虑服务对象是否能够方便、及时和实际地获得负担得起和可接受的服务。

3. 卫生服务利用的公平 也称作卫生服务需求的公平,是指具有相同卫生服务需求的人可以得到并同样利用基本医疗卫生服务,而不论其性别、财富、种族、地理位置等差异。

4. 卫生服务产出的公平 卫生服务产出的公平,即健康公平性或卫生服务的健康公平,也称结果方面的公平,是指不同社会人群的健康水平相等或相似,健康状况分布均衡。

(四)卫生保健制度的健康效益评价

1. 卫生保健制度的健康效益评价要素　卫生保健制度的健康效益评价涉及社会可及性、可负担性和公平性等问题,这些问题是卫生保健制度与健康关系的核心。无论是发达国家还是发展中国家,卫生保健费用的持续增加,成为卫生保健制度面临的最大难题。几乎世界各国都存在医药卫生投入和资源的有限性与不平衡性的问题。WHO 对卫生保健制度的健康效益评价,兼顾了制度公平性的考量,以卫生保健制度的平等性、可及性、效率、质量、总体价格、基层社区满足程度等作为评价指标。

2. 卫生保健制度的健康效益评价目标　主要集中于三个方面:第一,人口健康水平的改善;第二,符合社会的期望,制度能够使人的尊严、隐私、自主权获得尊重,并基本满足患者的选择和预期;第三,对疾病的成本提供经济保障,包括政府财政贡献的合理分配。WHO 更注重前两个指标的评价,认为第三个指标与医疗卫生领域投入力度有关。因此,财政投入是解决有限卫生资源实现更公平分配的根本。卫生保健制度作为一个整体,最关键的度量方法应该包括质量、公平和绩效三个方面。公平与效率是人类不懈追求的两大价值目标,也是推动人类社会发展的基本要素。卫生保健制度的建构与运行是政府行为,是全局性、长远性的制度安排和规划,其策略性选择是为了实现公共健康利益。因此,这一制度是一个与公平密不可分的目标体系。

推荐阅读

1. COLLYER F. 健康、疾病与医学社会理论手册. 张大庆,译. 北京:北京大学出版社,2023.

2. WHO.Closing the gap in a generation:health equity through action on the social determinants of health. Final Report of the Commission on Social Determinants of Health. Geneva:World Health Organization,2008.

思考题

1. WHO 为什么提出"健康的社会决定因素"问题?
2. 请阐述经济对于健康的影响作用。

思考题解题思路

(柳　云)

第二十章 老龄化社会的医疗卫生及其人文要素

本章数字资源

随着人口老龄化进程的进一步加速,医疗卫生服务系统需要立足我国国情,紧密结合老年人的生理、心理和社会功能特点,深刻把握老年人卫生服务利用和人文关怀需求的关键,科学践行专业、关爱、博爱、至善的医学人文理念。在明确老年人医学人文关怀内涵的基础上,理解老年人医学人文关怀能力和素质要求,加强医学生老年照护服务的技能培训,并努力提升其医学人文关怀能力,为老年人提供个性化关怀服务。为提升老年人医学人文关怀的能力建设、增强老年患者的医学人文关怀获得感,需要改善就医环境,以老年患者为中心,关注老年人的疾病和功能状况,改善老年患者的就医流程和服务质量,为老年患者创造一个安全、友善、适宜的医疗环境和助老、敬老、尊老、孝老的友好环境。在老年友善就医环境的支持下,医护人员需要积极践行老年人全生命周期、全人群和全过程的医学人文关怀,为提升老年人健康水平和生命质量提供有温度的医疗与照护服务。

第一节 ｜ 老龄化对医疗卫生服务及人文关怀的影响

人口老龄化是我国面临的重要社会问题,这也对医疗卫生服务提出严峻挑战。了解和熟悉我国人口老龄化现状及其特点,把握老年人的生理、心理和社会功能特点,对做好该人群的医疗卫生服务及人文关怀具有重要的意义。

随着全球医疗水平、生活水平的提升及生育率的下降,全球老龄化增速已成大势所趋。WHO在《关于老龄化的9个事实》报告中认为,世界人口正在快速老龄化,预计2000—2050年期间,全世界60岁以上人口的占比将翻倍,从11%增长至22%。预计在同一时期内,60岁及以上老年人的绝对数量将从6.05亿增长到20亿。而且低收入和中等收入国家将经历最快最显著的人口结构变化。例如法国65岁及以上人口的比例从7%翻倍增长到14%花了100多年时间,相比之下,中国、巴西等国不到25年就将达到这一增长水平。

第七次人口普查结果显示,2020年,我国65岁及以上的老年人约有1.8亿,约占总人口的13%,据测到2025年,65岁及以上的老年人将超过2.1亿,占总人口数约15%;到2035年和2050年时,65岁及以上的老年人将达到3.1亿和3.8亿,占总人口比例分别为22.3%和27.9%。提示我国老龄化程度持续加深,老年人口在迅速扩大,高龄老人增速明显。

随着我国老年人口比例的不断增加,尤其是高龄老人数量的增加,加上空巢独居现象日益增多,老年患者的卫生服务需求日益增长。一般说来,老年人卫生服务需求主要是由老年人特殊的生理、心理健康和社会状况所决定。

一、老年人生理、心理和社会功能的特殊性

老年人的健康是一个相对概念,其衰老、疾病和健康并无明显界限。随年龄的增加,身体伴随衰老会出现不同程度的变化,主要表现在结构成分、躯体功能、感官体验、思维认知以及社会适应等方面。

老年人在生理功能上出现渐进性衰退性变化。主要表现为活动能力降低,营养吸收力降低,内环境平衡能力减弱,适应能力差,脏器的储备功能降低,大脑的功能减退,机体自我调节功能下降,机体

对各种外环境的适应和反应能力也都明显下降,对感染的防御能力减弱,并且常多病共存,其主诉与客观病情不一致,疾病症状不典型,病程长,恢复慢,疗效差,易反复等。

生理功能退变使老年人记忆力和认知功能及情绪都容易发生相应变化,并形成独特的心理特征,表现在认知能力低下、容易产生孤独和依赖感,由于情感不稳定可能带来莫名伤感和愤怒感,同时还易出现抑郁、焦虑及睡眠障碍和人格变化等心理障碍。

老年人社会角色也随其生理和心理功能的改变而改变,老年人在退休或疾病或伤残后会失去职业角色,在社会各层面角色都慢慢被边缘化,社会交往的性质和范围也被逐渐缩窄。根据 WHO 的界定标准,老年群体社会功能良好主要表现为个体的外显行为和内隐行为都能适应社会环境的变化,能够根据不同情况作出合理的判断和行为,能被他人所理解,被所处的环境所接受,行为符合个体的社会身份,与他人保持正常协调的人际关系等。对照上述标准,老年人的社会参与能力,包括其生活能力、工作能力、时间/空间定向力、人物定向力和社会交往能力等都会有不同程度的降低。

二、老年人医疗卫生服务需求和利用的特点

由于老年人上述生理、心理和社会功能变化,其对医疗卫生服务的需求呈现出依赖性、经常性、迫切性等特点。他们希望能得到经常性的医疗照顾、心理慰藉和连续及时的上门医疗服务,渴望自己信任的医生来关注和满足他们的健康需求。因此,对于老年人群,医生应以其健康需求为基础,更多地关爱、尊重老年人,做到细致周到、悉心照料。根据 2018 年全国第六次卫生服务调查发现,可以通过分析老年人对卫生服务利用特点,为理解老年人医疗卫生服务的人文关怀内容提供必要参考。为尽可能减少回顾性调查造成的回忆偏倚,本书的老年人卫生服务需要指标以世界各国普遍采用的调查前两周内为时间单位。

(一) 老年人两周治疗比例较高,老年人照料服务存在差异

研究显示,两周患病的老年人就诊比例较高,其中就诊比例城市地区略高于农村地区,东部高于中西部;自我医疗和未治疗的比例,西部高于东部,农村高于城市,社会经济地位越低的人,其卫生服务利用和社会照顾利用程度越低。说明老年人医疗就诊和照料利用除了受其生理状况影响,还受社会经济状况、家庭结构和健康状况的影响。

(二) 老年人两周就诊率和住院率明显增高

随着医保覆盖面的增加,老年人两周就诊率和年住院率明显增高,其中农村地区住院率增高明显。老年女性两周就诊率高于男性,高龄高于非高龄。城市地区两周就诊率略高于农村地区,东西部地区均大于中部地区。城市地区住院率低于农村地区,需住院未住院比例也增高,城乡比例相同。空巢老年人两周就诊率和住院率高于非空巢老年人,失能老年人两周就诊率和住院率均高于自理老年人。提示医务人员需要更加关注老年人的性别差异、城乡差异、家庭结构和健康状况对其寻求门诊与住院服务的影响。

(三) 老年人就医机构以基层医疗卫生机构为主

老年人两周就诊首选机构主要是基层医疗卫生机构,其次是县/市/区级医院。老年人选择县/市/区级医院和民营医院就诊比例增高,老年人住院机构主要是在县/市/区级医院,其次是基层医疗卫生机构和省/地/市级医院。分析其原因,是因为基层医疗机构具有距离近的优势,也提示需要进一步加强基层医疗机构能力建设以满足老年人需求。

(四) 特殊老年人的服务需求和利用之间存在差异

特殊老年人包括高龄、空巢和失能等老年人,高龄老年人两周未治疗和未享有老龄服务比例均高于一般老年人群。空巢老年人未接受照料和需住院未住院的比例均高于一般老年人群,失能老年人接受预防保健、老年人教育等老龄服务的比例低于一般老年群体。

因此,在了解了老年人生理、心理和社会特点以及卫生服务需求特点后,提醒医务人员需要做好

老年人个性化的服务需求评估,并通过多样化、个性化的服务来满足这些老年人的卫生服务需求,让老年人能够得到更好的人文关怀。

三、老年人医疗卫生服务中的人文需求

在老年医疗保健服务中,人文要素不可或缺。人文要素不仅仅是对老年人生理健康的关心,更是对他们心灵的呵护,帮助老年人保持积极的生活态度,增强他们的生活意义感和幸福感。从需求角度来说,老年人医疗服务中的人文关怀需求包括如下内容。

(一) 尊重老年人个体差异

老年人的健康状况和需求因人而异,每个老年人都有自己的生活习惯、健康意识和价值观念。老年人在接受医疗保健服务时,希望被尊重其个体差异,更希望根据个人的特点和需求制订个性化的治疗、护理或康复方案。例如,身体健康的老年人,希望践行健康生活方式,参加健康教育和健康促进活动;患有慢性疾病的老年人,希望能有定期的健康检查和管理及个性化的康复计划;而长期失能的老年人,则希望能得到生活照料和心理慰藉。

(二) 关注老年人心理健康

老年人在医院接受治疗或康复过程中,往往面临心理上的困扰和压力。老年人希望医务人员尊重和理解他们的情绪和需求,希望医院能帮助其缓解焦虑、恐惧和抑郁,提高其心理健康水平。同时,还希望医院开展心理教育活动,提供心理健康知识,帮助其建立积极的心态和应对压力的能力。

(三) 家庭和社会的全面支持

家庭和社会是老年人最重要的支持系统,对老年卫生保健起着至关重要的作用。老年人希望家庭和社会都能关心支持其医疗和社会活动,因此,建议医院通过定期举办健康教育活动和提供咨询服务,向家庭成员传授老年人健康管理的知识和技能,引导他们关注老年人的身心健康,帮助家庭成员解决照顾老年人的问题和困扰。政府和社会管理机构可以组织社交活动,为老年人提供交流和互动的机会;培训专、兼职社会工作者和心理工作者,并引入社会力量,为有需要的老年人提供心理辅导、情绪疏解、悲伤抚慰等心理健康服务。支持社会组织为失能、部分失能老人提供照护和精神慰藉服务。鼓励和支持科研机构与高新技术企业深度合作,充分运用互联网、物联网、大数据等信息技术手段,研发适合老年人的设备。鼓励健康服务相关企业结合老年人身心特点,大力开展健康养生、健康体检、咨询管理、体质测定、体育健身、运动康复、健康旅游等多样化服务。

第二节 ｜ 老年医学人文关怀内涵

由于老年人的生理、心理和社会功能都存在脆弱性,这就要求医疗卫生服务更严格地践行"医乃仁术"的人文关怀理念。医学人文关怀是高于民众心理、生理之上的精神层面上的关怀,是医务工作者的基本素养。"医乃仁术"是指医生不仅要运用知识、技能行医治病、施药救人,而且要给予老年患者更精细的人文关怀。

医学不仅是一门特殊的科学,更是一门人学,是为人的健康和幸福服务的,技术只能是一种医疗工具,人本立场和人道精神才是医学的真谛。医疗中的人文关怀就是尊重患者的个别性、独特性,真正了解临床情境,掌握患者的实际需要,与患者建立和谐信任的医患关系,采取实际行动,帮助患者生活得更好。华生认为"医学人文关怀能力"是医务人员秉承人性、德性,融体力、智力、知识、观念、情感、态度、意志等为一体的内在素养,外化为自觉创造性地服务于患者的实际工作本领。

本节把老年医学人文关怀能力定义为医务人员成功完成关怀照护老年患者活动所必须具备的个性心理特征,这种心理特征表现为医务人员为促进老年人健康,满足老年患者特殊生理、心理、精神和社会需要,而自觉采取的各种积极的关怀措施和行为,是在一般能力基础上发展的特殊能力。老年医学人文关怀的内涵包括专业、关爱、博爱、至善。

一、专业

熟练掌握老年医学知识是对老年患者施以帮助的必要前提。在临床学习和实践中,结合我国现实情况,医学教育需要着重强调学好老年医学的重要性,需要自觉认识到学习不仅是一项任务,同时也是作为医学生的天职。这样,在面对老年常见病,如慢性支气管炎、肺炎、肺气肿、高血压病、糖尿病、冠心病、肺心病、心力衰竭、脑卒中、阿尔茨海默病、前列腺增生等疾病的学习时,才不会感到枯燥。"老吾老以及人之老",人人都会变老,家家都有老人,医学生联想到自己的亲人中就有老年人,自己的父母会逐渐进入老年,包括自己也会在将来步入到老年的行列,就会亲身感受到现在的学习不仅是为患者,也是为自己。

二、关爱

关爱是医学人文关怀最基本的要求。老年医学有一定的特殊性,老年患者的生理、心理特点决定其需要更多的人文关怀。在医学实践中,医务人员应该从生理和心理两个方面关怀患者。例如,遇到病情相对严重的老年人,应该经常关注他们的身体状况,每天做一些常规的身体检查,确保老年人身体状况稳定,并给予心理疏导,让老年人保持积极乐观的心态,这样更有利于治疗。对于一些缺少家人照顾或者失能的老年人,基层医疗卫生机构及街道、社区应该适当照顾其日常生活,并给予一定的精神慰藉,从而达到最佳治疗效果。

三、博爱

博爱就是广博的爱。身体功能的衰退使老年人常常疾病缠身,这也导致老年人存在一定的情绪障碍,特别是病症相对严重的老年人,会产生绝望、焦虑、抑郁等情绪,害怕给家人和社会造成负担,同时又害怕家人对自己的病情置之不理,矛盾的心理使老年人异常脆弱,如果不能及时解决这些心理问题,老年人的身心健康将难以保证。因此,对老年人关爱实际就是对患者生理、心理和社会功能的爱。在提供医疗服务过程中,医务人员既要治疗老年人身体上的疾病,同时也要减轻老年人的心理负担。在临床实践中,应该强化医学人文关怀理念,让医务人员给患者更多的人文关怀和照料服务,以消除患者的心理障碍,减轻精神压力。这样才能达到最佳的治疗效果。

四、至善

医学人文关怀的至善原则不同于医学科技形成的"技术至善论"。技术至善是医学科技追求技术飞速发展的外在的、物化的要求。它导致医生专注于诊断治疗的机械化、自动化,而忽略老年人的感受,从而割裂了与医学人文精神的结合。尤其是当智慧医疗颠覆传统就医模式,一大批就医智能化手段在方便患者的同时,却给众多"被科技抛弃"的老年人带来了一条"就医鸿沟"。因此,针对老年患者的"至善"体现在医疗环境建设上,需要医疗机构和医务人员始终关注老年患者的需要及心理、情感的抚慰,站在老年人的角度体察其特殊的感受,帮助患者、安慰患者等。

面对医学模式的转变、疾病谱的变化和老年人群医疗服务需求变化的趋势,人文关怀为应对医学与人文科学交叉所带来的诸多尖锐而复杂的社会问题,尤其是医学伦理问题,将起到越来越重要的作用。医学人文关怀的基本内涵所诠释的专业是老年医学人文关怀的基础,关爱是医学人文关怀最基本的要求,博爱是医学人文关怀的追求,至善是医学人文关怀具体的体现。在医疗实践中,将医学人文关怀应用于老年医学临床工作中的每一个环节不仅是对医生的要求,也是对整个卫生保健服务的期望。

由于我国人口老龄化快速发展,以及老年人对健康服务多元需求的变化,迫切需要医务人员除了接受老年照护服务知识和技能的培训,还需要提升其人文关怀能力,为不同功能状态和疾病严重程度的老年人提供整合式关怀服务。对照我国老年医疗保健目标,即帮助老年人保持最大程度的独立性,预防残障的发生,减少痛苦,保持尊严。因此,人文关怀能力不仅是一种心理能力,而且是一种社会能力,还是一种持续生存与发展的综合能力。

老年人文关怀能力缺乏会使很多医务人员不了解老年人的需求,为老年人所提供的医疗照护仅限于一般的临床治疗、生活照料和医疗护理,而不能体现对老年人的全身心照顾与支持,无法提供深层次的关怀照护。这就要求医学教育中应加大开设老年相关课程教育和培训的力度。另外,为在职人员提供多种形式的老年医疗护理继续教育,加强对在职医护人员老年人健康评估、照护基本技能及预防保健等知识的培训,以应对老龄化社会对医疗护理人才知识、技能、素质的需求。

第三节 ｜ 老年友善医院建设与人文关怀

"老年友善"(age friendly)的概念是 2007 年由 WHO 提出,希望推动全社会以更为友善、人性的态度对待老年群体,让老年人的社会生活更便利、得到更多呵护与照顾。老年友善文化是对长者尊重的一种文化自觉,是社会文明进步的重要标志。实际上,中华民族传统的孝道文化历史悠久,敬老、爱老传统始于西周时期,在汉代已成为兴盛的社会风气。"百善孝为先"是中华民族的传统美德,应将中国传统孝道文化融入有中国特色的新时代老年友善文化建设中。

"老年友善医院"(age friendly hospital,AFH)提倡以老年患者为中心,其目的是改善老年患者就医流程,关注老年人的疾病和功能状况,为老年患者创造一个安全、友善、适宜的医疗环境。老年友善医院包含助老、敬老、尊老、孝老的医院文化、现代管理、流程再造、细节优化、关爱关注、便民举措和志愿者服务,在老年人全生命周期的医疗服务中,医护人员需要贯彻和实践老年人人文关怀的理念,体现老年友善的内涵。这不仅是 WHO 的目标,也是中华民族尊老敬老传统美德的传承。本节重点阐述如何从老年人医疗卫生服务环境建设方面体现老年友善的理念。

一、老年友善硬件建设

营造老年人安全、便捷的就医环境和硬件建设是创建老年友善环境的基础。友善环境包括完善交通设施、无障碍服务设施、标识以及适宜环境等,如设立辅助移乘设备(如轮椅、平车等)方便取用,主出入口处有方便老年人上下车的临时停车区和安全标识,设置无障碍电梯、无障碍厕所。在主要道路岔口处、建筑主出入口处、建筑内各楼层通道分叉显眼处、电梯内外按钮,均应设有颜色醒目、较大字体、简单易懂的标识,标识高度和位置合适,以方便轮椅和行走者都能看到。适老性病房温馨整洁,配有时钟和提示板,温度湿度适中。诊疗区域的家具应稳固,带轮子的桌椅需可制动;桌边需与地板等环境颜色对比明显,桌子高度可供轮椅伸入。病床高度可调,桌椅应为圆边或在家具尖角、墙角处安装防撞护角、防撞条;厕所内铺防滑垫、使用坐便器、设置淋浴专用椅和防滑扶手,地面无积水、无台阶等。老年友善环境建设规范的制定,从安全性、功能性、舒适性、前瞻性出发,处处体现人文关怀。

二、老年友善文化建设

老年友善文化,是以助老为宗旨、以敬老为美德、以尊老为风尚、以孝老为理念,以老年人的实际和特点为一切工作的出发点,为老年人营造尊重、关爱、支持、安全、便捷的人文环境,以保障老年人的生命权、健康权。友善文化包括文化建设、友善氛围、健康宣教、社会工作和志愿者服务等。

(一) 文化建设

要求在医疗机构的文化载体如医院网站、屏幕、微信公众号等渠道展示有体现关爱老年人、维护老年人权益、提升老年人健康与尊严、鼓励老年人积极参与等内容;要求医院在职工手册、行为守则等规范中都要有对老年人态度、行为、礼貌用语等的要求。对高龄患者进行问诊、体格检查、诊断治疗时,可能会出现沟通信息的不对等、老年人无法理解而引发矛盾、纠纷。因此,需要对医护人员进行专门培训,除了注意态度和专业的倾听外,还可以采用叙事医学的手法,通过讲故事、听故事、比喻等手段,与老年人建立积极的沟通渠道,培养共情能力,尽最大努力帮助老年人完成沟通。

(二) 友善氛围

要求医护人员能以尊敬的态度、易懂的语言、清晰的文字或图片与老年人交流。老年人病程长、住院时间长、康复慢,或疾病导致其失能或者半失能,从而产生多疑、自卑、孤独感、固执己见、抑郁、焦虑等情绪障碍。这就需要医护人员以平等的身份倾听老年人的叙述,关注其情感变化,并与其建立联系,通过主动回应的方式关注老年人体验。

(三) 健康宣教

老年人患病多以慢性病为主,患病率高、病程长、治愈率低,并常伴有功能性问题,需要长期的医疗照护和指导。因此,医生应着重对老年人群进行健康教育,普及以老年病为主要内容的老年保健和卫生科学知识,为老年人进行自我保健和健康生活提供指导,向其讲解老年人常见病、多发病的预防与治疗措施,并对其生活行为和方式进行适当干预。通过充满温情的健康教育和指导,改变其认知,提高其健康意识,增强其健康观念,并促进老年人承担健康第一责任人的主动性,让其积极参与到治疗和保健活动中来,从而提高预防疾病的能力。

在健康宣教方面,医务人员还可以利用线上线下多种方式和媒体媒介,面向老年人及其照护者广泛传播营养膳食、运动健身、心理健康、预防伤害、预防疾病、合理用药、康复护理、预防跌倒、消防安全和中医养生保健等科普知识。组织实施老年人健康素养促进项目,有针对性地加强健康教育,提升老年人健康素养。同时应主动为行动不便、无人陪护、失能失智等老年人提供方便及时的就医指导。

(四) 社会工作和志愿者服务

要求医疗机构应为老年人提供社会工作和志愿者服务,鼓励健康老年人积极参与志愿者服务活动。老年人参与社区志愿服务不仅可以增进其与社会的互动,有利于保持积极健康的生活状态,改善认知功能,还能在实现个人价值的同时为社会作出贡献。医疗机构应从老有所为和老有所需的角度,培养老年人参与志愿服务的意识,规范老年志愿者的筛选规则,完善老年志愿者激励机制,促进社区老年志愿服务的可持续性。

三、老年友善医疗服务管理

老年友善医疗服务管理是老年友善医疗机构建设的基本保证。医疗机构应建立具有老年医学服务特点的技术规范和持续改进机制,建立老年学、老年医学知识与技能等教育、培训的长效机制,建立患者的双向转诊机制,形成医疗联合体或医养联合体的协作管理模式。

(一) 建立老年友善医疗机构的运行机制

创建老年友善医疗机构的组织人员架构,建立老年友善管理的相关规章制度和自我评价机制,制定老年友善医疗机构的年度工作计划和经费预算等。

(二) 建立具有老年医学服务特点的技术规范

老年人往往存在多病共存、多重用药。以老年患者为中心,采用老年综合评估常规模式、共病处理模式和多学科团队工作模式,积极开展老年综合评估,最大程度维持和恢复老年患者功能状态。医疗机构应当建立老年综合评估制度、老年病多学科整合管理制度和老年急危重症的应急处置预案。

(三) 建立老年学和老年医学知识、技能等教育培训

加强对老年医学研究的资金投入和项目推进。加强老年医学人才的培养和引进,鼓励医疗机构设置老年医学专科,配有专门的医生和护士。

(四) 建立老年患者的双向转诊机制

推进医养结合业务发展,鼓励医疗卫生机构与养老服务机构签约合作。建立分级诊疗和双

向转诊机制,有专设的管理部门和相关的管理制度,形成医疗联合体或医养联合体等的协作管理模式。

(五) 加强老年医学学科建设

老年医学强调"一切以老年健康为中心"的服务宗旨,为老年人提供多层次、整合型、连续性的健康服务。其原则是提供便捷、绿色、综合、连续的服务,其核心技术是老年综合评估,其核心问题是常见老年综合征和老年照护问题,其核心管理方法是老年病的多学科整合管理,即多学科团队的整合管理。

四、老年人数字鸿沟的解决策略

(一)"互联网+医疗"老年人就医困难

《中国互联网络发展状况统计报告》显示,截至 2024 年 6 月,我国网民规模近 11 亿人,互联网普及率达 78.0%,其中 60 岁及以上老年网民规模超过 1.57 亿。越来越多的老年人开始"触网",享受数字化带来的便捷,但与此同时仍有超过半数老年人从未接触过网络及相关电子智能设备,存在损害公平正义、侵害老年人权益和危害数字安全等风险隐患。同时,由于老年群体自身能力有限,很难灵活有效运用智能科技手段,在"互联网+医疗"背景下则面临着更大的就医困难。如何帮助广大老年群体解决这一问题,跨越数字鸿沟,面向老年人来推行适应性改造,创造优质普惠的医疗服务,则成为我国医疗服务改革的主要内容。

(二) 老年友善应对措施

为应对这一挑战,在老年友善的文化背景下,从老年人就医环境设备等方面着手,切实为老年群体服务。比如在门诊自助机旁、总服务台均安排导医、护士、引导员、志愿者等工作人员,帮助不会使用智能设备的老年人,耐心讲解和引导老年人就医;在门诊部设立老年人智能就医体验区,配备老年患者专用自助机、自助测量血压仪、体重秤、视力自测仪等设备,还配备专门工作人员帮助老年人提高运用智能技术的能力和水平。通过现场指导、体验学习、爱心培训等措施,引导老年人了解新事物、体验新技术,积极融入智慧社会。在门诊入口、入院准备中心、住院收费处等均配有老年人专用自助机,老年人专用机显示字体更大,方便老年人办理业务。

对于那些智能应用不在行、操作不熟练的老龄群体,互联网医院力求通过页面改进、流程再造,为老年人打造一键式、一门式、一站式的互联网医疗服务。为低龄者做细引导、让高龄者亲友代办、使线上线下整合等方法,使互联网医院的友善性、便捷性、高效性目标得到体现。在智能手机上进行互联网医院操作时,尽量设置成一目了然、一键可行、一步到位等简单易操作的方式,做到线上健康咨询、复诊配药、健康管理等多项互联网医疗服务。

因此,针对老年人医疗卫生服务过程中的医学人文关怀和老年友善型医疗机构建设需求,需要协同政府、医疗机构和社会各方面,才能创造和优化尊老爱老的就医环境,从而提升老年人就医的获得感和体验感。

【案例 20-1】上海某三甲医院注重细节,全方位打造老年友善医院。

上海某医院是一所以老年医学特色而著称的三级甲等综合性医院,在老年医学的发展、医教研及健康管理等方面取得了令人瞩目的成绩,2021 年医院申报并通过评审成为上海市首批老年友善医疗机构,2022 年也成为上海市首批老年友善医疗机构示范单位。

医院以为老服务为中心,在各方面细节体现老年友善。如在门诊候诊区提供休息座椅和爱心轮椅;在门诊护士台设有专人为慢性病老年人提供健康咨询和宣教服务;完善各指示标识改造,字体更大、颜色更鲜明,门诊和楼道灯光照明更明亮;在门诊入口、入院准备中心、住院收费处等均配有老年人专用自助机,操作界面大而清晰,配备志愿者协助、教会老年患者自助挂号付费、打印票据,收费窗口备足零钱,方便老年人现金支付;为行动不便的老年患者提供院区移动接驳车服务;超声科将超声耦合剂加温使用,打造有"温度"的超声检查;医院放射科每日预留5%号源优先给75岁及以上老年人,候诊大厅开设老年人等候专座,登记窗口开设老年人询问台解读报告,技术员主动搀扶老年人进出机房,形成"尊老、爱老、助老"友善氛围;医院对老旧病房进行适老化改造,设置无障碍卫生间,采用地面防滑加固等措施;助老跨越数字鸿沟,医院公众号改进长者版,大字友善亲和,开通互联网医院上线亲属、志愿者为老年人代配药等服务;医院与上海市出租车统一平台合作,在门诊设置"一键叫车智慧屏"服务项目,老年人刷脸叫车回家,使整个就诊最后一环得以顺利完成。

医院老年科病房每个月组织圆桌科普,倾听老年人的需求,让老年人亲自参与体验音乐疗法、书法疗法等健康促进课程。医院营养科为老年科病区定制营养长寿老年餐。医院专设老年综合评估门诊、定期评估制度和机制,并设有老年多学科会诊制度,形成一套完整的老年友善管理的长效机制。

第四节 │ 老年人医疗卫生服务中的人文关怀

老年人是医疗卫生服务中高需求和高利用的人群。因此,在老年人全生命周期的医疗服务中,都需要贯彻和实践老年人人文关怀的理念。本节从日常诊疗服务、院外拓展服务、创新诊疗模式、重视安宁疗护四个方面,介绍老年医疗卫生服务中的人文要素及其注意事项。

一、日常诊疗服务中的人文关怀

由于老年人具有生理和心理的特殊性,因此,医务人员在为其提供医疗技术服务时需要更加关注其心理需求,增加语言和情感交流,通过开展健康教育温情指导、提供情感支持、重视临床叙述完善共享模式、注重部门联动拓展服务内涵,来更加全面关注老年人健康,关怀关爱老年人。基于礼仪的医学是一种强调与患者沟通时良好举止和行为的做法,这种做法已被证明对医患关系产生有益的影响。

(一) 开展健康教育,提供温情指导

健康教育是通过信息沟通和行为干预来改善患者健康行为的一门科学与艺术。医生应以充满温情、关怀的方式开展对老年人群的健康教育,向老年人及其照护者广泛传播保健等知识,并对其生活行为和方式进行适当的干预,把与老年人的每一次接触都看成提供预防保健服务的良机,通过充满温情的健康教育和健康指导,努力改变老年人的认知,提高老年人的健康意识,增强其健康观念,唤醒其作为健康保健主体的主动性,让老年人积极参与到治疗和保健活动中来,从而提高其规避疾病和损伤风险的能力。

(二) 提供情感支持

人,作为身心统一体,其生理功能和心理活动相互影响、相互依赖,生物-心理-社会医学模式的提出,要求医务人员以整体、系统、全面的观点看待疾病与健康问题,医务人员在提供健康服务的过程中,要站在人文关怀层次上,为患者提供精神、文化和情感服务。

在家庭日趋小型化、空巢化,传统家庭养老功能逐渐消失的背景下,老年人由于自身健康状况、社会角色的改变,常产生悲观、孤独、焦虑、抑郁等一系列不良心理和情绪,医生要全面掌握老年人的健康需求,了解其心理特征和社会背景,主动进入老年人的心理世界,设身处地为老年人着想,全面理解和掌握老年人的健康问题,并充分运用心理学的一般理论和方法,来学会共情共融,积极帮助老年患者缓解心理压力,排除心理障碍,开展老年患者及其照顾者的心理疏导和安慰工作。由于老年人认知能力降低,感官能力较差,因此,在了解和解决问题时,对待老年人要有爱心和耐心,倾听他们的心声,理解他们的痛苦,并在语言上、行为上表达出对他们的关怀与尊重,解除老年人的精神、心理负担,帮助老年人树立乐观、积极的心态。

(三) 重视临床叙事,完善共享模式

临床叙事是从患者角度讲述对疾病的认知。医务人员在对老年人进行健康服务时应重视老年人

的临床叙事,老年人的临床叙事是与其病情体验直接相关的。在临床叙事中,老年人会赋予疾病以特定的解释和因果说明,并强调疾病对其个人身体及生活的影响,通过叙事,把疾病放在特定的生命背景里,从而加深医务人员对老年人病情体验的理解。因此,医生在对老年人进行健康服务时,应重视临床叙事,打破量化的生理数据的框架束缚,鼓励老年人讲述其患病体验和疾病背后的故事,加强沟通,建立双方共同参与模式。在具体的服务过程中,医生应以平等关系为基础,建立亲友式的服务关系,尊重老年人的自主权和价值观念,鼓励老年人讲述其患病的体验,充分表达其思想、意愿和情感。当老年人陈述他们的理解时,在不违背原则的情况下,要给予适当的认同,带着情感体会老年人的感受,以表达对他们的关怀与支持,使沟通在一种关爱和理解的氛围中进行。因此,医务人员除具备扎实的专业知识技能外,还需要具有良好沟通技巧,才能够更精准了解老年人特点及其关怀需求,进行深入系统的评估,采取合适措施满足服务对象的人性化需求。

(四)注重部门联动,拓展服务内涵

除了疾病和生理问题外,心理、家庭和社会问题也是影响和制约老年人身心健康的重要方面。因此,老年医学不是一项单纯的技术服务,而是变成了一项复杂的系统工程,需要医疗卫生部门和社会各方面密切合作。我国老年人保健工作是在政府组织和领导下,结合广大社会力量,动员个人、家庭、社会参与保健,形成自我保健、家庭保健和社区服务相结合的联动方式。这就需要医务人员具备较全面的社会学、心理学、管理学和教育学的知识与理论,能协调社会资源,以帮助老年人解决一些非医学技术方面的问题。

二、积极拓展院外服务,提供定期访视和照料服务

长期以来,医学把主要的精力放在治疗上,而非照料服务。但老年人、非感染性疾病的患者需要的往往是照料而不仅仅是治疗,因为这些疾病由于其病因的复杂性和治疗的非靶向性,使照料变得更有意义,更体现出医学人文关怀。家庭作为老年人最重要的生活场所,是老年人重要的心灵依托,在老年人的健康保健中具有重要的意义和作用。医疗机构通过建立家庭病床,对高龄、行动不便的慢性病患者进行情境性照顾,定期对其进行家庭访视,使其居家接受常规医疗保健服务。这样,不仅保持了为老年人提供健康保健的连续性,而且将健康照护的内容扩展到家庭,发挥家庭对老年人疾病恢复和健康保健的支持作用,从而为老年人提供全方位的人文关怀和健康照护。同时,把老年人的卫生保健需求解决在家庭,以最具效果的健康干预,向老年人群提供优质的医疗保健服务,从而改善老年人的健康状况,提高卫生资源的利用效率,实现医疗卫生服务最大社会效益与适度经济效益的统一。

三、创新诊疗模式,增加老年患者人文关怀的获得感

老年(特别是 70 岁以上)患者常患有多种慢性疾病,在传统诊疗中以单一科室治疗多有不便,从以系统分科改变为以疾病分科成为必然。因此,创新发展整合式医疗服务模式显得尤为重要,这样可以发挥多学科融合和方便老年人就医的优势,为行动不便的老年人提供更高质量的服务。例如,有的医院成立的以治疗压疮、糖尿病足为主的慢性创面诊疗中心,就以多学科诊疗模式配有创面修复外科、骨科、心内科、呼吸科、内分泌科医师和创口治疗师、康复理疗师、营养师等,以内外科结合、中西医治疗来满足老年患者的各种需求。在这里接受治疗的老年患者感受到围绕在自己身边的医生、护士是在相互协作为自己诊治,而不是把自己从一个医生推向另一个医生。多学科协作诊治模式的优势就在于对每一个个体疾病的认识,具有互补和透明性,使治疗形成合力。一切以患者为中心,确保关键精准的治疗方案落实到位,这是治疗成功的保证。

四、重视安宁疗护,完善临终期的人文关怀

安宁疗护是为疾病晚期及处在临终阶段的老年患者提供的关怀照护服务。这类服务既有机构式照护,也有家庭式照护,即由专业人员为处在生命晚期的老年患者提供全方位照护服务。安宁医疗

服务涉及的人文要素内涵,包括尊重个体差异、确保服务公平可及、提高舒适度和幸福感、整合医疗护理、发动照顾者和全社会的力量予以帮助。做好临终阶段的人文关怀,需要注意如下事项。

(一) 了解此阶段老年人的心理特点

当生命进入临终期,很多人都会充满对生命的渴望,从而产生强烈不安,这也被称为"死亡焦虑"。也有部分老年人由于多年疾病折磨,希望得到解脱,有尊严地死亡。这一阶段指对生存时间有限(6个月或更少)的患者进行临终关怀,并辅以适当的医院或家庭医疗及护理,以减轻其疾病的症状、延缓疾病发展。

(二) 尊重自主,减轻其痛苦

无论是"自主的人",还是"自主的行为",都是一种个人自主。临终期的人并不将自己的病痛看作客观的症状,他所体会到的是他的生活世界的毁坏、坍塌及自我存在感的削弱,他不得不依赖医生及家人来延续他的生活世界的完整性。尊重生命终末期患者的自主选择,减轻痛苦,是医护人员和家属对其最大的尊重。

(三) 维护尊严,共同面对死亡

临终关怀以照料为中心,维护人的尊严,提高临终生活质量,共同面对死亡,还能够帮助患者家属分担一些劳累与压力,体现了崇高的医德。医德的核心就是尊重患者的价值,包括生命价值和人格尊严;最大限度地帮助患者减轻躯体和精神上的痛苦,提高生活质量,平静地走完生命的最后阶段。"有时,去治愈;常常,去帮助;总是,去安慰",这不仅仅是萨拉纳克湖畔的一个墓志铭,它更体现了一位医生对医学目的的领悟,也应该是医学自身的智慧。医务人员作为医疗具体实施者,充分体现了以提高生命价值和生命质量为服务宗旨的高尚医护职业道德。

总之,积极老龄化是通向尊严老龄化、效益老龄化、幸福老龄化和成功老龄化的必由之路。所以,需要将医学人文关怀应用于积极老龄化中的每一个生命阶段、每一个步骤、每一个环节乃至每一个细节,这不仅是对医务人员的要求,也是对整个卫生保健服务的期望。在积极老龄化进程中医学人文关怀应贯穿始终,以人为本的温馨服务和人文精神的关怀活动都是对人的生存状况的关切,更是对人的尊严和价值的维护。

【案例20-2】北京某医院探索医养服务新模式。

北京某医院是一家集医疗、康复、护理、教学、科研为一体的三级甲等中西医结合老年医院。多年来,医院坚持以老年危急重症救治、微创治疗、老年连续医疗康养为特色,以中西医结合老年医学为发展方向,打造出了一批重点专科和优势学科,并初步搭建起了区域性老年健康服务体系——区老年健康和医养结合服务指导中心、区老年医疗评估中心、区老年医疗服务中心。通过"三大中心",为社区服务中心(站)、养老驿站、养老机构和居家养老人群提供老年健康服务。

该院的老年健康服务模式可以概括为"老危微养"四个字,即"老年、危重症、微创、医养结合",以老年综合评估作为一条主线贯穿医养全程,将老年急慢性疾病诊疗、区域老年健康和医养结合指导、加速康复和中西医结合特色护理、长期照护与安宁疗护四个核心业务板块作为发力重点,以建设老年危急重症、骨科脊柱与足踝疾病、甲状腺疾病、肾上腺疾病、乳腺疾病五个临床诊疗中心为抓手,创新中西医结合老年医学模式、服务模式、产业模式,全力打造"老危微养"医院品牌特色,探索老年全生命周期连续医疗服务模式。

该医院的连续性老年医疗服务基于四种医养结合服务模式开展,分别为"紧密型、融合型、联盟型和居家型"。紧密型服务院区布局实现了"前养老、后医疗"的规划,并为毗邻的养老院开通绿色通道,为老年人提供康复、护理、养老的庭院式一体化服务。融合型服务院区以家庭式的温馨医疗服务为特色,为公寓老人提供健康管理、医疗照护。联盟型服务模式是医院与区域养老机构、照料中心、养老驿站组成医养联盟共同体,将生活照料与医疗健康管理相结合,享受急诊及住院绿色通道,并进行定期巡诊和专业健康指导。居家型是通过客服中心,对居家养老的人群开展入户诊疗服务。

推荐阅读

1. 李惠玲,周晓俊. 医学人文关怀. 北京:北京大学医学出版社,2021.

2. 王红漫. 中国健康老龄化发展蓝皮书:积极应对人口老龄化研究与施策(2023—2024). 北京:华龄出版社,2024.

思考题

1. 结合我国人口老龄化特点和老年人生理、心理、社会特点,请思考医学生需要具备哪些素质才能更好做好老年人人文关怀。

2. 根据您所了解的老年友善医院建设和实施现状,您认为目前医疗机构在老年人人文关怀方面还存在哪些问题?

(李星明　洪　维)

思考题解题思路

第二十一章 | 人类卫生健康共同体建设

2020年5月18日,习近平主席在第73届世界卫生大会开幕式上强调中国"始终秉持构建人类命运共同体理念,既对本国人民生命安全和身体健康负责,也对全球公共卫生事业尽责",并呼吁"让我们携起手来,共同佑护各国人民生命和健康,共同佑护人类共同的地球家园,共同构建人类卫生健康共同体"。建设人类卫生健康共同体,既是时代的呼吁,也是全人类的共同愿望。

第一节 | 人类卫生健康共同体时代背景与概念内涵

2020年3月21日,习近平主席在就新冠肺炎疫情致法国总统马克龙的慰问电中,首次表达了要与法方共同"打造人类卫生健康共同体"的意愿,为全球卫生治理提供了新思路。人类卫生健康共同体是人类命运共同体的重要组成部分,既强调多样性,也尊重特殊性,是对现有全球卫生治理体系的反思与创新,也是实现"全球人人享有健康"愿望的必经之路。

一、人类卫生健康共同体产生的时代背景

(一)全球化进程中的人类健康发展

15世纪的"地理大发现"开启了全球化的进程,全球化促进了全球经济、社会的发展以及人们在空间上的快速流动,地域边界不断被打破。全球化这把"双刃剑"对于健康方面的影响在于,它带来了疾病治疗上的技术合作交流,但全球生态危机(气候变暖、自然环境破坏等)和疾病健康风险也跟随人类的流动而跨越了国界线传播到全球各地,成为人类共担的风险。例如艾滋病、结核病、"非典"、禽流感等传染性疾病的流行,超越了一国的界限。随着全球化进程的加剧,对疾病风险的应对已经超过单一国家和地区的能力范围。各国命运休戚与共,任何一个国家都难以独善其身地应对全球健康风险和危机。全人类只有同舟共济、并肩作战、守望相助,才能共同应对重大疾病健康风险。在此背景下,人类急需构建新的全球卫生治理理念和实践路径,习近平主席提出的"构建人类卫生健康共同体"理念应运而生。

(二)"空投医疗"导致"全球人人享有健康"的目标难以实现

所谓"空投医疗"是以西方价值观为核心的全球卫生治理组织为发展中国家提供卫生援助,但却附带政治经济要求,并非真正从发展中国家的利益出发,缺乏共同体思维。"空投医疗"的援助模式秉持线性历史观,认为应该以援助国或援助组织的思维方式作为标杆,受援助国只有引入西方的制度文化,才能实现医疗卫生的现代化。技术的转移实际上伴随着利润的积累,许多受援助的医疗机构和地区需要接受援助国的一系列条约,以及为援助国提供某些政治上、经济上以及外交上的益处。此外,援助国还将本国的规章制度和政治意识也移植过去,其卫生技术援助之苗并不适合受援助国的土壤。"空投医疗"未能准确认识不同国家或地区在发展程度上的差异,因而难以实现"全球人人享有健康"的目标。构建人类卫生健康共同体,需要摒弃"空投医疗"模式,致力于全人类共同的健康愿望。

(三)全球卫生治理体系的缺陷呼吁新的治理理念

全球公共卫生治理是通过多元主体以多种方式在健康领域采取共同行动,共同制定并遵从国际规制,以便更好地应对全球健康危机,实现全人类健康。全球卫生治理为应对全人类的健康安全问题

作出了重要贡献,包括控制全球性疾病的蔓延、提升多项人类健康指标等。同时,国际组织与各成员国形成更紧密的合作关系,明确卫生健康的国际发展目标,逐渐接纳并倡导"全球健康"的新理念。当前全球公共卫生治理的理论范式强调"个人权利"的优先性,在流行病发生时发挥了重要作用,也促进了社会正义以及个人健康权利维护等一系列社会运动。但西方自由主义脱离了群体的利益,与群体利益冲突时,全球卫生治理的理论范式显然是难以采取公平公正的行动的。这种理论范式秉持自然权利永恒、个人权利优先的一元社会观,如极力主张本国利益、局部利益优先,罔顾全人类健康的共同命运,这与全球公共卫生治理旨在实现人类公共健康的价值观全然相悖。

当前,全球卫生治理偏重对需要卫生援助的发展中国家提供直接的物质支持,包括现代医药、医疗技术和其他快速治疗手段,却忽视了当地的政治经济结构与文化多样性,对疾病和社会苦难的认识脱离了当地人的生活情境,更对公共卫生权益和风险不匹配的根本现实避而不谈,结果是受援助国独立自主性被严重削弱,甚至被西方国家空降而来的卫生援助所淹没,没法从根本上解决卫生健康问题。全球卫生治理的短暂性目标与附带性要求,既严重忽视疾病的社会文化背景的特殊性,也并未将世界各国各地区作为命运共同体来看待,缺乏"整体观"格局,最终损害部分国家和地区的卫生健康利益。这些全球卫生治理的弊端让人们重新思考全球卫生治理的共同责任感和整体利益关联,基于共同命运的关切,探索新的治理理念并采取行动。

二、人类卫生健康共同体的概念内涵

习近平主席适时提出了"人类卫生健康共同体"的概念,致力于全人类共享卫生健康的大同愿望。

(一)"人类命运共同体"概念的延续

人类卫生健康共同体是将人类命运共同体理念应用于卫生健康领域的重大创新,丰富和发展了人类命运共同体的理论内涵,彰显了全球合作的时代价值,推动了新型全球卫生治理体系的构建。

在2017年中国共产党与世界政党高层对话会上,习近平主席指出:"人类命运共同体,顾名思义,就是每个民族、每个国家的前途命运都要紧紧联系在一起,应该风雨同舟,荣辱与共,努力把我们生于斯、长于斯的这个星球建成一个和睦的大家庭,把世界各国人民对美好生活的向往变成现实。"构建人类命运共同体,正是当今世界正经历百年未有之大变局的时代要求。全球化的深入发展,让各国人民的命运更加紧密相连,国际社会越来越成为"你中有我、我中有你"的命运共同体。人类命运共同体理论是中国推动全球治理改革的理论创新。在西方,斯多葛学派(Stoics)最早从世界角度关注个体和人类命运,康德(Immanuel Kant)提出世界大同主义秩序新构想的世界和平状态,马克思致力于在自由人联合体中实现个体与共同体的和解。而中国传统文化中素有"天下大同""天人合一"的观念,人类命运共同体理念正是在对这些中西方传统观念的继承和发展的基础上,针对当前全球化最新趋势而提出的重要命题。人类命运共同体是以历史唯物主义的思想,结合中国国情及时代特征,并在研究新情况、解决新问题的过程中通过锲而不舍地实践探索和理论创新提出的崭新思想理论。它不只是中国的外交战略,更是中国对全人类前途命运的关注。

2020年3月21日,习近平主席首次提出"打造人类卫生健康共同体"的倡议。这一倡议面向人类未来,关涉全球风险、全球正义、全球健康、共同利益以及共同行动。人类卫生健康共同体的提出,为"人人享有卫生保健"的全人类共同愿景的实现提供了中国方案和中国智慧。

(二)"共"与"和":人类卫生健康共同体的核心内涵

人类卫生健康共同体建设既要追求共同体的一致行动,又要讲究利益主体的多样性,因此,构建人类卫生健康共同体实际上需要处理的是"共"(一致性)与"和"(多样性)的关系。

"共同体"意指共同的统一体,强调共通、共情、共享、共荣、共生、共识、同行、同好、同根、同心、同德,强调不同主体之间的互嵌、互鉴、互动,同呼吸、共命运。"共同"有两层含义,一是"相同""一致",强调共性;二是"和""美美与共",强调多样性的共存。"共同"其实是一个矛盾又统一的概念。"共"

强调一致性,人类社会的特殊性就在于"共"。而一致性的前提是多样性的存在,没有多样性就无从讨论一致性。正是因为多样性的存在,才有构建共同体的需要。而构建共同体,达到一致性,就需要对多样性进行协调统一。

人类命运共同体的内涵还吸取了中国传统文化中的"和"思想。"和"包括四方面的内容:其一,适度;其二,和以利生;其三,和谐;其四,强调事物的同一性。"和"要求既肯定和接受事物的多样性,又包容和接纳事物的差异性,并将不同事物融合到一个和合体中,以期达到"和合共生"的境界。

人类卫生健康共同体理念植根于源远流长的中华传统"和"文化与马克思主义的共同体思想。构建人类卫生健康共同体,既需要"各美其美",重视并充分发挥自身文化的价值与优势,也要"美人之美",尊重其他国家在卫生健康方面的文化特征与价值多元化。

(三)全球卫生治理理论的全面升华

在国际社会的不断努力下,全球卫生治理取得了一些成就。但是全球卫生治理依然面临诸多挑战,如全球卫生问题政治化、卫生治理协调机制碎片化、全球多边卫生治理机制双边化等。"全球健康"(global health)理念的出现响应了全球卫生治理的新需求。"全球健康"涉及多个国家或全球范围内的卫生健康问题,意在实现全世界所有人普遍的健康平等。"全球健康"是人类卫生健康共同体的重要理论来源,其注重以批判的视角来看待健康资源与疾病分布的地区差异及其根源,从而改变以西方为中心的国际卫生治理方式,强调跨越学科边界、融合并偶尔打破多种知识架构。人类卫生健康共同体的理论范畴包括生物社会分析与知识社会学、有目的行动的未预结局、世界的理性化、规训权力与生命权力、社会苦难与结构性暴力等,以知识、权力、制度、不平等等基本关注议题为研究与实践核心。人类卫生健康共同体是对全球卫生治理的全面提升与理论升华,尊重文化多样性,秉持整体观视角、跨文化视角与同一健康理念,综合考察全球卫生健康问题中的生物性、社会性和文化性因素,借助跨文化比较,通过分析不同国家和地区在各自经济社会和历史的背景之下展现的医疗卫生方面的不同特点,注重本土化与社会文化适应性,帮助卫生健康经验的国际共享克服"水土不服"的障碍,全面提升全球卫生治理水平。

第二节 │ 建设人类卫生健康共同体的中国经验

新中国成立以来,我国卫生健康事业经历了长足的发展,人民的健康水平得到了极大改善,其中有不少实践经验获得全世界的赞誉。下面将从基层医疗与全民卫生覆盖、中医药事业的发展、卫生外交与援外医疗等三个方面来阐述建设人类卫生健康共同体中的中国经验。

一、基层医疗与全民卫生覆盖

新中国成立以来,我国实施的爱国卫生运动、农村合作医疗、三级卫生服务体系等具有开创性的卫生制度,均可以为人类卫生健康事业发展提供有益的借鉴。

(一)爱国卫生运动

爱国卫生运动是中国共产党把群众路线运用于卫生防病工作的成功实践,是一项重大惠民工程。有着 70 多年历史的爱国卫生运动,在继承中创新,在创新中发展,大大推动了我国卫生工作的开展。

1. **爱国卫生运动的历史**　新中国成立初期,由于自然灾害频发、卫生环境脏乱差以及医疗资源短缺和医疗水平较低下等原因,导致天花、痢疾等传染病肆虐,严重制约人民健康水平的提升。针对这样落后的卫生状况,党和国家先后提出"卫生建设靠群众"和"三大卫生"工作原则、传染病防治重大任务等指示和规定,孕育了爱国卫生运动的重要基础。1952 年,我国首次成立"爱国卫生运动委员会",领导群众开展以防治烈性传染病为主的爱国卫生运动。爱国卫生运动的初始阶段,全国卫生防疫工作以危害人民群众健康最大的 20 种传染病作为防治目标,带领全国群众,致力于环境卫生和个人卫生的改善,养成了环境卫生大扫除的习惯,城乡卫生环境得到了很大的改善。在党和政府的号召、组织和带领下,此阶段的爱国卫生运动发展成了大规模的群众性卫生运动,对于我国卫生防疫事业的发展具有重要的推动作用。改革开放后,爱国卫生运动主要侧重于开展群防群控、群防群治、全员参与、共建共享的城乡卫生清洁工作任务。随着我国社会主义市场经济体制的建立,卫生知识的宣传和健康教育工作成为爱国卫生运动的主要内容之一,重点解决因城市化而导致的污染问题。这一时期,创建"文明城市""卫生城市",进行"厕所革命"等行动成为爱国卫生运动的重要落脚点。这一系列的爱国卫生运动,推动了我国卫生健康共同体的建设。

2. 新时代爱国卫生运动和健康中国战略　党的十八大以来,中国特色社会主义进入新时代,新时代的爱国卫生运动更加强调人类命运共同体的关联。健康中国战略基于"大健康"的理念,将爱国卫生运动的战略水平提升到新的高度。党的十九大提出:为预防和控制重大疾病,倡导健康文明生活,为人民提供全方位全周期的健康服务,需要进一步开展爱国卫生运动,全面实施健康中国战略。2021年在全国爱国卫生运动委员会的推动下,全国范围内开展"倡导文明健康、绿色环保生活方式"健康革命。随着健康中国行动的深入推进,我国的健康促进和健康教育已步入了全民参与、全民动员、全民共建共享的新时代。

在爱国卫生运动开展70周年之际,习近平主席再次作出重要指示,强调"引导广大人民群众主动学习健康知识,掌握健康技能,养成良好的个人卫生习惯,践行文明健康的生活方式,用千千万万个文明健康小环境筑牢疫情防控社会大防线,切实保障人民群众生命安全和身体健康"。"文明健康小环境"理念的提出,为新时代提升健康治理水平、辩证理解环境与健康的关系提供了新思路。新时代爱国卫生运动使得社会健康治理到达新的高度,为人类卫生健康共同体的构建提供了多元治理的协同共治理念和宝贵经验。

(二) 从赤脚医生到乡村医生

中华人民共和国成立初期,广大农村的医疗卫生服务仍然是一个非常薄弱的环节,很多农民"无药可用""无医可看",迫切需要有就近的基层医疗机构和医生。面对城乡差距极大的医疗卫生状况,党和政府发出"把医疗卫生工作的重点放到农村去"的指示。1968年9月10日,《红旗》杂志第3期刊发了《从江镇公社"赤脚医生"的成长看医学教育革命的方向》的调查报告,并于9月14日被《人民日报》全文转载,从此"赤脚医生"名扬天下。当时农村医疗资源的稀缺、城乡有别的医疗制度,使赤脚医生的产生成为一种急迫的现实需要。随着农业生产合作化运动的发展和农村基层卫生组织的建立,国家也开始在农村地区培养亦劳亦农的保健员。赤脚医生是合作医疗制度的主要实践者和执行者,是农村最基层的医生,他们筑起了农村三级医疗预防保健网的最底层。赤脚医生的日常工作是发放预防药品,宣传卫生健康防病知识,治疗小病小伤。其余时间他们还要从事农业生产劳动,种植或采挖中草药,是半农半医的卫生员。赤脚医生推行"三土四自"(即土医、土药、土办法;自种、自采、自制、自用),采用比较低廉的针灸疗法和中草药,大大降低了医药成本,减轻农民群众的治疗经济负担,还成为我国中医药发展传承的重要角色。在新中国成立后几十年的时间内,他们始终活跃在农村防病治病的第一线,处理农村的常见病、多发病,改善农村的卫生医疗条件,使亿万农民的健康得到了基本保障。

1985年1月,全国卫生厅局长会议决定将"赤脚医生"改为"乡村医生"。在乡村医生的合法性上,1998年全国人大常委会通过了《中华人民共和国执业医师法》,规定"在乡村医疗卫生机构中向村民提供预防、保健和一般医疗服务的乡村医生,符合本法有关规定的,可以依法取得执业医师资格或者执业助理医师资格"。2003年起,我国各地区逐步开始实施新型农村合作医疗制度,对乡村医生的行医资格与职业规范进一步明确,对其医疗卫生服务的范围与职责也进一步规范化,对其进行培训与再学习,使其更能有效地服务于农村卫生医疗服务发展事业。

从历史上看,我国的赤脚医生曾作为农村基层卫生工作的成功典范受到国内外的广泛关注,尤其是作为发展中国家农村卫生发展与改革的经典范例。WHO文件中曾高度赞扬我国的赤脚医生和农村基层卫生保健模式。这一模式为人类卫生健康共同体的构建提供了宝贵的经验。

（三）初级卫生医疗保障系统（农村合作医疗）

我国基本医疗卫生制度是全民卫生保障覆盖的重要制度。其中，作为我国初级卫生医疗保障系统重要内容的合作医疗，是围绕着人民利益以及合作共赢的理念逐渐发展成熟的。

医疗合作理念得益于新中国成立之初中国农村的合作化与公社化。1958年9月13日，《健康报》刊发了一篇题为《让合作医疗遍地开花》的评论，指出合作医疗是"群众性的新的医疗制度，是具有共产主义性质的公共福利事业，便利群众，促进生产，且能贯彻预防为主的方针，加强预防和治疗工作，应当大力推广"。在中共中央的推动下，农村合作医疗在全国范围得到了有力的推广。1965年6月26日，毛泽东同志号召"把医疗卫生工作的重点放到农村去"。于是，国家致力于农村基础医疗卫生保障制度的探索。湖北省长阳县乐园公社杜家村大队1966年开始试点合作医疗。农民每人每年交一元合作医疗费，生产大队再按照实际参加人数，从集体公益金中为每人交5角钱，作为合作医疗基金。由于大队卫生室主要依靠自种、自采、自制的中草药，合作医疗成本很低。群众每次看病只交5分钱的挂号费，吃药就不要钱了。这种合作医疗最根本的作用是"解决了贫下中农看不起病、吃不起药的困难"，深受广大农民群众的欢迎。合作医疗的普遍建立，有效地为广大农村居民提供了基本的医疗卫生保障，使中国人民的健康指标大幅改善，平均预期寿命从1949年以前的35岁增加到1980年的68岁，婴儿死亡率也从1949年以前的约250‰减少到1980年的50‰以下。当时中国医疗卫生服务的公平性和可及性在国际上受到高度赞誉。

1978年通过的《中华人民共和国宪法》第一次将"合作医疗"写入宪法，列为国家为保证劳动者健康权利需要逐步发展的事业。1979年，卫生部、农业部等联合发布了《农村合作医疗章程（试行草案）》。这是政府部门第一次发布关于农村合作医疗的正式法规性文件，标志着合作医疗的制度化。它将合作医疗定义为"人民公社社员依靠集体力量，在自愿互助的基础上建立起来的一种社会主义性质的医疗制度，是社员群众的集体福利事业"，并承诺"根据宪法的规定，国家积极支持、发展合作医疗事业，使医疗卫生工作更好地为保护人民公社社员身体健康，发展农业生产服务"。2002年10月，中共中央、国务院在《关于进一步加强农村卫生工作的决定》中明确提出要"逐步建立新型农村合作医疗制度"，希望"到2010年，新型农村合作医疗制度要基本覆盖农村居民"。为了实现这个目标，承诺"从2003年起，中央财政对中西部地区除市区以外的参加新型合作医疗的农民每年按人均10元安排合作医疗补助资金，地方财政对参加新型合作医疗的农民补助每年不低于人均10元"。

2003年开始探索在更高水平上建立覆盖城乡居民的基本医疗卫生制度，即新型农村合作医疗制度。"新农合"是政府主导下的农民医疗互助共济制度，由政府组织、引导、支持。新型合作医疗的资金采用政府投入为主的多方筹资，中央和地方财政每年都要安排专项资金予以支持，支持力度更大。新型合作医疗的重点是解决农民因患大病而出现的因病致贫、因病返贫问题，支持点更加精准。新型合作医疗实行以县为单位进行统筹和管理的体制，互助共济的作用更大，统筹层次更明显。作为农村卫生医疗兜底的新型合作医疗，凸显社会主义制度的优越性，对农村贫困家庭和五保户进行医疗救助。

从我国合作医疗的历史改革过程可以看到我国卫生健康共同体建设的公平性、兜底性以及互助共赢的特点。在新时代，不少地方的农村三级医疗保健网发展成为紧密型县域医疗卫生共同体，为农村居民提供以人为本、整合式的医疗卫生服务，研究提炼其经验可以为中低收入国家卫生系统的整合研究和实践提供借鉴。

二、中医药事业的发展

中医药作为中国独有的传统文化资源，已有几千年的发展史，因其独特的理论体系、技术方法以及诊疗经验，包括用药相对安全等多方面原因，在防治常见病、多发病、慢性病及重大疾病中发挥重要作用，日益得到国际社会的认可和接受。从毛泽东同志号召中西医并重，到屠呦呦因其"对治疗疟疾新药的发现"获得诺贝尔生理学或医学奖,以中医药为主体的传统医学首次纳入《国际疾病分类第十一次修订本(ICD-11)》,中医药作为国家软实力的重要体现,正在逐步走向世界。《中华人民共和国中医药法》中着重提出,中医药是包括汉族和少数民族医药在内的我国各民族医药的统称,是反映中华民族对生命、健康和疾病的认知,具有悠久历史传统和独特理论及技术方法的医药学体系。中医药事业是我国医药卫生事业的重要组成部分。国家大力发展中医药事业、建立符合中医药特点的管理制度,充分发挥中医药在我国医药卫生事业中的作用,这足以显示出发展中医药事业对我国经济的高速发展,资源的合理利用、保护以及维护各族人民的生命健康有着重大意义。

(一)"一带一路"中的中医

"一带一路"是国家在新的历史条件下实施的扩大开放的重大战略举措和经济外交的顶层设计,是"丝路精神"的当代诠释与延伸,也是民族文化的继承与发扬,构建并强化共建国家之间的经济发展战略和信息交流,是实现互惠双赢的一项重大措施,也是人类命运共同体的全新建构。早在2 000多年以前,中医药就沿着古丝绸之路与共建国家进行交流,成为中外贸易往来和文化交流的重要内容之一。中医药拥有深刻的民族印迹,是中华民族文明的瑰宝,传承至今仍有巨大的发展潜力,为中华民族健康事业保驾护航。现如今,随着人类健康观念的深入以及医学模式的不断转变,中医药交流合作已然成为共建"一带一路"高质量发展的新亮点。由此可见,大力发展中医药服务贸易,对于促进中华传统文化在世界范围内的广泛推广,以及促进中医药产业在世界上的广泛应用和中国服务贸易的发展,都有着重大的现实意义。

在"一带一路"倡议的不断推进下,我国中药类产品的进出口规模不断扩大,中医药医疗保健服务水平不断提升,中医药教育培训及技术交流合作水平不断提高,中医药的国际化进程不断加速。现今,国际标准化组织(ISO)正式将传统医学列入其标准的专业目录,基本形成了以中医药理论框架分类为主体的传统医学分类体系框架。在国际标准化组织平台上,我国积极推动中医药国际标准化工作,提出了针灸针、人参种子种苗等10个提案。

截止到2022年,中医药已传播至196个国家和地区,成为中国与东盟、欧盟、非盟以及上海合作组织、金砖国家等地区和组织合作的重要领域。中医诊疗技术在"一带一路"共建国家和地区得到了持续推广,如白俄罗斯、意大利、荷兰等国家,可见,中医药的服务出口正在不断扩大,这充分体现了"一带一路"共建国家和地区广大民众对中医药的信任。

中医药文化作为中华文化的重要组成部分和重要载体,正沿着"一带一路"的路径走向世界,作为中华民族传承千年的优秀文明,它将为促进世界文明交流互鉴、助力构建人类卫生健康共同体作出应有的贡献。

(二)青蒿素抗疟的历史

青蒿素抗疟是我国中医药事业发展对人类卫生健康的重要贡献。屠呦呦教授因此获得了2015年诺贝尔生理学或医学奖,这是我国在自然科学领域的第一个诺贝尔奖。屠呦呦教授在诺贝尔奖颁奖典礼上曾发表过题为《青蒿素的发现:传统中医献给世界的礼物》的主题演讲,向全世界指出:"中国医药学是一个伟大宝库,应当努力发掘,加以提高。"

疟疾是一种由疟原虫引起的传染病,俗称"打摆子",它主要通过蚊子叮咬传播,患者最典型的特征是高热、寒战和出汗三种症状循环反复发作,甚至还会出现贫血和急性肾功能衰竭等一系列的并发症。20世纪七八十年代,在东南亚、西太平洋、南美洲及东非地区抗药疟原虫株迅速蔓延,原有的一些抗疟药,如氯喹、乙胺嘧啶等,对这类疟原虫无效,加大了疟疾的防治难度,亟需新药扭转形势。历史上,青蒿用于治疗疟疾早有记载,东晋葛洪在《肘后备急方》中有采用"青蒿一握,以水二升渍,绞取汁,尽服之"截疟的记载,这是中国历史上第一次提到青蒿对于疟疾有潜在的治疗作用;明朝李时珍在《本草纲目》中也描述了青蒿的退热功能。屠呦呦团队在这样的背景下通过查阅古籍,受到《肘后备急方》的启发,在数以万计的草药中筛选并发现青蒿中提取的青蒿素具有显著的抗疟效果,青蒿素抗疟具有速效、高效、低毒优点,对疟原虫具有强大的杀灭力。1981年10月,WHO在北京召开青蒿素国际会议,抗疟新药青蒿素从此站上世界舞台,成为中医药献给世界的礼物,挽救了无数人的生命。时至今日,青蒿素仍是治疗疟疾的首选药物。

三、卫生外交与援外医疗

中国的卫生外交与援外医疗为建立人类卫生健康共同体积累了宝贵的经验,如抗击埃博拉病毒、"丝路博爱基金"项目以及青蒿素抗疟国际援助等。2023 年是我国对外医疗援助实施 60 周年。1963 年 4 月 6 日,第一支中国援外医疗队从北京出发,抵达北非国家阿尔及利亚的赛伊达。截止到 2023 年,中国累计向非洲、亚洲、美洲、欧洲和大洋洲的 76 个国家和地区派遣医疗队员 3 万人次,全球累计诊治患者 2.9 亿人次,赢得国际社会广泛赞誉。援外医疗队在全球 115 个医疗点工作,其中近一半在偏远艰苦地区。这些卫生援助活动为中国制定全球健康发展战略提供了行动路径和经验。

(一)中国援非抗击埃博拉

中国援助非洲疾病预防控制中心建设对于构建中非卫生健康共同体以及人类卫生健康共同体具有重要的意义。其中,中国援助西非地区人民抗击埃博拉病毒得到了国际社会的高度赞扬。

2013 年,埃博拉疫情在西非暴发,由于其极高的传染性和致死性,迅速被认定为生物安全等级最高的病毒,在塞拉利昂等西非国家肆虐两年,至少造成 1.1 万多人死亡。疫情暴发的第一时间,我国政府投入 7.5 亿元人民币(大约 1.23 亿美元)紧急人道主义援助并及时落实到位,协助西非塞拉利昂、利比里亚、几内亚三国控制疫情,并迅速派出 1 200 多名医护人员和公共卫生专家,同疫区国人民并肩战斗,为战胜疫情贡献"中国力量",是累计提供援助医疗物资最多的国家之一。此外,中国还派出超过 1 000 名医护工作者,并在非洲 9 个国家培训了 1.3 万名当地医护人员。除了第一时间向疫区支援物资和医护工作者外,中国还率先投入试验性药物和疫苗;在疫情之后,中国还参与非洲疾病预防控制中心等公共卫生防控体系和能力建设,支持中非医院开展示范合作、加强专业科室建设。

援助非洲抗击埃博拉疫情的行动是新中国成立以来最大规模的海外人道主义援助。在 2015 年的这场抗击埃博拉之战中,中国付出的努力与作出的贡献受到疫区国家、国际机构的高度赞扬。2015 年 12 月 18 日,在疫情刚刚过去的塞拉利昂,总统欧内斯特·科罗马在弗里敦的总统府举行表彰仪式,向在塞拉利昂抗击埃博拉疫情中作出"无价贡献"的个人及机构颁发特别奖章。2016 年 12 月 2 日,李克强总理会见塞拉利昂总统科罗马时,总统激动地表示:"在塞拉利昂遭遇埃博拉疫情、最孤立无援的时候,是中国政府率先驰援,带动了国际社会纷纷向我们伸出援手。"

(二)中国红十字会的"丝路博爱基金"

习近平主席提出共建"丝绸之路经济带"和"21 世纪海上丝绸之路"的重大倡议,顺应和平、发展、合作、共赢的时代潮流,承载着和平发展繁荣的梦想,赋予古老丝路以崭新的时代内涵。依托"一带一路"倡议,我国也为"一带一路"共建国家和地区提供医疗卫生援助,为当地人民的生命健康带来福祉。中国红十字会成立"丝路博爱基金",参与"一带一路"倡议。

2017 年 9 月起,中国红十字会共派遣四批援外医疗队赴瓜达尔港"中巴博爱医疗急救中心",为巴基斯坦居民和港区中资机构工作人员提供医疗和急救服务,共接诊 5 956 人次,其中巴基斯坦患者 4 207 人次。中国红十字援外医疗队将中国医院运营模式与巴基斯坦当地风俗习惯有机结合,与当地红新月会密切合作,沿着中巴经济走廊来布设急救复苏单元(emergency recovery unit,ERU)。急救复苏单元由急救站、救护车、急救人员、信息系统组成,形成一个沿经济走廊的应急救护和公共服务的供给带。经过艰苦的努力,在中巴经济走廊最南端的瓜达尔港援建起第一个中巴博爱医疗急救中心,保持医院良好运行,提供日常的医疗服务,还承担起瓜达尔港举行重大活动时的医疗保障工作,为当地小学生、港务局和港口员工以及驻瓜中资企业员工等提供免费体检服务和开展义诊活动。中心落地以后成为了瓜达尔港的一张名片。

中国红十字会"丝路博爱基金"致力于优化"一带一路"人道服务供给,以"一带一路"共建国家为服务区域,建立全球应急救护走廊,建立救护站,培训医疗人员,并对沿线有迫切人道需求的人群进行救助。截至目前,"丝路博爱基金"先后在亚洲、非洲等 26 个国家资助开展国际人道援助项目,成为国际社会有重要影响力的民间援外基金。

(三)青蒿素抗疟的国际援助

非洲地区曾是全球疟疾的主要疫区。WHO 的数据显示,2021 年全球因疟疾死亡人数估计为 619 000 人,非洲地区约占全球疟疾病例数的 95% 和疟疾死亡人数的 96%,也就是说,全球每 10 例疟疾中,9 例以上都发生在非洲。

为了在全球推广和应用中国的防疟策略,从 2007 年到 2014 年,广东抗疟团队在东非岛国科摩罗奋战八年,摸索出一整套适应非洲当地的医疗模式——"复方青蒿素快速清除疟疾项目",广东青蒿抗疟团队制定了青蒿素复方"全民服药、群防群治、灭疟求本"的具有中国特色的防疟方案。实践证明,该方案能够快速遏制疟疾流行,大幅减少疟疾发病和死亡。科摩罗全国疟疾发病率下降超 98%,已实现疟疾零死亡。中科抗疟合作不仅卓有成效,其经验还在圣多美和普林西比、肯尼亚、多哥和冈比亚等多国推广实施。圣多美和普林西比首个试点区域首次实现了连续 8 个月零疟疾报告。巴新试点地区基里维纳岛 4.5 万人口疟疾感染率下降幅度超 95%,实现了疟疾零死亡。科摩罗联盟总统阿扎利·阿苏玛尼在青蒿素问世 50 周年暨助力共建人类卫生健康共同体国际论坛上对中国支援抗疟表达了感激之情,他说:"这要感谢中国研究人员的远见和中国这个伟大美丽国家的慷慨相助……由于采用青蒿素复方快速清除疟疾策略,通过全民服药预防治疗,从 2007 年至今,我们已经成功为 80% 以上的人口清除疟原虫,疟疾发病率减少了 90% 以上。"中国在亚非的抗疟研究在《自然·遗传》《柳叶刀·传染病》等杂志发表,并纳入 WHO 于 2016 年发布的《全民服药指导手册》中。

根据 WHO 统计,仅撒哈拉以南非洲地区就有大约 2.4 亿人口受益于青蒿素的联合疗法。中国的青蒿素和抗疟援助项目也赢得了受援国和国际社会的高度赞誉和广泛认可。津巴布韦共和国总统姆南加古瓦在论坛上致辞时介绍说:"近五年来,有 60 万名疟疾患者在社区层面就得到有效救治。以青蒿素为基础的联合疗法,能够迅速缓解症状,用药后不良反应发生率低,得到患者的高度认可。经过 11 年的临床实践,以青蒿素为基础的联合疗法抗药性仍低于设定阈值。"

青蒿素抗疟的国际人道主义援助和技术支持,是我国原创青蒿素药物向世界的推广,能够援助海外疟区人民灭疟,为世界重大健康问题提供中国方案、为健康中国贡献中医智慧。

第三节 | "文明互鉴":人类卫生健康共同体建设路径

构建人类卫生健康共同体也需要采纳文明互鉴的基本方式,在各个国家和文明之间"各美其美"的基础上,学会"美人之美",肯定并学习借鉴各个国家和文明在卫生健康方面的知识经验,最后达到"美美与共"的大同境界。

一、"美人之美":人类卫生健康共同体建设的应用案例

人类卫生健康共同体的建设不仅要坚定文化自信,还要注重学习其他地区的文化,尊重地方社会的文化习俗,弘扬地方社会有效的卫生健康管理经验。"美人之美"是不同文化背景群体在卫生医疗交流互动过程中建设人类卫生健康共同体的重要路径之一。

(一)中国援非医疗队与埃塞俄比亚传统医学的合作

中国对于埃塞俄比亚的医疗援助中就很好地体现了这种"美人之美"的合作模式。在埃塞俄比亚,中国医疗队不仅带来了先进的医疗技术和设备,还积极探索与当地传统医学的合作。

埃塞俄比亚拥有悠久的传统医学历史,当地人普遍使用草药治疗疾病。中国医疗队尊重这一文化传统,主动与当地传统医生交流,学习他们的经验和知识。例如,中国医疗队发现当地一种名为"Moringa"的植物具有抗菌消炎的功效,便将其引入到医疗援助实践中,用于治疗伤口感染等疾病。同时,中国医疗队也向当地传统医生传授现代医学知识,帮助他们提高诊断和治疗疾病的水平。例

如,中国医疗队举办了多期培训班,向当地传统医生讲解常见疾病的病因、症状和治疗方法,以及如何正确使用现代医疗设备。

这种"美人之美"的合作模式取得了显著成效。一方面,中国医疗队将现代医学与埃塞俄比亚传统医学相结合,为当地民众提供了更加全面、有效的医疗服务。另一方面,这种合作也促进了中国与埃塞俄比亚两国人民之间的相互理解和友谊,为构建人类卫生健康共同体作出了积极贡献。

(二)中西合璧的中山大学医科精神

中山大学百年医科的发展史就是一部中西文化交流融合的人类卫生健康共同体建设史。中山大学的医科发展起源于美国传教士伯驾(Peter Parker)1835年11月4日在广州创办的眼科医局。眼科医局在鸦片战争后重新开业,不再局限于眼科,转变为综合性医院。1856年第二次鸦片战争期间,医局被焚毁。1858年,嘉约翰(John Glasgow Kerr)在南关增沙租用华人住宅,重新开业,并于1859年5月正式定名为博济医院。1957年,博济医院改名为中山医学院第二附属医院,后改为中山医科大学孙逸仙纪念医院,2001年改名为中山大学孙逸仙纪念医院。博济医院在中国医学史上具有重要地位,它不仅是西医传入中国的发源地,也是中国现代医学教育的摇篮。医院在推动现代医学在中国的发展中起到了巨大作用,培养了大量医学人才,并且在医疗实践中取得了显著成就。

博济医院不仅是中国第一家西医医院,也注重在发展中吸纳中国传统文化。例如:博济医院的创始人之一伯驾与广州画师林华合作,绘制了一系列描绘患者的医学肖像画。这些画作不仅记录了医学案例,也反映了当时中国社会的文化面貌。这些艺术作品成为了中西文化交流的见证,同时也体现了博济医院在文化传播方面的努力。

中山大学百年医科不仅继承了博济医院的西医传统,而且紧扣中国社会发展的脉搏,通过文明互鉴,中西合璧,传承创新,铸就了中山大学医科关注社会苦难的医学人文精神和革命精神。孙中山先生曾在博济医院学医,并以此为基地开展革命活动。张竹君是博济医院的优秀学员,她在辛亥革命期间发起成立中国赤十字会救伤队,积极参与战地救护工作,被誉为"中国的南丁格尔"。她的行动体现了博济医院培养出的医者的仁心仁术和革命精神。"医病医身医心,救人救国救世"的对联,至今依然镌刻在中山大学北校区行政楼主楼上。这副对联的精神内涵继承发扬了中国传统文化中"医乃仁术"的大医精神,充满了中华民族经世致用的家国情怀,称得上是"生物-心理-社会"现代医学模式的雏形。它也提醒着每一位医学生和医学工作者,他们的工作不仅仅是治疗疾病,更是关乎人的生命、健康和尊严,以及对国家和社会的责任。

(三)美国少数族裔就医行为研究

尊重他者的文化是构建人类卫生健康共同体的重要基础,忽视文化多样性则有可能带来不良后果,甚至导致不同群体的卫生健康不平等现象。

美国作家安妮·法迪曼(Anne Fadiman)讲述了一个在美国的少数族裔家庭为女儿就医过程中所遭遇的文化冲突。女孩名叫黎亚(Lia),大约三个月大时突发癫痫,母亲将其送到医院就医。由于沟通的障碍,急诊医生将黎亚误诊为"早期支气管肺炎"。但在黎亚最终被确诊为癫痫后,却依然不见好转,不得不频繁就医。后来,医生发现黎亚的父母根本没有按医嘱给黎亚服药。从各项身体指标的观测结果来看,医生认为黎亚的病情恶化是其父母不按医嘱服药造成的。这让医生很恼火,为了"保护孩子",医生们报警求助,最终将黎亚强制带离到了另一个家庭寄养。虽然黎亚积极按照医嘱服药,但她的病情还是进一步恶化了,最终黎亚被宣布脑死亡。黎亚的父母不愿接受脑死亡的诊断,倔强地把她带回了家悉心照顾,并开始结合传统方式为女儿治病。几个月后,黎亚变得有了生机,这颠覆了医学专家的认知。

这个故事显示出不同医疗文化背景下的医疗冲突,以及良好的沟通与文化尊重的重要性。如果医患双方所处的文化背景不同,语言和文化的隔阂很可能导致病情沟通是徒劳的。一方面,黎亚的父母对待健康问题通常会首先采用传统的治疗方式,如服用草药、刮痧、拔罐等。因此,在疾病治疗上,黎亚的父母更相信传统的治疗方式,对西医的治疗方式因不了解而存在不信任感。他们认为不断抽血检查反而更容易加重病情,有些药的功效很小但副作用反而更明显。所以,他们不遵医嘱是因为觉得医生开的药不仅不能治病,反而会致病。而另一方面,在医生看来,现代医学分工细密,诊疗规范有指南依据,自己经受了多年专业的学科训练,掌握了患者所没有的科学知识,因而是权威的,不用考虑患者的文化信仰。当患者没有按照自己的指示行事时,医生就采取报警这种极端手段去介入患者的生活世界。

最后,黎亚父母借助传统的治疗方法,让黎亚获得了现代医学尚无法解释的生命力。这个案例引发了美国社会的广泛关注,人们开始反思文化多样性对临床医疗的影响,并尝试将跨文化培训纳入医学生的培训当中。学会尊重健康文化的多样性,从跨文化角度借鉴不同医疗文化的有效做法,对于构建人类卫生健康共同体非常关键。

二、通过文明互鉴建设人类卫生健康共同体:以广东青蒿素团队援外抗疟为例

文明因交流而多彩,文明因互鉴而丰富。文明交流互鉴,是中华文明几千年连续发展的重要动力,也是推动人类文明进步和世界和平发展的重要动力。坚持文明互鉴,反对文化霸权,在开放包容中共享共建,在借鉴吸纳中创新超越,和谐共生。

中华文明具有开放包容、和谐共生的传统基因,"三人行必有我师","他山之石可以攻玉",中华文明在同其他文明交流互鉴中发展壮大,在同其他文明交流互鉴中不断焕发新的生命力,在借鉴吸纳中实现创新超越。如张骞通西域开辟了历史上的丝绸之路,郑和七下西洋促进了中西贸易流通和文化交流。文明交流互鉴是不同国家、不同民族以及不同文化增进了解、建立互信、构筑友谊、加强合作的应有之义。世界上各个民族都有其文化血脉,每个国家都有其文明渊源。要理解不同文明的差异,欣赏文明的多彩之美,就要既坚持自身文明传统,又对其他文明持开放包容态度,这种跨文化合作可以从中国广东青蒿援外抗疟团队帮助非洲人民控制疟疾的斗争中得以体现。

每个文化都有其精髓、精粹,重视援外医疗过程中的文化与观念问题,首先要重视并充分发挥自身文化的价值与优势,挖掘与卫生健康相关的文化精粹,将其进行总结、创新并继承发扬,比如中医的"整体论""辨证论治"思想在广东省青蒿援外抗疟的全民服药项目中发挥作用。广东省援外抗疟团队考虑到不同的地理环境和人群分布,在同一周期开展不同时长的全民服药,以全面清除人体内疟原虫,全面阻断疟疾传播。以多哥共和国为例,干预措施是三轮大规模服药,六十天内每间隔两天进行一轮服药,每轮服药根据年龄不同用药时间也不同,如十六岁以上是四天一轮服药,而三岁以下是一天一轮。

同时广东省青蒿援外抗疟团队在项目过程中也特别注重尊重和学习当地文化,因地制宜地开展防控策略。青蒿援外团队在制定具体实施方案时,会参考当地人的意见,如当地政策、文化风俗习惯、交通条件、当地安全形势等。特别注重与当地具有较高威望的人士建立友好关系,这些人一般文化水平相对较高,会逐渐了解中方的思维和做事习惯,能更好地以当地人能听懂或能接受的方式帮助中方实现目标。援外团队会根据当地人的意见对项目一些着力点或者宣传点进行改善,具体实施过程是让当地专业机构带头,借助当地人(如村长、部落长老、宗教首领等)去宣传、动员、招募志愿者实施项目。比如,在非洲科摩罗开展的全民服药项目,通过学习当地的历史文化,援外团队了解到当地宗教领袖会起到带头的作用。所以,在项目实施前,援外团队就会找当地的宗教领袖协助,由他们推荐当地人来参加抗疟活动和药品分发的培训,达到事半功倍的效果。

从中医传统的"整体论"思想发现有效的抗疟措施,同时又能主动了解学习当地社会文化,因地制宜制定防控策略,中国广东省青蒿援外抗疟的成功经验,是人类卫生健康文明互鉴的有力印证。

推荐阅读

1. 保罗·法默,金墉,凯博文,等. 重新想象全球健康:导论. 常姝,译. 上海:上海译文出版社,2020.

2. 朱剑峰. 医学人类学十二论. 上海：上海教育出版社，2021.

思考题解题思路

思考题

1. 简述人类卫生健康共同体产生的时代背景和基本内涵。

2. 举例说明构建人类卫生健康共同体中的中国经验。

（程 瑜 段忠玉）

53检